此著作受山东政法学院出版基金资助

山东省高校人文社科研究计划项目"制度转型期的医疗保障改革与老人医疗服务需求研究"(J15WB53)阶段性成果

山东政法学院科研计划项目"医疗保障改革与老人医疗服务需求的协调机制研究"(2015Q11B)阶段性成果

我国医疗保障与老人医疗服务需求研究

WOGUO YILIAO BAOZHANG YU LAOREN YILIAO
FUWU XUQIU YANJIU

杨清红◎著

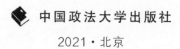

中国政法大学出版社

2021·北京

图书在版编目（ＣＩＰ）数据

我国医疗保障与老人医疗服务需求研究/杨清红著. —北京：中国政法大学
出版社，2021.5
　ISBN 978-7-5620-9912-3

　Ⅰ.①我… Ⅱ.①杨… Ⅲ.①医疗保健制度－医疗卫生服务－研究－
中国②老年人－医疗卫生服务－研究－中国　Ⅳ.①R199.2

中国版本图书馆CIP数据核字(2021)第069306号

出版者　　中国政法大学出版社

地　址　　北京市海淀区西土城路25号

邮　箱　　fadapress@163.com

网　址　　http://www.cuplpress.com (网络实名：中国政法大学出版社)

电　话　　010-58908435(第一编辑部) 58908334(邮购部)

承　印　　北京九州迅驰传媒文化有限公司

开　本　　880mm×1230mm　1/32

印　张　　10

字　数　　282千字

版　次　　2021年5月第1版

印　次　　2021年5月第1次印刷

定　价　　49.00元

自　序

　　本书是在我的博士毕业论文以及相关科研成果的基础上发展而来。从形成文字的初稿至今天正式出版，前后长达六年之久。本书的完成，得益于许多人的指导与贡献，对他们，我一直心存感激。

　　本书初稿是在我的导师刘俊霞教授的亲切关怀和悉心指导下完成的。她严肃的科学态度，严谨的治学精神，精益求精的工作作风，深深地感染和激励着我。从选题构思、框架安排到论述问题的方式、创新点的提炼、政策建议的完善等，导师处处设问又指点迷津，让我受益匪浅。良师不仅在学业上给予精心指导，同时还在思想、生活上给予了莫大关怀。尤其在攻读学位期间，因怀孕生子而耽误了很多学习时间，内心十分焦虑不安，刘教授多次在电话和邮件中给我鼓励、支持，这对我是巨大的心灵慰藉。我终于卸下思想包袱，重拾信心。论文完稿之时内心充盈着温暖和感恩，诚挚的感谢我的良师刘俊霞教授。

　　我还要感谢写作过程中提供指导的李波、吕国营和卢新德三位教授。李教授是我的硕士导师，在我读研和读博期间都曾在学习与科研上给予细心指导，虽然言简意赅，但每每使我茅塞顿开。吕教授对我最初的论文题目、论文理论基础及修改方向等都给出过宝贵意见，极大地夯实了我的理论功底。卢教授在科研过程中给予的指导和评价，将成为我今后继续修缮、持续研究的动力。此外，也要特别感谢北京大学及中国老龄科研中心为论文写作提供了 CLHLS 研究数据。

最后要感谢我的父母和爱人对我工作、生活上多年以来不辞辛劳的支持。感谢我的同事、朋友对我的鼓动与帮助。

在今后的人生旅途和治学当中，我将时时胸怀感恩和谦卑之心，以我的良师益友为榜样，用不懈的努力和渐丰的成果来回报所有给予我帮助和关爱的人们！

杨清红

2020 年 5 月 23 日

编写说明

目前世界各国普遍面临人口老龄化问题。进入老年阶段后，人们的生理机能开始衰退，各种老年慢性疾病也逐渐产生，这些变化决定了老人对自身健康与医疗卫生服务的需求会比其他人群显得更加突出。随着人口老龄化程度的逐步提高，老人对医疗服务的需求与其能够获得的医疗服务供给之间的矛盾将日趋尖锐。《中共中央、国务院关于加强老龄工作的决定》和《中华人民共和国国民经济和社会发展第十二个五年规划纲要》明确指出：要健全老人基本医疗保障体系，在减轻老人医疗费用负担的同时，提升老人的医疗服务水平和医疗服务质量。近年来，我国采取了一系列措施推进医疗卫生体系及医疗保险制度的改革。我国医疗保障制度对老人医疗服务需求产生了何种影响效应，医疗保障制度如何促进老人医疗服务需求，显然值得关注和评估。

国内外理论界对城镇、农村居民医疗服务需求及其影响因素进行了大量研究，但对医疗保障与老人医疗服务需求的关系缺乏系统深入的研究。本文根据 2014 年全国老年人口健康状况调查（CLHLS）调查数据，以医疗保障制度差异、健康生产函数和医疗服务需求模型为基础，构建了"一点三面"的分析框架，拟重点分析四种医疗保障制度（公费医疗、合作医疗、职工医疗、居民医疗）对我国 65 岁及以上老人在降低家庭医疗负担（经济）、提升及时就医（思想）、过度医疗（行为）三层面需求中的影响。分别采用两部模型、Logistic 模型、Probit 模型等计量分析和比较研究方法，着力回答三大核心问题：一是四种医疗保障制度对老人家庭医疗负担的经济效应；二是四种医疗保障制度对老人及时就医需求的影响效应；三是医疗保障制度是否引起老人对医疗服务的过度需求。在此基础上，探索老人医疗服务需求的合理保障方式。

本文共分为八章，主要内容如下：

第一章是理论基础。系统阐述了医疗保障制度差异、健康生产函数和医疗服务需求模型。医疗保障与医疗服务是影响健康的重要因素，也是提升健康与满足医疗需求的有效手段。卫生经济学理论指出医疗服务市场存在一定程度的市场与政府失灵。如果纯粹由政府或者市场提供医疗需求，都会造成需求质量下降。普通的需求模型对于价格与收入以外因素的改变（如医疗保障制度、医疗资源配置等环境）无法进行分析，由此引出了健康生产函数和医疗服务需求模型。

第二章是我国基本医疗保险制度的历史演进及资源整合。本章从城镇职工基本医疗保险、城镇居民医疗保险和农村合作医疗保险三方面进行了各自的历史梳理与发展演变，为医疗保障与老人医疗服务需求研究寻求理论支撑。

第三章为医疗保障与老人医疗服务供需特征及现状。根据实证调查数据，对医疗保障的参保与使用支付特征、老人医疗服务需求与供给特征、老人医疗服务的需求选择的现状进行了阐述；归纳总结了老人医疗服务的三大需求支撑以及老人医疗服务需求的影响因素。为分析医疗保障对医疗服务需求的影响效应提供前提和基础。

第四至六章为实证检验，也是本研究的核心内容，解决了本文提出的三大问题。其中，第四章是医疗服务需求研究指标、模型与样本特征，主要介绍实证研究的指标、假设及模型选择。第五章是医疗保障对一般医疗服务需求影响的实证分析。这一章基于实证调查数据，利用两部模型和 Logistic 回归模型，在"一点三面"的分析框架及其框架中设定的医疗服务需求指标下，将医疗保障作为重点研究变量，分析四种医疗保障对老人家庭医疗负担与及时就医产生的影响效应及其差异。第六章是医疗保障对过度医疗服务需求影响的实证检验。对于过度医疗需求进行了概念界定及原因分析，提出了过度医疗需求的两步检验法（合理性、有效性），利用 Logistic 模型和 Probit 模型分别整体上检验了医疗保障制度对老人医疗服务需求的合理性和有效性，然后又分别检验了职工医疗和合作医疗是否导致城镇和农村老人的过度医疗需求及倾向。

第七章为国外相关制度政策及其借鉴。通过对美国、英国、澳大利亚、新加坡、日本医疗卫生服务体制改革、社区医疗卫生服务及老年医疗服务保障体系进行比较研究，得出以服务质量为核心的医疗支付方式、社区医疗卫生服务至关重要、医疗保障与医疗服务机构有效衔接的启示，为我国医疗保障制度的完善、老人医疗服务需求水平及需求质量的提升提供借鉴。

第八章为结论与建议。从制度效应、家庭功能与经济制约三方面归纳基本结论，在此基础上结合医疗保障与医疗服务中存在的问题引申出三个结论。最后从完善老年医疗服务保障制度设计、家庭—社区护理服务联动发展、过度医疗服务需求风险规避三方面提出了政策建议。

本文所得主要结论如下：

1. 医疗保障制度整体上对老人家庭医疗负担与及时就医需求具有显著影响效应。同时，四种医疗保障制度对老人家庭医疗负担的促进效果具有显著的非均衡性，但对及时就医需求的促进效果基本是均匀的。其中，在降低医疗负担需求上，公费医疗发挥的效果最好，职工医疗发挥的效果最差，居民医疗的效果不及其他三种保险形式的显著程度深。在提升及时就医需求上，四种医疗保障制度的效果差距不明显，公费医疗发挥的效果最好，合作医疗发挥的效果稍差。当然这与我国公共财政在各项医疗保障政策上的投入力度以及各项医疗保障制度的保障水平是一致的。

2. 医疗保障制度对老人家庭医疗负担与及时就医需求的影响效应具有显著的群体性差异。医疗保障制度对不同家庭收入和城乡老人的家庭医疗负担分别具有挤入和挤出效应，增加了中高收入老人和城镇老人的家庭医疗负担，但减轻了低收入老人和农村老人的家庭医疗负担。即从中高收入到低收入、从城镇到农村，医疗保障制度对其产生的挤入效应逐渐减小，挤出效应逐渐增大；此外，医疗保障制度同时提升了不同家庭收入和城乡老人的及时就医需求，但对中高收入家庭老人和城镇老人的提升效果更好。

3. 医疗保障制度整体上引起的医疗服务需求的增加是合理的、有效的，即不存在过度医疗需求，且对老人的医疗服务需求和健康状况的影响效应体现出显著的群体性差异和非均衡性。首先，医疗保障制度使低收入和低健康老人的医疗服务需求均得到显著提升，且对低健康老人的提升效果更好，但对中高健康老人的医疗服务需求无显著影响。反映出由其引起的医疗服务需求的增加是一种合理的医疗资源释放。其次，医疗保障制度基本上稳定地提升了除中高健康老人外其他分组老人的主观和客观健康水平，且对低收入和低健康老人的健康水平提升效果更好。即医疗保障制度主要促进了不同收入和低健康老人的健康状况的改善，反映出由其引起的医疗服务需求的增加是有效的。

4. 城镇职工基本医疗保险制度引起中高健康老人的过度需求倾向，但新型农村合作医疗保险制度尚未引起农村老人的过度医疗服务需求。城镇职工基本医疗保险制度主要促进了低收入、低健康老人的医疗需求和健康状况，仅对中高收入、中高健康老人的部分医疗需求有影响，但对中高健康老人的健康无显著影响，对低健康老人的促进效应最大。新型农村合作医疗保险制度主要显著增加了农村低收入和低健康者的医疗服务需求，基本显著提升了除中高健康老人外其他分组老人的客观健康水平。

本文的主要创新如下：

1. 研究视角的创新。从老人医疗服务需求与医疗保障之间的关系着手，将医疗保障变量分别视为分类变量与整体变量，实证分析不同的医疗保障制度对老人医疗服务需求的影响效应及其差异。

2. 研究框架的创新。构建老人医疗服务需求效应"一点三面"的分析框架，从家庭医疗负担（经济）、及时就医（思想）、过度医疗（行为），即从老人需求的"经济—思想—行为"三层面全面、动态地分析医疗保障制度对老人医疗服务需求的影响效应。

　　3. 研究方法的创新。构建两步检验法（合理性与有效性），从老人医疗服务需求的"量变"到"质变"，审视医疗保障是否引致老人的过度医疗需求。"量变"是指老人的医疗服务需求受医疗保障的影响有所提升而产生量的改变；"质变"是指老人的医疗服务需求在量变后，最终健康质量的改变。

目　　录

导　论

一、研究背景与意义

（一）研究背景

1. 人口老龄化对医疗服务行业提出严峻挑战

根据 2010 年第六次全国人口普查数据显示，我国 65 岁及以上老人数量从 2000 年的 0.94 亿（占人口总数的 7%）增加到 1.19 亿（占人口总数的 8.87%），与 10 年前相比上升了 1.9%。[1] 同时据老龄化趋势预测，我国 65 岁及以上老人数在 2050 年将上升至 3.34 亿（占人口总数的 22.6%），亦即人口总量的近 1/4。老年群体已不容忽视，其巨大的医疗需求而引起的社会与经济问题，尤其是医疗服务需求问题已成为不可回避的重要问题。

由于生理机能开始衰退，健康质量也不断下降，各种老年慢性疾病也逐渐产生，这些变化决定了老人对自身健康与医疗卫生服务的需求会比其他人群显得更加突出。据我国卫生部资料显示："我国 60 岁以上老人慢性病患病率是全部人口患病率的 3.2 倍，伤残率是全部人口伤残率的 3.6 倍，老人消耗的医疗卫生资源是全部人口平均消耗水

---

〔1〕　国家统计局：《2010 年第六次全国人口普查主要数据公报（第 1 号）》，ht-tp：//www.stats.gov.cn。

平的 1.9 倍"。[1]至 2010 年底, 60 岁以上老年人中有近 50% 患有高血压等慢性病。因此老人是医疗服务行业消费的主要人群, 在进行结构优化的同时如何有效解决其医疗需求, 将是此行业发展所面临的首要问题。

2. 老人医疗服务有效需求不足使其问题社会化

目前我国老人对医疗服务的需求因受许多因素的制约, 还无法转化为有效需求, 且医疗服务利用率很低。冯学山、王德耀 (1999) 指出, 老人对医疗服务的利用水平远低于总人口的利用水平, 且至少有近 67% 和近 50% 的老年患者因各种原因而未能及时就诊和未能按时住院, 比总人口的未就诊率要高出近两倍。[2]老人医疗服务有效需求不足, 无法提升老人整体健康水平的改善程度, 而且使其医疗服务问题社会化, 突出的表现为两大难题, 即 "看病难" 和 "就诊难"。随着人口老龄化的加剧以及生活水平的提升, 高龄老人的数量也呈猛增趋势, 各项医疗费用不断上涨, 已给我国的医疗保障基金带来巨大的压力。我国政府投入不足, 医疗资源呈现总体不足、分布不均衡的特点, 再加之老人的医疗保障制度覆盖面较窄, 致使老人 "看病难" 的问题非常普遍。此外, 老人在获取医疗服务过程中除受资源和经济条件的制约外, 还面临着就诊过程的 "三长", 即挂号时间长、候诊时间长、治疗期限长。以上种种问题使许多老人的健康需求欲望被迫逐渐消除, 因此老人的医疗需求难题已演变成社会化问题, 关系着和谐社会的建设。

3. 医疗保障与医疗服务的关系受到国家、政府及社会各界的关注

Arrow 通过对医疗保障的研究于 1963 年指出, 医疗保障制度除可

---

〔1〕　卫生部:《2004 年中国卫生统计提要》, http://61.49.18.68/statistics/digest-04/s30.htm。

〔2〕　冯学山、王德耀: "中国老人医疗服务需求量分析", 载《中国卫生统计》1999 年第 2 期。

帮助因贫困而未能及时就医的患者获取医疗服务外，还可有效降低因健康风险而给患者（家庭）造成的经济损失。[1]世界卫生组织曾在2000年特别强调建立医疗保障制度在解决个人医疗需求与医疗负担的实践中的重要性。[2]总之，通过医疗保障制度解决人类医疗困境的观点越来越得到大家的认可并被努力付诸实施。我国自20世纪50年代开始逐步探索并分别建立了城镇公费和劳保医疗制度，70年代，我国实行农村合作医疗制度，建立了最初的社会医疗保险体系。到90年代初期，公费医疗和劳保医疗费用迅速上涨，国家和企业难以承担其重，同时农村合作医疗因经济体制改革的全面推开也面临解体，医疗保险体系已难以为继。党中央、国务院于1998年底积极推进基本医疗保险制度改革；2003年开展新型农村合作医疗（简称"新农合"）制度试点，5年内在全国范围推开；2007年开展城镇居民基本医疗保险试点，将城镇非从业人员纳入保障范围，2年后在全国全面推开。至此"全民医保"在制度层面已经形成，所有群体及个人均可通过参加相应的医疗保险获得基本的医疗保障与服务。在近五十年的医保改革与探索中，我国医疗保险覆盖人群不断扩大，同时参保人员结构的老龄化也日益加快，在此过程中老人的医疗服务需求困境不断突显出来，国家对老人的医疗保障问题更加关注和重视。党和政府已将老人健康问题提上议事日程，并制定了一系列发展老年事业、加强老年工作的战略决策。如党的十六大、十七大都要求提高全民的健康素质，对医疗卫生事业特别是对老人医疗卫生事业提出了新的更高要求。先后于2003年和2007年出台的新农合制度和城镇居民医保制度都明确将"老年群体"纳入其保障范围之内。2009年，我国启动"新医改"方案[3]，着力推进国家基本药物制度、基层医疗卫生服务体系和公立医院改革

〔1〕　Arrow. K. J，"Uncertainty and the Welfare Economics of Medical Care"，American Economy Review，1963（53），pp. 941 - 967.

〔2〕　WHO，2000，"World Health Report 2000 - Health Systems：Measuring Performance"，Geneva：WHO.

〔3〕　中国政府网：《中共中央 国务院关于深化医药卫生体制改革的意见》（2009年），http：//www. gov. cn。

的同时，更加注重老人医疗保障和服务。如2011年9月，我国"十二五"规划明确提出要健全老人基本医疗保障体系，并在完善医疗保障制度的同时减轻老人的医疗费用负担，提升老人的医疗服务水平和医疗服务质量。此外，各省也将老年医疗卫生服务列为卫生事业发展规划的重点，加强老年护理院、老年康复医院和老年专科等项目的建设，大力发展居家康复护理、医疗保健、健康咨询等老人医疗服务。这一系列相关政策文件的出台，都显示出老年医疗保障及医疗服务体系已受到国家、政府以及社会各界的重视，正逐步走向规范发展和制度化建设的良好时期。

（二）研究意义

1. 理论意义：有助于丰富老年医疗保障与医疗服务机制研究范式

医疗保障与医疗服务是老人健康风险化解的两大方式。"医疗保障"既是老人获取"医疗服务"的经济支撑，又是影响老人"医疗服务"不公平、过度需求的重要因素。本研究以"家庭医疗负担（经济层）、及时就医（思想层）、过度医疗需求（行为层）"为分析框架，综合运用管理学、社会学和经济学等学科的理论与方法，重点分析医疗保障对老人医疗服务需求的影响，探讨化解老人健康风险的机制，有助于丰富老年医疗保障与医疗服务机制研究范式。

2. 实践意义：为老人医疗服务保障体系提供机制设计的决策支持

本文研究医疗保障对老人医疗服务需求的影响，旨在探讨老人降低家庭医疗负担需求、提升及时就医需求、规避过度医疗需求的路径和措施。其研究结论可以为老人医疗保障机制设计提供指导，为老人社会保障公共政策的制定提供依据。为尽量保证老人能够与其他群体享有同等的社会保障权利，本文将分别从机制设计、促进社会服务体系与家庭保障相结合、规避过度需求三个方面，探讨老人医疗服务需求的适度保障水平，为老人医疗保障与服务体系的机制设计提供决策支持。另外，老人作为医疗服务使用的最大主体，其健康服务和医疗保障，不仅关系到老人生存，还关系到社会和谐、社会公平建设目标的实现。老年医疗保障制度及医疗服务体系的建立与完善对于提升老人健康水平、促进社会公平、维护社会稳定具有重大现实意义。

二、相关文献综述

从研究的背景、意义及目标出发，依据两个核心要素词组：医疗服务需求、医疗保障，搜集大量的文献资料，对国内外相关文献进行梳理。研究综述逻辑结构如图 0－1 所示。

医疗卫生领域面临的医疗服务最佳产出时间、生产及分配方式，以及个人在收入、时间等因素制约下对医疗需求的最佳投入，这些最优决定需要借助健康生产函数和医疗服务需求模型来实现。在模型中能够测量出健康与医疗服务需求的各种影响因素及其影响程度。此外，医疗服务的价格反映了健康的影子价格，居民收入水平则制约了健康的需求水平。因此，收入弹性和价格弹性是分析医疗服务需求的重要信息。由于疾病风险的不确定性，尤其是老人身体机能变化的高风险性使得其医疗需求具有随机性。而正是这种无法预见性又使人们（尤其是老年群体）产生了对医疗保障的需求。基于此，国家政府层面通过医疗保障制度来帮助各类群体化解风险，如构建居民医疗保险、城镇职工基本医疗保险、新型农村合作医疗保险等。但是保险在保障水平上会由于环境的变化而变得更加不确定，如老年群体的医疗服务需求（降低医疗负担、提升及时就诊、医疗保健），除受个体特征影响之外，还受其参与的医疗保险类型、家庭收入、地区等变量的影响。因此，需要将医疗服务需求与医疗保障制度结合研究，使二者能够相互融合和补充，让每种医疗保障制度尽可能更多地保障各类群体的医疗服务需求。

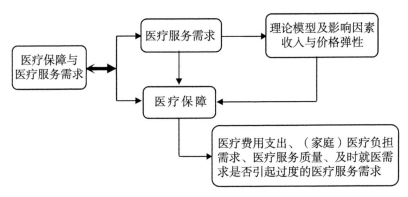

图 0 - 1　文献综述逻辑结构图

基于上述思路，研究综述可分为以下五个环节：医疗服务需求的理论模型及影响因素；医疗服务需求的收入与价格弹性；医疗保障对医疗费用支出、（家庭）医疗负担需求的影响；医疗保障对医疗服务质量、及时就医需求的影响；医疗保障是否引起过度的医疗服务需求。

（一）医疗服务需求的理论模型及影响因素研究

1. 国外研究现状

20 世纪 60 - 70 年代，在经济学者们正式提出"健康资本"的概念并指明健康保健是人力资本投资的重要内容之一后，Becker 于 1964年采用微观均衡分析方法建立了人力资本投资均衡模型，并提出了分析人力资本基本概念的构架和系统的方法。[1] Grossman（1972）进一步将 Becker 的均衡分析框架应用到健康和医疗服务研究领域，并在Becker 的家庭生产函数的基础上首次构建了健康和医疗服务需求理论模型，并不断努力推进其在健康研究领域的应用。此模型理论成为后续研究医疗需求的基准。在影响因素方面，Grossman 模型将健康作为医疗服务、收入、教育、年龄、性别、种族、婚姻状况、环境污染，以及个人行为（如饮食、吸烟与运动）的函数进行研究，以考察各影

---

〔1〕　Becker, G. S. , Human Capital, National Bureau of Economic Research, 1964.

响因素对健康和医疗服务需求的影响程度。研究指出，消费者的健康
需求量与医疗需求量随着医疗服务价格和就医花费时间的提高而降低，
随着工资率的提高而增加；此外，消费者的健康需求会随着教育程度
的提高而增加，但医疗服务需求则会随之降低。[1]Duan et al（1984）
将两部分模型应用于医疗需求分析，将医疗行为分为两个性质不同的
过程，并且决定因素也大不相同：决定是否去看医生和决定花多少钱
去看病。并根据个体在第一过程中的行为，将样本分为两个不同的组。
除此之外，根据不同的研究目的，各类文献如 Milne and Molana
（1991）[2]、Sahn et al.（2003）[3]也将其他可能会影响健康需求和医
疗服务需求的变量纳入模型，如性别、体重、是否单身、居住地类型、
身体质量、患病概率、是否有医疗保险、投入时间成本及医疗服务质
量等。Vork（2000）运用爱沙尼亚成年人口健康行为调查数据对居民
拜访牙医次数的影响因素进行了考察，结果表明，居民年龄、收入、
性别、是否吸烟、婚姻状况和是否参加体育锻炼均是影响其医疗需求
的重要因素；[4]Jan Paul Acton（1973）通过分析美国某市内一家医院
的居民调研数据，指出因居民就医过程中的交通与等待时间而带来的
成本对其医疗需求有明显影响，除此之外，健康状况、收入和种族对
居民的医疗服务需求有显著的影响。[5]Kenkel（1990）分析健康信息
在医疗服务需求中的影响，研究后发现，消费者拥有的健康信息与其

〔1〕 Grossman, M. , "On the Concept of Health Capital and the Demand for Health", *The Journal of Political Economy*, 80（2）: 223 -255, 1972.

〔2〕 Milne, R. and Molana, H. , "On the Effect of Income and Relative Price on Demand for Health Care: EC Evidence", *AppliedEconomics*, 23（7）: 1221 -1226, 1991.

〔3〕 Sahn, D. E. ; Younger, S. D. and Genicot, G. , "The Demand for Health Care Services in Rural Tanzania", *Oxford Bulletion of Economics and Statistics*, 65（2）: 241 -260, 2003.

〔4〕 Vork, A. , An Empirical Estimation of the Grossman Health Demand Model Using Estonian Survey Data, term paper in doctoral course in health economics, Department of Economics, University of Bergen, 2000.

〔5〕 Jan Panl Aeton, "Demand for Health Care among the Urban Poor, with Speciall Emphasis on the Role of Time". The New York City Rand Institute, April 1973.

就医概率成正比；但当消费者决定就医时，信息越多的消费者其医疗
服务利用量反而越低。[1]

2. 国内研究现状

国内对医疗服务需求的影响因素也进行了一定的研究。较常用到
的影响因素包括个人特征（性别、年龄、婚姻、教育）、工作环境、
社会经济状况、工资、医疗服务价格、时间成本、家庭收入和医疗保
险等。如王红玲（2001）通过城市家庭收入调查资料，对城镇居民的
医疗服务需求影响因素进行分析，发现年龄、性别、工作单位的所有
制性质、医疗保险、家庭人均收入等都是重要的影响因素。[2]王小万
（2005）通过综述实证研究中的医疗服务需求影响因素，认为影响居民
医疗服务需求的因素应包括年龄、工资、医疗服务价格、时间成本、家庭
收入、教育和医疗保险等。[3]李晓敏、丁士军、陈玉萍等（2009）分析
了贫困地区农户医疗服务需求的影响因素，研究表明，家人的健康状
况、是否患大病、经济状况对医疗服务需求量影响较大，家庭防范和
分担疾病风险的机制对贫困地区农户医疗服务需求决策的作用不显著
但也不可忽视。[4]

目前我国对个人健康需求和医疗需求的模型分析很少。近年来，
只有部分文献利用微观数据对我国居民的健康和医疗服务需求进行实
证研究，以两部模型和回归模型为主展开分析。类似的文献有胡宏伟
等人（2012）、刘国恩（2011）等。吕美晔、王翌秋（2012）利用3
省3县共761位农村居民的调查数据，采用四部模型法实证分析我国
农村居民医疗服务需求的影响因素，指出农村居民自身的健康需求成

---

〔1〕 Kenkel, D., "Consumer Health Information and the Demand for Medical Care", *The Review of Economies and Statistics*, 1990, 72 (3): 587–595.

〔2〕 王红玲："中国城镇职工健康及医疗服务需求的模型分析"，载《统计研究》
2001 年第 5 期。

〔3〕 王小万："居民健康与医疗服务需求及利用的理论与实证研究"，中南大学
2005 年博士学位论文。

〔4〕 李晓敏等："贫困地区农户医疗服务需求影响因素分析——来自湖北省红安县
的农户调查数据"，载《农业技术经济》2009 年第 2 期。

为其进入医疗服务市场的重要推动力，也是其医疗类型选择的重要影响因素。医疗服务价格偏高会加重农村居民的经济负担。并提出进一步降低医疗服务价格，优先发展住院及大病医疗保险等建议。[1]

（二）医疗服务需求的收入与价格弹性研究

1. 国外研究现状

经济因素对医疗服务需求的影响通常是决策者在进行政策制定时参考的依据，因此研究者习惯以收入水平、医疗服务成本作为经济动机，来研究其对医疗需求的效应。研究结果显示，其收入弹性的平均估计值在 0.2 至 1.5 之间徘徊（Parker and etc，1997），[2]而价格弹性的平均估计值在 -0.1 至 -1.5 之间（Manning and etc，1987[3]；Masahide and etc，2009[4]），Masako 和 Yasushi（2002）通过实地调查数据考察了日本普通感冒患者的医疗服务选择，研究发现非处方药品对小病门诊需求的交叉价格弹性为 0.23，而小病的医疗服务价格弹性为 -0.23 至 -0.36。[5]然而，Masako li（1996）在对玻利维亚的医疗服务需求的研究中指出，医疗服务的需求的价格弹性因研究样本的性别、种族及收入等因素而体现出显著差异性，且儿童与高经济水平样本组

〔1〕 吕美晔、王翌秋："基于四部模型法的中国农村居民医疗服务需求分析"，载《中国农村经济》2012 年第 6 期。

〔2〕 SusanW. Parker and RebecaWong，"Household Income and Health Care Expenditures in Mexico"，*Health Policy*，1997，40：237 -255.

〔3〕 Manning，W illard，G.，Joseph P. Newhouse，NaihuaDuan，Emmett B. Keeler，Arleen Leibowitz，and M. Susan Marquis，"Health Insurance and Demand for Medical Care：Evidence from a Randomized Experiment"，*American Economic Review*，1987（June），77：251 -277.

〔4〕 Masahide Kondo，Shu -lingHosh，i Ichiro Okubo，"Does Subsidy Work? Price Elasticity of Demand for Influenza Vaccination Among the Elderly in Japan"，*Health Policy*，2009，91：269 -276.

〔5〕 Masako li，Yasushi Ohkusa，"Should the Coinsurance Rate be Increased in the Case of the Common cold? An Analysis Based on An Original Survey"，*Journal of the Japanese and International Economics*，pp. 353 -371，2002.

的价格弹性更小，其他组的医疗服务的价格弹性更大。[1]类似的结果在国外学者 Mocan et al（2004）对我国十个省内总计六千多户城镇居民的医疗服务需求分析中也得到了验证。其研究发现居民家庭特征与工资收入水平是影响居民就医成本的重点变量。由于居民医疗服务需求的价格弹性太小，且无法通过对居民实施提升财政资助的政策去降低就医治疗的成本，因此也无法提升低收入居民的医疗服务需求水平。[2]之后研究者 Chow（2006）又从经济学角度对我国居民医疗服务的需求函数进行分析，估计我国医疗服务需求的价格弹为 – 0. 63，收入弹性为 1. 18。[3]

2. 国内研究现状

我国学者对医疗服务需求弹性的研究始于 20 世纪 90 年代，较为规范和深入的研究是陈心广、魏晟、饶克勤（1996）以 1993 年全国卫生服务调查数据为研究基础，应用经济学中的需求函数模型计算收入弹性和价格弹性，从而量化我国城市基本医疗服务需求随收入和价格变化的一般规律。[4]之后类似的研究还有徐伟（2006）[5]、刘丽娜、徐凌中、王兴州等（2006）[6]。以上研究结论都表明我国医疗服务需求价格弹性和收入弹性分别处于 – 0. 1 至 – 0. 3、0. 2 至 0. 9 之间。王卫忠（2008）[7]、唐立健、沈其君、邹鸣飞等（2007）对新型农村

〔1〕 Masako li, "The Demand for Medical Care: Evidence from Urban Areas in Bolivia, *LSMS Working Paper*, Number123, 1996.

〔2〕 Mocan, H. N.; Tekin, E. and Zax, J. S., "The Demand for Medical Care in Urban China", *World Development*, 32（2）: 289 – 304, 2004.

〔3〕 Gregory C. Chow, "An Economic Analysis of Health Care in China", *CEPS Working Paper*, No. 132, 2006。

〔4〕 陈心广、魏晟、饶克勤："中国城市基本医疗服务需求弹性经济学模型研究"，载《中国卫生经济》1996 年第 2 期。

〔5〕 徐伟："从需求弹性实证的角度谈我国医疗卫生改革"，载《中国卫生经济》2006 年第 11 期。

〔6〕 刘丽娜等："我国城乡门诊医疗服务需求弹性研究"，载《中国卫生经济》2006 年第 7 期。

〔7〕 王卫忠："实施新型农村合作医疗前后农村居民收入与医疗服务需求及其弹性的比较研究"，载《中国初级卫生保健》2008 年第 1 期。

医疗保险制度进行深入分析后指出，农村居民对医疗服务需求的收入及价格弹性的反映程度都是非常小的。[1] 周坚、申曙光（2010）通过广东省云浮市 2004 - 2007 年的社会保险面板数据，从效用和弹性两方面对社会医疗保险政策对参保者医疗服务需求的影响进行了研究。研究表明，参保者医疗服务需求的价格和收入弹性随着参加社会医疗保险时间的增加而显著地呈上升趋势，且收入弹性绝对值远小于价格弹性值，价格因素对参保者的医疗服务需求有更为显著的影响。[2]

（三）医疗保障对医疗费用支出、（家庭）医疗负担需求的影响研究

1. 国外研究现状

Gakidou 等人（2006）通过研究发现，墨西哥实施全民医疗保险后灾难性医疗支出发生率明显下降。[3]但 Van Doorslaer（2007）通过对越南进行研究却发现，医疗保险对降低灾难性医疗支出的效果非常有限，甚至增加了贫困人群灾难性医疗支出发生率。[4]此外，Wagstaff、Lindelow（2008）对中国医疗费用不断上升的背景进行研究后指出，由于缺乏对医疗服务供应方的管制和监督体制，中国城镇职工基本医疗保险制度实际上增加了灾难性医疗支出风险。[5]。Goldman et al（2006）通过 DID 法考察英国国家就业健康补贴计划的实施对参加者

---

〔1〕 唐立健等："农村合作医疗的需求价格弹性分析"，载《中国卫生经济》2007 年第 4 期。

〔2〕 周坚、申曙光："社会医疗保险政策对医疗服务需求影响效应的实证研究——基于广东省云浮市参保群体的分析"，载《保险研究》2010 年第 3 期。

〔3〕 Gakidou E, Lozano R, Gonzalez - Pier E, et al, "Assessing the Effect of the 2001 - 06 Mexican Health Reform: An Interim Report Card", *Lancet*, 2006, 368 (9550): 1920 - 1935.

〔4〕 Van Doorslaer E, O'Donnell O, Rannan - Eliya R P, et al, "Catastrophic Payments for Health Care in Asia", *Health Economics*, 2007, 16 (11): 1159 - 1184.

〔5〕 Wagstaff A, Lindelow M., "Can Insurance Increase Financial Risk? The Curious Case of Health Insurance in China", *Journal of Health Economics*, 2008, 27 (4): 990 - 1005.

滥用药物、精神健康等医疗服务的使用率、总支出和自负支出的影响。结果显示执行该补贴政策后，七个试验组中，有一个试验组对精神健康和药品滥用服务的使用显著增加，有三个试验组的总支出、五个组的自付医疗费都显著减少。[1]Baker et al（2001）认为没有医疗保障的患者接受医生推荐的治疗方案低于有医疗保障的患者，即医疗保障能够增加疾病诊断率从而提高对慢性病的控制能力。[2]此外，学者 Manning and etc（1987）[3]通过分析医疗保险政策变化对医疗服务需求的影响后进一步指出，医疗保险的实施在某种程度上扭曲了医疗服务市场，减少了其价格竞争，导致患者倾向于使用不必要的医疗服务或更多的医疗服务，这也间接地表明了医疗保险是医疗费用快速增长的重要原因。Wagstaff et al（2005[4]，2009[5]）分析了新农合对农民就医负担的影响，认为新农合并没有明显降低农民的就医负担，农民"因病致贫，因病返贫"问题并未得到根本解决。

2. 国内研究现状

练乐尧、毛正中（2008）指出，医疗保障制度可在一定程度上减

〔1〕 Goldman, U., S Andersson, F., Jönsson, B., "An Econometric Analysis of Health Care Expenditure: A Cross-Section Study of the OECD Countries", *Journal of Health Economics*, 11: 63 – 54.

〔2〕 Baker D. W., Joseph J. S., Jeffrey M. A., Elaine A. B., Avi D., "Lack of Health Insurance and Decline in Overall Health in Late Middle Age", *New England Journal of Medicine*, 345: 1106 – 1112.

〔3〕 Manning, Willard, G., Joseph P. Newhouse, NaihuaDuan, Emmett B. Keeler, Arleen Leibowitz, and M. Susan Marquis, "Health Insurance and Demand for Medical Care: Evidence from a Randomized Experiment", *American Economic Review*, 1987 (June), 77: 251 – 277.

〔4〕 Wagstaff Adam, Magnus Lindelow, "Can Insurance Increase Financial Risk? The Curious Case of Health Insurance in China", *World Bank Policy Research Working Paper*, 2005, 37 – 41.

〔5〕 Wagstaff, A., M. Lindelow, J. Gao, L. Xu and J. Qian, "Extending Health Insurance to the Rural Population: An Impact Evaluation of China's New Cooperative Medical Scheme", *Journal of Health Economics*, 2009, 28 (1): 1 – 19.

轻医疗费用负担，尤其是对突发性灾难资助效果明显。[1]任艳峰、王汝芬、刘洪庆等（2008）发现，城镇医疗救助制度的实施降低了被救助者的疾病经济负担。[2]但方黎明、乔东平（2012）对我国三个县级市的城镇贫困居民组织调查，研究城镇医保制度对其医疗经济负担的影响效应，及最终能否降低其经济负担。结果表明，城镇居民医疗与社会医疗救助能够使贫困居民的医疗经济负担呈减轻趋势，但受医保报销总额、自身经济水平等因素制约，其医疗负担并未明显减轻。[3]陈瑶、熊先军、刘国恩等（2009）利用回归模型考察医疗保障制度（公费、基本、合作医疗等）对城乡居民患者家庭就医负担的影响效应程度，分析后指出其中的未参保患者比参保患者的家庭就医负担更沉重，且城镇职工基本医疗保险及其他保险（公费医疗、商业医疗）的参保人群，家庭就医负担各自降低了 5% 与 4%；但其中的城镇职工医疗参保患者和新农合参保患者的家庭就医负担却无明显下降。[4]刘国恩、蔡春光、李林（2011）通过 2005 年 CLHLS 数据实证分析了医疗保障对老人医疗服务需求的影响，指出医保制度对减轻老人家庭医疗负担具有显著作用，老人家庭总医疗负担可因此减轻 1/4 左右，而家庭自付医疗费用占总费用的比重降低 50% 以上。其中，公费医疗使城镇和农村老人医疗支出分别提高 1362 元和 622 元，也促使城镇和农村家庭自付医疗费用比重均减少 60% 以上；而城镇医保使城镇平均家庭自付医疗费用减少 421 元，对农村自付医疗费用的影响不显著，并使城镇和农村老人医疗总费用分别增加 816 元和 703 元。同时，城镇医保也使城镇和农村老人家庭自付医疗费用比重分别下降了 61% 和

---

〔1〕　练乐尧、毛正中："我国城市贫困家庭的灾难性卫生支出研究"，载《西北人口》2008 年第 5 期。

〔2〕　任艳峰等："城市贫困人群获得医疗救助对医疗费用负担的影响研究"，载《中国初级卫生保健》2008 年第 7 期。

〔3〕　方黎明、乔东平："城镇医疗保障制度对城镇贫困居民就医经济负担的影响——基于霸州、赤壁和合川城镇贫困家庭调查数据的分析"，载《财经研究》2012 年第 11 期。

〔4〕　陈瑶等："我国医疗保险对城镇居民直接疾病经济负担影响研究"，载《中国卫生经济》2009 年第 2 期。

54%。[1]胡宏伟、栾文敬、杨睿等（2012）利用2011年的城乡养老服务调查资料，通过回归模型与稳健性检验，分析医疗保障制度对我国儿女经济供养老人（60岁以上）产生的经济影响效应，发现医疗保障制度对其既有挤入效应也有挤出效应。其中，高经济水平家庭医疗负担并没有通过医疗保障制度得到降低，但低经济水平家庭医疗负担却通过医疗保障制度而得到一定程度的下降。[2]杨清红（2013）采用2008年的老人健康状况跟踪调查数据，对医疗保障在老人家庭医疗负担上产生的经济效应进行了实证分析。研究指出医疗保障制度整体上降低了老人家庭的医疗负担，即对其具有明显的挤出效应，但医疗保障制度同时又对老人家庭的医疗负担具有非均衡性和显著差异性。[3]

（四）医疗保障对医疗服务质量、及时就医需求的影响

1. 国外或地区研究现状

Bunker（1995）实证研究后指出人类的预期寿命能延长近30年，其中有5年可以归因于医疗服务改善，主要是医疗保障提高了人们对医疗服务的需求。[4]Gerler et al（1997）研究发现医疗保障是促进人们获得高质量医疗服务的重要途径，能够使医疗需求从公共部门向私人部门转移。[5]Bitran and McInnes（1993）对拉丁美洲圣多明哥和圣萨尔瓦多两市住户调查数据的研究表明，消费者对医疗服务质量的认知、前往就诊地点的时间以及受教育水平等对医疗服务需求有显著影

〔1〕 刘国恩、蔡春光、李林："中国老人医疗保障与医疗服务需求的实证分析"，载《经济研究》2011年第3期。

〔2〕 胡宏伟等："挤入还是挤出：社会保障对子女经济供养老人的影响——关于医疗保障与家庭经济供养行为"，载《人口研究》2012年第2期。

〔3〕 杨清红："医疗保障对老年人家庭医疗负担的经济效应——关于医疗保障与老年人医疗服务需求"，载《人口与经济》2013年第6期。

〔4〕 Bunker J. P., "Medicine Matters After All", *Journal of the Royal College of Physicians of London*, 29: 105 – 112.

〔5〕 Gerler P., R. Sturm, "Private Health Insurance and Public Expenditure in Jamaica", *Journal of Econometrics*, 77: 237 – 257.

响。[1]Sahn et al（2003）运用1993年坦桑尼亚人力资源发展调查数据指出，医疗服务质量及其可获性是农村居民医疗服务利用类型选择的影响因素，证明了农村医疗服务的质量对医疗服务需求的影响非常重要。[2]Jack Hadley等（2006）运用工具变量法对美国不同年龄段民众的跟踪调查数据进行研究后发现，医疗保险能降低居民65岁之前的死亡率。[3]Kaija and Okwi（2006）使用乌干达2002－2003年的家庭调查数据，重点探讨了其农村地区医疗服务质量与居民医疗服务需求之间的关系，为发展中国家居民医疗服务需求提供了借鉴。[4]

Rosenberg（1996）在Andersen模型的基础上研究发现，女性和老人通常比男性和年青人使用更多的医疗服务。[5]之后，David Car（2008）等通过不连续回归的方法，虽然研究得出老年健康保险计划对死亡率并没有显著的影响，但是发现医疗保险尤其能促使老人患病时大幅减少拖延和不接受治疗的行为，增加日常及时就诊的概率。[6]Dercon（2000）指出女性与男性相比拥有更低的医疗可及性，主要原因是女性在家庭中扮演的角色要耗费大量的时间成本来维护其日常生活，因此女性的及时就医率比男性更低。[7]Phinips（1997）通过临床

〔1〕 Bitran, R. A. and McInnes, D. K., *The Demand for Health Care in Latin America*, The International Bank for Reconstructionand Development/The World Bank, 1993.

〔2〕 Sahn, D. E.; Younger, S. D. and Genicot, G., "The Demand for Health Care Services in Rural Tanzania", *Oxford Bulletion of Economics and Statistics*, 65 (2): 241–260, 2003.

〔3〕 Hadley, J., Waidmann, T., "Health Insurance and Health at Age 65: Implications for Medical Care Spending on New Medicare Beneficiaries", *Health Services Research*, 2006, 41 (2): 429–451.

〔4〕 Kaija, D. and Okwi, P. O., "Quality and Demand for Health Care in Rural Uganda: Evidence from 2002/03 Household Survey", a paper prepared for the UNU–WIDER Conference on Advancing Health Equity, Helsinki, September 29–30, 2006。

〔5〕 Rosenberg, M M Clemens, "Revisiting the Behavioral Model and Access to Medical Care: Does it Matter?" *Journal of Health and Social Behavior*, 1996, 36 (1): 1–10.

〔6〕 David Car, "The Impact of Nearly Universal Insurance Coverage on Health Care Utilization: Evidence from Medicare", *American Economic Review*, 2008, (5): 2242–2258.

〔7〕 Dercon S, P Krishnan, "In Sickness and in Health: Risk–Sharing Within Households in Rural Ethiopia", *Journal of Political Economy*, 2000, 108: 688–727.

研究发现，没有医疗保险的患者与拥有医疗保险的患者相比，通常及时就诊率更低，住院天数更少[1]。Cheng & Chiang（1997）研究台湾在 1995 年引入全民健康保险后其医疗服务需求的改变，发现 1995 年之前无保险人群的及时就医率在实施全民健保后因门诊和住院医疗的自付金额和比例降低而增加了一倍。[2]

2. 国内研究现状

国内研究如顾大男（2002）及部分学者发现及时就医情况对老人健康有非常重要的影响，因此将及时就医作为衡量老人医疗服务有效需求的指标。[3]另外也有部分学者关注不同的医疗保障制度对就医及时性的影响。周曾同等（1994）认为不同的医疗保障制度造成患者在医疗费用支付时的差异，这导致患者在就医及时性上也有明显差异。[4]姚兆余（2007）也认为不同的医疗保障制度下的保障水平不一样，就诊时产生的医疗费用"自费与否"会显著影响患者的就医时机。[5]刘国恩、蔡春光、李林（2011）通过老人医疗服务需求模型，实证研究医疗保障对我国 65 岁以上老年群体的医疗需求影响，指出城镇医疗保险对提升老人及时就医率具有显著作用。同时，医保政策的影响是正向的，明显促进了老人，尤其是高龄老人的及时就医率。[6]此外，还具体分析了不同的医疗保障制度（公费医疗、合作医疗、贫困补助、城镇医保）对老人及时就医需求的影响，其中公费医疗使城镇和农村

---

〔1〕　Phelps CE, *Health Economics*, New York. Addison – Wesley Educational Publishers lnc, 1997.

〔2〕　Cheng, S. H., and T. L. Chiang, "The Effect of Universal Health Insurance on Health Care Utilization in Taiwan, Results from a Natural Experiment", *Journal of the American Medical Association*, 278（2）：89 – 93.

〔3〕　顾大男："中国高龄老人就医及时性状况研究"，载《人口学刊》2002 年第 3 期。

〔4〕　周曾同、邹峥嵘："影响患者就医行为的部分因素调查"，载《中国医院管理》1994 年第 2 期。

〔5〕　姚兆余、张娜："农村居民就医行为及其影响因素的分析——基于苏北地区 X 镇的调查"，载《南京农业大学学报（社会科学版）》2007 年第 3 期。

〔6〕　刘国恩、蔡春光、李林："中国老人医疗保障与医疗服务需求的实证分析"，载《经济研究》2011 年第 3 期。

老人的及时就医率分别提升了 2.96% 和 7.99%，而城镇医保对老人医疗服务也具有显著影响，使城镇老人及时就医率提高 3.5%。结果还表明，合作医疗和贫困补助也能够在一定程度上减少老人家庭医疗费用自付比重，但合作医疗和贫困补助对老人及时就医需求没有明显的影响。杨清红、刘俊霞（2013）根据 2008 年 CLHLS 数据，选取 Logistic 回归模型实证分析医疗保障对老人医疗服务需求的影响，研究后也发现医疗保障使老人及时就医率得以提升，公费医疗、合作医疗及城镇职工基本医疗使老年人及时就医率分别提升 7.1%、5% 及 4.5%。[1] 陈英耀等（2000）提出卫生服务的可及性是指将卫生服务系统和服务人群联系在一起，通过个人实际发生的卫生服务利用，来研究潜在的促进和阻碍服务利用的各种因素，并将卫生服务的可及性分为潜在的可及性、实现的可及性、平等的可及性、不平等的可及性、有效的可及性和有效率的可及性。[2] 朱莉华等（2009）提出卫生保健和医疗服务的可及性是指能持续、有组织地为居民提供容易获得的医疗卫生服务。这种医疗卫生服务要求在内容上适合、在数量上能满足居民需要、在价格上能为居民所承受，并将它分为供方可及性和需方可及性。供方可及性是指医疗服务提供方能否提供充足的和公平的医疗卫生资源，又称绝对可及性。朱莉华等（2009）运用 CHNS 2006 年数据，并采用多分类 Logistic 模型分析了医疗卫生服务的可及性对居民健康结果的影响，实证分析发现，教育、年龄、性别、工作状况和附近医疗机构就诊的单程交通时间对居民健康的影响有显著性意义。[3] 普及九年义务教育乃至高中教育以及大力推广社区卫生服务等，将会大幅提高国人的健康状况，应该坚持贯彻。[4] 漆光紫等（2008）从居民自报两周患

---

　〔1〕 杨清红、刘俊霞："医疗保障与老年人医疗服务需求的实证分析"，载《上海经济研究》2013 年第 10 期。

　〔2〕 陈英耀等："卫生服务可及性评价"载《中国卫生资源》2000 年第 6 期。

　〔3〕 朱莉华等："居民健康与卫生保健及医疗服务的可及性关系——基于 CHNS 2006 年数据的实证研究"，载《经济研究导刊》2009 年第 13 期。

　〔4〕 朱莉华等："居民健康与卫生保健及医疗服务的可及性关系——基于 CHNS 2006 年数据的实证研究"，载《经济研究导刊》2009 年第 13 期。

病率、是否参加新农合、医院利用率、医疗机构选择类型等角度设定变量;[1]梁万年等 (2006) 从患者就诊距离、医疗费用负担方式、就诊等候时间和上门服务的情况进行研究,认为社区卫生服务在可及性方面与省市医疗机构相比具有明显优势;医保政策应进一步加强对社区卫生服务的倾斜,建议将社区卫生服务与医院服务进行有机结合,充分发挥两者的优势,为居民提供高质量的、方便可及的卫生服务。[2]高建民等 (2010) 以陕西省眉县为调查对象,对三种基本医疗保障制度对医疗卫生服务可及性产生的影响进行分析,采用集中指数和卫生服务可及性标准化等方法,研究得出新农合参保居民的门诊服务可及性高于城镇职工和城镇居民参保居民,提出应继续提高各保障制度的覆盖率并逐步缩小各医疗保障制度之间的差距,同时要合理布局并完善基层医疗服务机构。[3]高建民、周忠良 (2007) 利用项目 2005 年度的随访家庭入户调查资料,采用国际较为流行的倾向得分匹配法对互助医疗改善卫生服务实现的可及性进行效果评价。结果表明,互助医疗有效地改善了门诊就诊情况,同时,对住院服务利用也产生了一定程度的正向影响,基本达到了项目预期目标。[4]。

(五) 医疗保障是否引致过度的医疗服务需求

因医疗保险与医疗服务市场普遍存在道德风险等投机行为,所以医疗保障与过度医疗需求问题是医疗服务市场的一个顽疾,也成为相关学术界关注的焦点。

---

〔1〕 漆光紫等:"广西农村居民卫生服务可及性及就诊行为调查分析",载《中国卫生资源》2008 年第 3 期。

〔2〕 梁万年等:"全国社区卫生服务现状调查——医院服务与社区卫生服务的可及性比较",载《中国全科医学》2016 年第 11 期。

〔3〕 高建民等:"我国基本医疗保障制度卫生服务可及性实证研究",载《中国卫生经济》2010 年第 7 期。

〔4〕 高建民、周忠良:"互助医疗改善卫生服务公平性的效果评价",载《中国卫生经济》2007 年第 10 期。

1. 国外研究现状

国际卫生经济领域的众多实证研究也表明患者对医疗卫生服务利用率的提升是通过医疗保险实现的，而未参保的居民患者倾向产生更少的医疗需求，存在引起不良健康的风险。早在 1973 年，Feldstein 就曾指出享受医疗保险的病人与独自承担医疗费的病人相比面临较低的医疗支出，就医成本的超低廉性容易导致医疗服务领域中的过度医疗需求问题滋生而浪费卫生资源。[1] Cauley（1987）研究后发现患者对医疗服务的需求量是跟随着医疗保障制度的成熟完善而不断增加的，其需求量的提升程度超过了医疗保障制度的发展程度，从而对它产生了制约。[2] Feldman 和 Dowd（1991）也提出了与之相同的观点。[3] Carrol（1992）研究后指出医疗保障制度的发展能够不断降低患者在消费医疗服务的过程中产生的不确定性风险，但同时会对其治疗选择产生一定程度的制约。在医疗保障承担部分医疗成本的前提下，参保患者与未参保患者相比，会倾向购买质量与价格更高及更多的医疗服务。[4] 但超福利主义者 Hurley（2000）却认为如果从改善健康的角度看，因享受医疗保险而增加的医疗服务需求不一定是过度浪费，对医疗服务的需求不应受支付意愿及能力的制约。[5] 此外，Folland et al（2004）在比较各国医疗卫生体系的成效时指出，单位医疗资源投入的健康产出较高可被认为是较好的医疗卫生体系。[6]

〔1〕 Feldstein, M. , "WelfareLossof Excess Health Insurance", *Journal of Political Economy*, 81（2）, Part I, March – April, pp. 25 – 80.

〔2〕 Cauley, S. D. , "The Time Price of Medical Care", *Review of Economics and Statistics*, 1987, 69（1）, pp. 59 – 60.

〔3〕 Feldman, R and Dowd, B. , "A New Estimation of the Welfare Loss of Excess Health Insurance", *American Economic Review*, Vol. 81, No. 1, Mar. , pp. 297 – 301.

〔4〕 Carrol, L. C. D. , "The Buffer – Stock Theory of Savings: Some Macroeconomic Evidence", *Economic Activity*, 1992（2）, pp. 61 – 156.

〔5〕 Hurley, J. , "An Overview of the Normative Economics of the Health Sector", *Handbook ofHealth Economics*, Vol. 1, pp. 55 – 118, edited by A. J. Culyer and J. P. Newhouse.

〔6〕 Folland, S. , Goodman, A C. and Stano, M. , *The Economics of Health and Health Care*, 3rd ed. Prentice Hall.

2. 国内研究现状

国内学者对此问题主要从城镇职工医疗保险和新型农村合作医疗的角度研究，不同的学者得出的观点也有所差异。如尹冬梅、王庆民等（1999）通过引用 Keeler 提出的微观经济学效用模型，指出医疗服务需求存在的有效和无效两个部分，以及两个部分之间的关系，它们各自对医疗服务需求产生了怎样的影响，研究后指出现付制的付费方式和按项目收费的制度也是无效医疗需求增加的重要原因之一，建议将现付制改为预付制并按人头经费拨款。[1]王鸿勇、尹爱田、李伟等（2001）对城镇职工医疗保险参加者前后的医疗服务需求进行对比分析，指出享有医疗保障对参保者医疗服务需求的影响，同时分析了医疗保险对参保者择医、择药以及医疗费用产生何种程度的影响，最终得出医疗保障的参保者存在过度就诊和过量买药的结论。[2]陈凯、汪晓帆（2007）认为，医疗服务费用支付的多源性改变了患者的消费行为，以及医疗服务提供者的供给行为，最终带来的是医疗服务需求数量、质量和医疗费用等方面的变化。[3]李明强、李志徽（2010）选用了 CHNS 的数据，对城乡区域分别采用了职工医疗和新农合作为主要的医疗保障形式，就其对城乡居民医疗成本和医疗服务利用率的影响进行实证研究。之后指出职工医疗对于城镇参保居民的门诊、住院次数及医疗成本等产生了较为显著的促进效应，但新农合暂时还未对农村居民的门诊、住院次数及医疗成本等产生较为明显的促进效应，认为这很有可能是医疗资源滥用的信号。[4]周坚、申曙光（2010）通过

〔1〕 尹冬梅等："论有效医疗服务需求"，载《中国卫生事业管理》1999 年第 2 期。

〔2〕 王鸿勇等："医疗保健制度对卫生服务需求行为影响的比较研究"，载《卫生经济研究》2001 年第 10 期。

〔3〕 陈凯、汪晓帆："市场导向理论在医疗服务领域的适用性研究"，载《当代经济管理》2007 年第 3 期。

〔4〕 李明强、李志徽："中国社会医疗保险的推广对医疗资源使用和医疗花费的影响——应用 Propensity Score Matching 的方法"，载《保险、金融与经济周期》2010 年第 28 期。

广东省云浮市 2004 - 2007 年的社会保险面板数据，分析社会医疗保险政策对参保者医疗服务需求的影响。研究表明较高的医疗服务价格导致低收入者对医疗资源的利用不足，同时高收入者却存在过度利用医疗资源的情况。医疗资源的分配不公在很大程度上引发了医疗费用的不合理增长。[1]胡宏伟、高敏、赵英丽等（2013）对过度医疗行为的相关文献进行了客观评价，梳理了过度医疗行为产生的原因和解决的对策，认为就目前我国医疗领域现实情况来看，患者的医疗服务使用量与医生的工资水平直接相关而很难遏制过度需求的产生。[2]

　　对此持不同观点的学者也有很多，如高梦滔（2010）利用来自我国 8 省农户的微观截面数据分析了新农合对于农户医疗卫生服务利用的影响，得出以下结论：一是农户加入新农合后，就会免除无钱治病的后顾之忧，这样便大大增加了医疗服务的利用率，研究显示，参保农户每年就医的总次数比以往增加了 0. 29 次；二是新农合的制度设计并没有出现医疗保险制度通常存在的逆向选择和道德风险问题。[3]黄枫、甘犁（2010）根据以往研究成果，分析指出由医疗保障制度引起的医疗成本的提升，若能显著地提升患者健康水平，则属于有效与合理的医疗需求，反之称之为过度与无效的医疗需求。同时，根据 2002 - 2005 年 CLHLS 调查数据，利用两部模型和扩展的样本选择模型来估计医疗保险对我国城镇老人总医疗支出和家庭自付医疗支出的影响。研究发现享受医疗保险的老人，其医疗支出对健康的边际产出较高，显著有效地增进了健康状况。即我国城镇老人医疗服务需求暂且是有效的，不存在过度需求。[4]胡宏伟（2012）采用国务院城镇居民医疗保险调查 2007 年至 2010 年四年的数据，运用随机 Probit 模型研究后指

　　〔1〕　周坚、申曙光："社会医疗保险政策对医疗服务需求影响效应的实证研究——基于广东省云浮市参保群体的分析"，载《保险研究》2010 年第 3 期。

　　〔2〕　胡宏伟等："过度医疗行为研究述评"，载《社会保障研究》2013 年第 1 期。

　　〔3〕　高梦滔："新型农村合作医疗与农户卫生服务利用"，载《世界经济》2010 年第 10 期。

　　〔4〕　黄枫、甘犁："过度需求还是有效需求？——城镇老人健康与医疗保险的实证分析"，载《经济研究》2010 年第 6 期。

出，城镇居民医疗保险的政策在实施中起到了良好的效果，显著提升了居民对基本医疗卫生服务的利用。同时城镇居民医疗保险制度使低健康群体的医疗卫生服务利用率得以合理提升，中高健康群体也未产生过度利用医疗资源的问题。[1]

（六）简评

通过以上分析可以发现，当前国外文献从研究方法的角度出发，突出了理论研究与实证证据的融合，这为国内学者分析医疗服务需求与医疗保障之间的关系提供了依据。从研究内容来看，国外学者主要关注医疗服务需求、医疗服务质量、医疗服务及时性、医疗费用等理论模型。目前，他们也积累了大量的研究成果。从研究视角来看，他们主要是从年龄、收入、社会层次、教育背景等方面展开分析，却没有文献专门论述卫生保健如何影响医疗服务的质量、医疗服务的价格和医疗服务的及时性。近年来，国内学者对医疗服务需求和医疗保障相关问题进行了研究，对医疗保障的及时性、医疗费用、医疗负担等进行实证分析。虽然国内学者对这一问题的研究内容较为丰富，采取的方法也是理论与实证相结合，但也存在不足。具体表现如下：

从研究重点来看，国外学者侧重于对医疗需求测度模型、医疗服务需求质量、医疗可及性等的研究，且大多数的研究是以性别、年龄、收入、职业等为切入点。国内文献中对医疗服务需求影响因素、衡量指标及医疗保障对其产生的影响方面的研究成果较多。从研究内容来看，医疗保障制度关系到医疗服务利用的及时性和医疗费用支出。然而，关于这两个问题的大部分研究都是从健康经济学的角度出发，提出的解决方案也是从医疗卫生系统和医疗管理的角度出发的，这对于缓解当前老年人"就医贵"和"就医难"的问题而言是低效的。医疗费用分担比例和医疗资源均是政府供给的服务，该服务对于投保人的获利程度以及服务满意程度等均缺乏相关的动态研究。从研究进展来

---

〔1〕 胡宏伟："城镇居民医疗保险对卫生服务利用的影响——政策效应与稳健性检验"，载《中南财经政法大学学报》2012 年第 5 期。

看，关于医疗服务需求的影响因素（个体、家庭、社会等）已基本达成共识，医疗保障制度整体上能够提升医疗服务需求的观点基本上得到了认同。但是，对医疗服务需求的衡量指标选取、关于不同的医疗保障制度对医疗服务需求的影响效应、关于（不同的）医疗保障制度是否引致过度医疗需求等问题，理论界仍存在认识上的分歧。如何完善医疗保障制度与医疗服务体系，提升老人医疗服务需求水平与需求质量，是当前老人医疗保障与医疗需求的研究重点。如何测量老人医疗服务需求的合理释放、如何规避过度医疗服务需求，是老人医疗问题的研究热点和难点。从研究方法来看，国内研究多以国外两部需求模型和回归模型为主，普遍将医疗保障视作一个整体变量，去分析其对医疗服务产生的影响，较少将医疗保障视作分类变量，去研究不同的医疗保障政策对医疗服务产生的影响。从动态变化的角度来看，对医疗服务需求和医疗保障相关问题的后续研究很少。从研究视角来看，少量学者从家庭和社会的角度进行研究，大部分学者是从医疗机构和政府部门的角度分析医疗需求问题，而从医疗保障切入的研究相对较少。医疗服务需求的最大载体是医疗保障体系，因此，从医疗保障的角度考察医疗服务需求中产生的问题，是有一定合理性的。此外，虽然医疗服务需求的对象是所有人，但目前医疗需求最大的当属老年人，其应成为分析医疗服务需求的重要主体，但现有研究对此关注不够。

总体而言，国内外的相关研究为我们研究医疗保障与老人医疗服务需求奠定了良好的基础，提供了具有参考价值的理论框架和研究方法。

但是，现有文献还存在一些不足：

（1）医疗服务需求的对象虽是全体居民，但目前对医疗需求量最大的是老人，老人应成为医疗服务需求分析中的当然主体，而已有研究对此重视不够。且分担医疗费用、满足医疗需求被政府作为服务来提供，对享受服务的主体、参保者的实际受益程度、被服务感受等动态的研究还比较缺乏。

（2）较多的研究都是从政府或医疗机构的角度来分析医疗服务需

求中的突出问题，而鲜有能契合（不同的）医疗保障制度视角的运用。医疗服务需求实现的最大载体是医疗保障制度，从医疗保障角度审视医疗服务需求中存在的问题有其合理性。

（3）较多的研究一般采用卫生类指标，如患病治疗情况、患者就诊率和住院率等利用情况表示医疗服务需求，较少的研究选取医疗类指标，如医疗质量、医疗费用支出、医疗负担、医疗及时性等表示医疗服务需求，目前还未形成比较规范的分析指标和框架。

老人医疗服务需求问题的研究迫切需要打破单一的政策研究范式。本文从经济学、管理学和社会学的跨学科视角出发，以"家庭医疗负担（经济）、及时就医（思想）、过度医疗（行为）"三层面为主要研究内容，将研究目标指向老人所面临的医疗保障制度形式及其医疗需求问题，重点从医疗保障变量对老人三层面医疗需求的影响效果上去探索产生问题的根源。这一研究视野和分析角度对多年探索中的老年医疗制度及服务体系是非常必要的。本文研究成果对于解决老人"就医难"问题具有丰富的政策含义，对老年社会保障事业和社会稳定具有重要的理论与实践意义，对社会公平与和谐发展也有着广泛的应用前景。

三、研究框架、指标及数据来源

（一）研究框架

本文试图构建"一点三面"的医疗服务需求分析框架，全面动态地审视医疗保障对老人医疗服务需求三层面的影响效应。"一点三面"的含义是指：基于医疗保障这个关键变量，研究其对老人医疗服务需求中"降低家庭医疗负担、提升及时就医需求、规避过度医疗需求"，即对老人"经济—思想—行为"三层面需求的影响效应（静态）；同时又对医疗保障制度在不同类型与不同地区的老人医疗服务需求中产生的各种影响效应进行比较研究（动态）。由此形成"一点三面"，较为全面的"动"（侧重分组差异比较）和"静"（侧重整体效应）相结合的研究框架。见图 0 – 2。

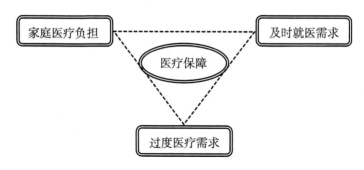

图 0 – 2 "一点三面" 的研究框架

　　"一点三面"的医疗服务需求分析框架提出的依据是什么呢？医疗保障制度是医疗服务需求实现的重要载体，也是人们支付医疗服务需求费用的主要手段。因此，医疗保障制度是影响老人医疗服务需求最重要的因素。从老人家庭医疗负担方面来看，老人一般为无经济来源或少经济来源的医疗服务需求主体，其产生的医疗需求量会直接导致整个家庭的经济损失，因此老人家庭能够承受的医疗需求水平是制约老人医疗服务需求量的一个重要方面；而及时就医方面则反映了老人就医是否积极、理性的思想意识，可折射出老人医疗服务需求在受多种因素制约下的"可及性"与"可得性"程度，这也是分析老人医疗服务需求的重要依据之一；此外，在我国医疗资源供给不足、分配不均、各种医疗保险保障水平不均等的前提下，老人作为医疗服务最大的需求主体，其医疗服务需求是否得到了满足，是有效使用还是过度使用，为动态审视当前医疗保障制度与老人医疗服务体系实施效果提供了条件，也为解决老人医疗困境提供了可能。

　　"一点三面"医疗服务需求分析框架的层次分析。此框架分为两个层次："家庭医疗负担与及时就医需求"层次与"过度医疗需求"层次，即由"经济—思想"需求层面过渡到"行为"需求层面。这两方面层次共同构成"一点三面"的医疗服务需求分析框架。

（二）分析指标

本文的研究目标是利用选定的关键变量（医疗保障），从新的角度，动态全面地审视老人医疗服务需求的问题。鉴于这种研究逻辑，本文选定的评价指标主要包括：

1. 家庭医疗负担

家庭医疗负担指标具体操作化为老人的家庭医疗负担率。家庭医疗负担率越低，表示老人消费医疗服务需求的经济能力越强；家庭医疗负担率越高，表示老人消费医疗服务需求的经济能力越弱。

2. 及时就医需求

及时就医需求指标具体操作化为老人患（重）病能否及时就医。患病能及时就医的可能性越高，表示老人医疗服务需求的可得性越强；患病能及时就医的可能性越低，表示老人医疗服务需求的可得性越弱。

3. 过度医疗需求

过度医疗需求的评价分析指标主要包括两个方面：一是医疗需求方面，具体操作化为两个指标：即小病是否就诊和重病是否住院；二是健康状况改善方面，具体操作化为四个指标：（主观）近一年健康改善、（客观）患慢性病数、（客观）两周是否患病、（客观）两年是否患重病。

从三方面指标的逻辑关系来看，这三个方面，不是一种并列的关系，而是一种层层递进的关系。具体而言，老人的家庭医疗负担决定了老人是否具备及时就医的思想；而老人及时就医的思想，又影响了老人对医疗服务的使用行为是否过度，反过来又会影响老人家庭医疗负担的程度。在这三个问题中，老人的家庭医疗负担程度是老人获得医疗服务需求的经济基础和前提；而老人及时就医是老人医疗服务需求实现与使用的条件；老人是否产生过度医疗服务需求，既反映了医疗保障与老人医疗服务体系实施的效果和建设的质量，同时，也在一定程度上决定了老年医疗制度的可持续发展。因此，家庭医疗负担、及时就医需求、过度医疗需求是反映老人医疗需求问题的三个重要评价指标。

（三）数据来源

本研究所使用的调查数据主要来源于 2014 年北京大学及中国老龄科研中心组织的《全国老年人口健康状况调查》（CLHLS）。该调查于 1998 年开始，以 65 岁及以上老人和 35 岁至 64 岁之间的成年子女为调查对象，每隔 2 - 3 年组织一次，截至目前，已进行过七次跟踪调查。CLHLS 面向研究学者免费开放。《中国老龄健康影响因素跟踪调查》（1998 - 2014）是中国最早、历时最长的社会科学调查。中国国家自然科学基金曾在基金委员会年度报告的"成果巡礼"中用一页纸的篇幅重点强调和赞扬了这项调查，并在出版物上公开。

CLHLS 基线调查和跟踪调查涵盖了中国大陆中的 23 个省、市、自治区，这 23 个省、市、自治区的人口约占全国总人口的 87%，然后在调研省份中通过随机抽样方法确定大约 50% 的市/县为调研点。[1]调查总人数在 2000 年、2002 年、2005 年、2008 年、2011 年及 2014 年存活样本量分别为 8959 人、11161 人、20535 人、18579 人、20366 人和 8793人。具体信息如下表所示：

表 0 - 1　问卷情况

问卷类型	存活老人问卷	已故老人家属问卷
问卷内容	基本信息情况、家庭经济背景、家庭结构、社会经济地位、健康和生活质量自我评价、认知功能、个性心理特征、日常活动能力、生活方式、保健照料、治疗疾病情况以及医疗费用支出	老人死亡时间老人死亡原因
问卷时间	2000 年、2002 年、2005 年、2008 年、2011 年、2014 年	

---

　　[1]　曾毅："中国老年健康影响因素跟踪调查（1998 - 2012）及相关政策研究综述（上）"，载《老龄科学研究》2013 年第 1 期。

四、研究思路、内容与方法

(一) 研究思路

本文的研究目标是要动态多维审视医疗保障对老人医疗服务需求的影响效果,多角度分析老人医疗服务需求存在的主要问题,最终为提升老人医疗服务需求水平及需求质量提供决策参考。基于这种目标,本文的研究思路是:

第一,通过对现有相关研究文献的梳理,对研究现状进行总结分析,对研究现状及其存在的不足之处有一个总体把握,并在此基础上提出本文的分析框架和研究计划。

第二,在医疗保障与医疗服务需求相关理论的基础上,对我国目前老人的医疗保障与老人医疗服务供需特征、医疗服务需求选择、医疗服务需求支撑及影响因素进行现状分析,为分析医疗保障对医疗服务需求的影响效应提供前提和基础。

第三,基于"一点三面"的分析框架及框架中设定的医疗服务需求指标,来选择合适的变量及模型,并对样本数据进行初步整理与分析,为后续三个核心问题的定量研究提供实证研究框架与研究资料。

第四,继续基于"一点三面"的分析框架及框架中设定的医疗服务需求指标,在剖析老人的经济、思想、行为三个方面,即家庭医疗负担、及时就医需求、过度医疗需求的逻辑关系的基础上,利用调查数据、采用计量模型具体分析医疗保障对老人三方面医疗需求的影响效应,并从家庭收入、城乡地区等角度审视不同群体老人的医疗服务需求问题,最后进行综合分析。

第五,在全面分析医疗保障对老人医疗服务需求影响效果的基础上,本文又比较了美国和英国医疗卫生服务体制改革、社区医疗卫生服务、老年医疗服务保障体系三方面的内容,在借鉴国际经验的基础上,提炼了研究结论并提出了针对性政策建议。

研究思路逻辑框架,见图 0 - 3。

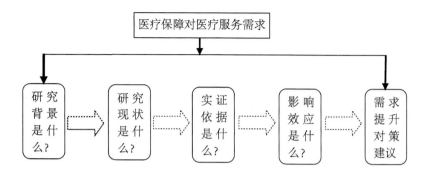

图 0 - 3 研究思路逻辑框架

(二) 研究内容

根据上述研究思路,本题的主要内容可以用以下三个核心问题来统率:医疗保障制度能否减轻老人家庭医疗负担?医疗保障制度能否提升老人的及时就医需求?医疗保障制度是否引致老人的过度医疗服务需求?分析和回答这三个问题就构成了本文的主体内容。

本文结构共分为八章,其中,导论和第一章是研究总纲和理论基础,第二、三章是研究现状基础,第四、五、六章是实证研究与检验,是本研究的核心内容,第七章是国际经验与借鉴,第八章是本研究的总结、政策建议与思考。具体研究内容框架见图 0 - 4:

导论是本文的写作总纲,以研究背景和研究意义开始本文的阐述,在分析中可见本选题较为现实的背景需求,以及研究的理论意义和实践意义。在两个宏观要素论述之后,本章给出本题关键性"理论梳理"过程,由于本文研究的综合性和国内外研究的前沿性,文献综述的内容和合理布局对后续各章的论述产生重要影响。之后在文献评述中透露了本文的写作动机和研究视角的构建。此后,本章给出了本文的研究框架、指标及使用的数据来源、研究思路,也提供了主要内容、框架及研究方法。最后总结本文写作过程中的不足之处及创新点。

第一章为医疗保障与医疗服务需求研究的理论基础。主要从医疗保障制度差异、健康生产函数和医疗服务需求模型中寻找理论支撑。医疗保障制度与医疗服务是影响健康的重要因素,也是提升健康与满足医疗需求的有效手段。卫生经济学理论指出医疗服务市场存在一定程度的市场与政府失灵。如果纯粹由政府或者市场提供医疗需求，会造成需求质量下降。因此政府在医疗保障制度与医疗服务供给中的角色定位，对老人医疗服务需求的内容、特点等有着较强的指引作用。普通的需求模型对于价格与收入以外因素的改变（如医疗保障制度、医疗资源配置等环境）无法进行分析，由此引出了健康函数和医疗服务需求模型。

第二章是我国基本医疗保险制度的历史演进及资源整合。本章从城镇职工基本医疗保险、城镇居民医疗保险和农村合作医疗保险三方面进行了历史梳理与发展演变说明，为医疗保障与老人医疗服务需求研究寻求理论支撑。

第三章为医疗保障与老人医疗服务的供需特征及现状。本章根据实证调查数据，通过交互分析方法，对医疗保障的参保与使用支付特征、老人医疗服务需求与供给特征、老人医疗服务的需求选择（是否有医疗服务需求、医疗服务需求水平）的现状进行了文字与图表说明。归纳总结了老人医疗服务的三大需求支撑（经济来源、生活照顾、精神慰藉）以及老人医疗服务需求的影响因素。此章为分析医疗保障对医疗服务需求的影响效应提供前提和基础。

第四章为医疗服务需求研究指标、模型与样本特征。在本文理论意义和实践意义的表述中，已经界定了以问题为导向研究，因此对实践有启示性指导意义。为了实现理论意义层面的内容，本章以大型调研数据为依托，通过研究指标、研究假设、变量设置、模型构建、样本描述分析等内容进行展开，为接下来两章奠定实证分析的研究基础。

第五章为医疗保障对一般医疗服务需求的实证分析。基于实证调查数据，利用两部模型和 Logistic 回归模型，在"一点三面"的分析框架及框架中设定的医疗服务需求指标下，将医疗保障作为重点研究变量，分别分析医疗保障对老人家庭医疗负担与及时就医的影响效应，并分析四种不同的医疗保障制度产生的影响程度及差异，解决了本研究提出的两大核心问题。

第六章为医疗保障对过度医疗服务需求的实证检验。此章首先对过度医疗需求进行了概念界定及原因分析，提出了过度医疗需求的两步检验法（合理性、有效性），利用 Logistic 模型和 Probit 模型分别从整体上检验了医疗保障制度对老人医疗服务需求的合理性和有效性，然后又分别检验了职工医疗和合作医疗是否会导致城镇和农村老人的过度医疗需求及倾向，解决了本研究提出的第三个核心问题。

第七章为国外相关制度政策及其借鉴。通过对美国、英国、澳大利亚、新加坡、日本在医疗卫生服务体制改革、社区医疗卫生服务及老年医疗服务保障体系方面的探索与实践现状进行比较研究，总结出以服务质量为核心的医疗支付方式、社区医疗卫生服务至关重要。医疗保障与医疗服务机构有效衔接的经验，为我国医疗保障制度的完善、老人医疗服务需求水平及需求质量的提升提供借鉴。

第八章为结论与建议。这一章是本研究的总结、政策建议与思考。学术研究的实践意义主要通过此章来体现。当然并不是说本文研究的对策建议一定能够起到很大的社会效用或者收益，但是理论框架内容的阐述和运用调研数据的实证分析，可在较大程度上为"充满问题"的实践制度的完善提供较多的帮助。此章从制度效应、家庭功能与经济制约三方面归纳基本结论，然后在此基础上结合医疗保障与医疗服务中存在的问题引申出三个结论。最后从完善老年医疗服务保障制度设计、家庭—社区护理服务联动发展、过度医疗服务需求风险规避三方面提炼出具体的政策建议和几点思考。政策建议亦表明了未来学术研究过程中需要重点修正和关注的问题。

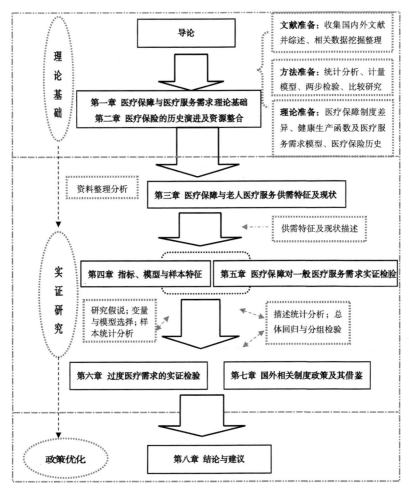

图0-4 研究内容框架

(三) 研究方法

本文力求充分掌握前人的相关研究成果，避免重复研究。本文研究强调假设前提的现实相关性和研究结论的可证伪性，重视理论模型的实践导向和经验检验，根据各章节论述的重点灵活运用各种分析方法。

1. 理论部分

（1）文献研究。广泛搜集相关的经典文献，梳理相关的理论和研究方法，可以帮助了解理论中的分析范式，明辨学者们的观点和理论，避免简单的重复研究；也可以凸显本文较坚实的文献研究基础。

基于医疗保障制度差异，分析不同的医疗保障制度对不同群体在保障水平等方面的差异；借鉴健康生产函数与医疗服务需求模型，分析老人医疗服务需求函数、影响变量及模型的选择；利用医疗服务需求理论，分析医疗保障与医疗服务需求在此理论中的应用，为政府提供更高水平、更丰富的医疗服务提供理论依据。

（2）比较分析法。将四种医疗保障制度对老人医疗服务需求产生的影响进行比较，分析目前我国老人医疗保障及医疗服务需求中可能存在的问题，为我国医疗保障制度的完善及整合提供实证依据。

2. 实证部分

本文在理论框架指引下得到相对体系化的定性结论。在此基础上，从实证研究方法出发，结合经济学的计量模型和社会学的质性资料进行分析。

（1）资料分析法。全面梳理国内外相关文献和已有二手数据，做出文献综述和二手数据的再分析，并在做好研究视角和理论基础准备的基础上，做出整体研究规划与方案。

（2）数理统计法。主要运用 spss17.0 及 stata 统计软件对调查数据进行统计分析。具体化为：描述统计分析、两部模型、Logistic 模型、Probit 模型。其中，描述性统计分析侧重于医疗保障与老人医疗服务供需特征及现状（包括地区差异、保障制度差异、年龄差异）的分析；模型分析侧重于医疗保障对医疗服务需求（家庭医疗负担、及时就医、过度医疗）的影响效应分析。

（3）两步检验法。遵循医疗保障带来医疗支出增加—医疗服务需求变化—健康水平变化的文献研究思路，提出有效性与合理性两步检验法。第一步是检验医疗保障是否带来医疗服务需求的增加，若仅使部分群体（低健康、低收入）的医疗服务需求增加，则是合理的；若使所有群体（含高健康、高收入）的医疗服务需求增加，则是不合理的。第二步检验医疗保障最终能否带来健康水平的提升，若使所有群体健康水平得以提升，则是有效的医疗需求；反之则是无效的或部分无效的医疗需求。

五、可能的创新与不足

（一）可能的创新点

1. 研究视角的创新

从老人医疗服务需求与医疗保障之间的关系着手，将医疗保障变量分别视为分类变量与整体变量，实证分析整体的与不同的医疗保障制度对老人医疗服务需求产生的影响效应及其差异。

2. 研究框架的创新

目前，关于医疗服务需求实施效果的综合评价指标体系较多，本文的研究目的不是建立一套具有综合性、系统性的评价指标，而是选择医疗保障这个关键指标，构建老人医疗服务需求效应"一点三面"的分析框架，从"家庭医疗负担（经济）、及时就医（思想）、过度医疗（行为）"，即从老人需求的"经济—思想—行为"三层面全面、动态地分析医疗保障制度对老人医疗服务需求的影响效应。

3. 研究方法的创新

构建两步检验法（合理性与有效性），从老人医疗服务需求的"量变"到"质变"，审视医疗保障是否引致老人的过度医疗需求。"量变"是指老人的医疗服务需求受医疗保障的影响而有所提升，此阶段仅仅只是需求量上发生了改变；"质变"是指老人的医疗服务需求在受医疗保障影响而发生量变后，最终的结果表现为健康状况的改善程度，此阶段是由需求量的改变上升到健康质量的改变。

（二）不足之处

1. 研究范围有待扩展

本文未建立医疗服务需求的综合指标体系，而是选取最能够反映老人医疗服务需求的关键指标，从新的分析框架审视医疗保障对老人医疗服务需求的影响效应及其动态变化。此外，主要基于老人的理性认识审视其医疗服务需求问题，缺乏针对政府和医疗机构的调查。指标的代表性和调查对象单一的问题，决定了本文的研究结论可能不够全面。

2. 比较研究不够深入

本文仅简单地从东、中、西部省份考虑地区的经济差异等特征，无法代表区域经济财政特征对医疗保障和医疗服务的影响。而且也没有将2014年数据与近几年（2008年、2011年）的调查数据进行对比研究，因此分析还不够深入，在后续研究中会继续完善。

3. 研究结论的时间有效性

本文研究的对象及数据来源于2014年CLHLS调查数据，是基于国内现成的调查数据。我国医疗保障的发展情况日新月异，为提升数据的有效性，部分实证中摘取了2011年CLHLS的医疗保障数据与2014年CLHLS的医疗服务需求数据作稳健性检验，以提升结论的信度与效度。

第一章 医疗保障与医疗服务 需求研究的理论基础

医疗保障与老人医疗服务需求的研究涉及多个方面，其理论基础包括医疗保障制度差异、健康生产函数与医疗服务需求模型。

第一节 医疗保险理论基础

一、马斯洛需求层次理论

1943 年，美国心理学家亚伯拉罕·马斯洛在其著作《人类激励理论》中提出了需求层次理论。该理论是行为科学理论之一，在行为学、心理学、经济学领域被广泛应用。需求层次理论认为，人们首先需要生存，人们的需求会直接影响其行为。根据需求的重要性和等级，可将人的需求划分为生理需求、安全需求、社会需求、尊重需求和自我实现需求。这五种需求的水平是按从低到高、逐渐增加的顺序排列的。当一定水平的需求得到满足时，它将发展到更高水平的需求。满足低水平需求是实现更高需求的基础。即当人们的生理和安全需求得到满足时，就会同时产生社交、尊重及自我满足的需求。

马斯洛需求层次理论的主要观点是表明个体需求是多样化的。该理论可以解释老年人医疗服务需求产生的目标是为满足其生理和安全的需求。为了防止因未来疾病引起的经济风险和养老金危机，老年人参加了政府组织的社会医疗保险，自愿选择是否参加商业医疗保险，同时能享受社区提供的日常医疗检查、医学知识宣传等医疗服务。其目的是通过利用政府提供的医疗资源，去预防各种老年慢性疾病的产生。当老年人身体呈现非健康状态时，他们期望得到更多的照料，由此催生了社区医疗服务。社区通过为老年人提供辅助医疗服务，使老年人就医比以前更加便利，提升其就医的及时性与满意度。老年人生病后更期望受到家庭的照顾，得到朋友的关心，社交需求开始上升。同时，经济状况好的老年人更有可能追求高质量的医疗服务。在保持自身健康的同时，老年人会主动参与社会老年活动，试图体现个人价值。因此，老年人与年轻群体对医疗服务的需求量最多，且积极利用这些医疗资源来改善健康。

二、医疗保险相关理论

1. 保险市场信息不对称

在保险市场相关研究中，信息不对称一直是研究的热点问题。市场上买卖双方都有各自的信息渠道，为了最大限度地提高交易的有效性，面向市场的另一方通常会隐藏部分信息。即使一方愿意完整地披露其所掌握的信息，市场的另一方通常选择不相信，但披露方通过市场行为传递出来的信息有可能被相信。[1]就一般市场而言，信息不对称问题由优势信息供给方掌控。如在平常生活中接触到的食品市场、家装市场等，买方很难准确地了解卖方是否呈现产品的实际价值。保险市场的信息不对称反映在保险的信息优势，即投保人的需求上。

保险领域最早研究信息不对称问题的学者是斯蒂格利茨（Stiglitz，1976），他基于保险市场双方供给模型的建立，认为信息不对称将导致

---

〔1〕 这就是"信号发送"和"信号甄别"理论所提到的，"信号"一定要具有不可模仿性。

保险市场萎缩，甚至会导致崩溃。主要原因如下：

第一，在保险市场上，被保险人对自己的信息有更多的了解。这些信息会影响事故产生的概率，但保险机构又难以充分获得每个人的隐私信息。因此在保险市场出现了逆向选择，即健康风险高的人更愿意购买保险，健康风险低的人不愿意购买保险，而保险机构又无法完全测量出购买人的健康风险程度。

第二，被保险人若成功购买保险，表明其面临较低的价格限制，其医疗热情将会大大增加，这将不可避免地导致医疗服务的过度消耗和医疗资源的浪费。过度医疗会直接增加医疗保险机构的成本，但基于信息不对称的原因，医疗保险机构又无法准确判断被保险人是否产生了过度医疗。因此，即使被保险人确实接受了过度医疗，医疗保险机构也无计可施。

2. 保险的价格影响

很多研究健康问题的经济学家指出，大部分医疗服务的消费弹性，其实与其他各类商品的消费相同，都呈现出敏感的价格弹性。当然，不同类型的医疗机构的价格弹性是不同的，有些对价格非常敏感，有些则相对不敏感。消费者加入医疗保险后，可报销医疗费用，同时面临较低的价格限制。因此，一方面经济基础差的患者在医疗保险的支持下可以消费相关的医疗产品；另一方面健康保险使医疗保健消费更便宜，使消费者更积极地消费医疗保健服务，并经常导致许多不必要的医疗保健消费，这也是健康保险中道德风险产生的主要原因。

第二节　医疗保障制度差异

研究医疗保障对医疗服务需求的影响的首要理论是医疗保障制度差异，这主要缘于两个原因：一是对于任何老人来说，医疗保障制度可以降低他们在疾病期间的医疗费用成本，是他们对抗疾病风险的重要保障，这也是国家为保障居民的医疗需求所需承担的责任；二是我国现行的医疗保障制度存在显著的差异，其差异究竟如何影响老人对医疗服务的需求，以及差异的合理程度有多高等，是我们研究医疗保障对老人医疗服务需求影响的前提，也是我国医疗保障制度进行转轨与整合的基础。本研究所提的医疗保障制度主要是指"公费医疗保险""城镇职工基本医疗保险""新型农村合作医疗保险""城镇居民医疗保险"四种形式。[1]

一、我国医疗保障制度的发展与现状

医疗保险制度是指一个国家或地区按照保险原则，为解决居民的疾病、工伤、生育等问题而筹集、分配和使用医疗保险基金的制度。这是当前世界各国为满足居民医疗需求而普遍应用的一种卫生管理模式，也是社会保障制度的有效组成部分，体现了社会的进步。

我国自 20 世纪 50 年代开始逐步探索并分别建立了城镇公费医疗制度和劳保医疗制度，70 年代又发展农村合作医疗制度，建立了最初的社会医疗保险体系。到 90 年代初期因公费医疗和劳保医疗费用迅速上涨导致国家和企业难以承担，同时农村合作医疗因经济体制改革的全面推行也面临解体，最初的医疗保险体系已难以为继，我国于 1998 年底又积极推进基本医疗保险制度改革。之后于 2003 年开展新型农村合作医疗制度试点，2007 年开展城镇居民基本医疗保险试点，2010 年全面启动针对国家公务人员的公费医疗改革，至今已形成了以城镇职工基本医疗保险、城镇居民基本医疗保险及新型农村合作医疗保险为主要内容的城乡医疗保障制度。而公费医疗保险将逐步取消，并入到城镇职工医疗保险制度中。经过近四十年的医疗保险制度改革，城镇非从业人员、农村居民被纳入了保障范围，尤其是备受关注的老年群体也被明确纳入了保障范围。至此"全民医保"制度已初步形成，所有

---

[1]　本研究所提的医疗保障制度中"公费医疗保险""城镇职工基本医疗保险""新型农村合作医疗保险""城镇居民医疗保险"在文中出现时可分别简称为"公费医疗""职工医疗""合作医疗""居民医疗"。

群体及个人均可通过参加相应的医疗保险获得基本的医疗保障与服务。

以上四种医疗保障制度各有所侧重，以共存的方式相互补充、相互衔接。在这近四十年的改革中，虽然取得了较明显的实施成效，解决了绝大部分居民的就医问题，但这种根据城乡区域、居民职业、群体特征建立的"板块式"医疗保障制度，在医疗资金来源、医疗费用报销（方式、比例）、医疗费用给付、医疗保障水平等方面都存在明显的差异，也直接体现出各种保障群体在医疗卫生服务利用率上的明显差异，间接反映出我国城乡医疗保障制度的非均衡性。

二、我国医疗保障制度的差异及其原因

（一）四种医疗保障制度的差异比较

1. 覆盖范围

公费医疗主要是为保障国家工作人员而实行的，其覆盖范围主要包括各级国家机关、党派、人民团体，以及各级文化、教育、科学、卫生、体育、经济建设等事业单位内由国家预算开支工资的、在编制的工作人员；还包括特殊的革命残废军人、国家正式核准设置的普通高等学校计划内招收的研究生；等等。其覆盖范围在我国总人口中所占比例最小，且正处于改革与逐步取消的阶段。城镇职工基本医疗保险的保障对象为城镇所有用人单位，包括企业（国有企业、集体企业、外商投资企业、私营企业等）、机关、事业单位、社会团体、民办非企业单位及其职工。其实施原则是要求社会各界与企业职工都能积极地参与并支持，很大程度上带有强制性参与的特点。城镇居民医疗保险的覆盖范围，包括不属于城镇职工基本医疗保险制度覆盖范围的中小学阶段的学生（包括职业高中、中专、技校学生）、少年儿童和其他非从业城镇居民。其实施过程中充分尊重居民的参保意愿，坚持自愿参保的原则，受到了广大居民，尤其是老年群体的欢迎。但其建立实施时间还很短，覆盖范围在我国总人口中所占比例还较小。新型农村

合作医疗保险面向出生 90 天以后的农村居民（户籍本地）及没有参加城镇职工基本医疗保险的城镇居民，由政府组织领导，农民采取自愿参加的方式，其覆盖范围在我国总人口中所占比例最大，有效解决了广大农村居民的医疗需求问题。

2. 筹资渠道

1984 年，卫生部、财政部联合下发《进一步加强公费医疗管理的通知》，指出公费医疗的资金来源将由原来的国家财政全部承担，逐步改成以国家财财政拨款为主，国家、单位和个人三方分担医疗费用。这项通知在具体实施过程中受到了很大的阻碍，仅有个别地方由个人负担一定比例（个人年平均工资的 5%）的医疗费用，单位仅负担超支部分，但这种实践做法无法全面推广，绝大部分地方仍采用原来的全额报销，或个人仅分担极其有限的医疗费，最终未能改变公费医疗由国家财政负担的局面。1998 年《国务院关于建立城镇职工基本医疗保险制度的决定》规定，城镇职工基本医疗保险费由用人单位和职工共同缴纳。即我国政府强制规定，凡属于城镇职工基本医疗保险覆盖范围内的用人单位，必须为职工购买部分基本医疗保险。2007 年颁发的《国务院关于开展城镇居民基本医疗保险试点的指导意见》规定，城镇居民基本医疗保险主要由家庭缴费，政府适当补助。每年按不低于人均 40 元给予一般参保居民补助，每年按不低于人均 60 元对低保对象、重度残疾人、60 岁以上的老人等困难居民给予补助。2004 年，国务院办公厅下发的《关于进一步做好新型农村合作医疗试点工作的指导意见》规定，新农合实行由农民个人缴费、集体扶持和政府资助相结合的筹资机制。农民每年每人缴费不低于 10 元；经济发达地区可在农民自愿的基础上，根据农民收入水平及实际需要相应提高缴费标准。即国家并未强制规定地方政府要给予农村医疗补助。[1]

3. 给付方式

公费医疗规定的定点医疗机构可选性较低，需要转诊的必须先取

---

〔1〕　人力资源和社会保障部：http：//www. mohrss. gov. cn。

得定点医疗机构的转诊单。一般都采取先行垫付医疗费，再将就诊单、住院费收据等材料交给单位，由单位统一上报的方式，报销费用发放时间较长。城镇职工医疗保险制度中，职工门急诊和住院报销给付都采用直接扣除的方式，门急诊时直接支付自费部分的医疗费，住院则根据医疗机构类型先缴付一定金额的起付线，余下部分直接扣除，且住院期间只需支付自费部分的医疗费，明显减轻了城镇职工的医疗负担。

城镇居民医疗保险中，对于普通门诊，参保居民凭医保卡到选定的街道社区卫生服务中心（站）就医，其普通门诊费用在定点医疗机构直接结算。而门诊大病（门诊慢性病）则需要凭医保卡到申请时所选定的定点医疗机构就医，其门诊慢性病的费用在医疗机构即时结报。参保居民因病需要住院治疗时，凭医保卡到本区居民医保定点医疗机构就医，其住院医疗费用在定点医院即时结报。在外地住院就医期间所发生的符合规定的医疗费用，根据不同的情况，由个人先自付10% – 30%，再由居民医疗统筹基金按比例支付。新型农村合作医疗参保者的门急诊也采用了直接扣除部分医疗费的方式，只是扣除时受很多条件限制，且扣除比例较低。但新农合参保者住院则要先支付起付线的医疗费，超过起付线的医疗费再根据情况给予不同比例的报销。报销的方式是由农村参保者先行垫付全部医疗费，再将各项材料上交给新农合管理机构审核后才能报销。这种报销方式不仅增加了新农合参保者的就医负担，而且给他们带来了诸多不便。

4. 保障水平

公费医疗保险中，患病人员住院费用实行双方负担的原则，对患病住院符合公费医疗有关报销管理制度规定范围的费用，由市公医办核报80%，个人承担20%；单位对个人承担的费用可按照一定比例报销，具体由各单位决定。城镇职工基本医疗保险基金实行社会统筹和个人账户相结合的方式，统筹基金和个人账户划定各自的支付范围，分别核算，并且确定统筹基金的起付标准和最高支付限额。起付标准原则上控制在当地职工年均工资10%左右，最高支付限额原则上控制在当地职工年均工资 4 倍左右。起付标准以下的医疗费用,从个人账户中支付或由个人自付。新型农村合作医疗基金主要用于大额或住院医疗费用。同时,制定保险基金起付标准、不同医疗机构不同费用的支付比例和最高支付限额。此外,高血压、糖尿病患者纳入慢性病管理,一级医疗机构以下门诊药费报销由 20% 提高到 40%。每人每年最高报销 10 000 元。在大病救助方面试行二次报销制度。

城镇居民基本医疗保险主要保障住院和门诊大病医疗,适当兼顾普通门诊医疗和急诊医疗。诸城市城镇居民医疗保险暂行办法规定,在一、二、三级医院住院发生的费用,起付线标准分别为 30 元、50 元、70 元,起付标准至最高支付限额支付比例为 60%、50%、50%。以上各种医疗保险的补偿水平具有很大差距,如城镇居民基本医疗保险报销总额比新农合报销总额要高出 3 至 5 倍。

5. 基金管理

公费医疗保险经费在国家预算中单列一款。经费预算由各级财政部门安排,经由卫生部门拨付给公费医疗管理机构统一管理使用。公费医疗管理机构对医疗单位、参保单位和个人的经费管理办法,由各地自行确定。城镇职工基本医疗保险基金和城镇居民基本医疗保险基金都纳入财政专户,实行"收支两条线"管理,专款专用,由劳动和社会保障部门统一管理。新型农村合作医疗保险基金则按照以收定支、量入为出、收支平衡和公开、公平、公正的原则进行管理,由卫生部门负责管理,专款专用,专户储存。

(二) 四种医疗保障制度产生差异的原因分析

我国现行的医疗保障制度体系,经过近四十年的改革与发展后逐渐完善。但医疗保障制度是根据不同职业、地区等群体特征建立的,因此也表现出明显的差异,主要的原因有以下三点:

1. 城乡管理体制造成医疗资源配置差异

20 世纪 50 年代,为推进我国的工业化建设,政府建立了以户籍制度为核心的社会管理体制,人为地将社会划分为城市和农村。虽然在改革开放时期，国家尽量在消除这种城乡管理体制带来的影响，但还未彻底根除城乡管理体制的差异，这充分体现在政府为城镇建立了相对完善的社会保障与福利制度，但在很长时期内都未曾将社会保障纳入农村规划范围内。面对农村居民日益增长的医疗服务需求，于2003年才开始试点低水平、广覆盖的新型农村合作医疗保险。

2. 城乡经济差距带来差异化的医疗保障水平

改革开放以后，我国城乡经济都获得了快速发展，城乡之间的交流与经济联系日益增长，但总体而言，农村经济发展水平还很低，城乡经济之间差距很大。经济发展水平是医疗保障制度建立的经济基础。城市中的公费医疗保险与城镇基本医疗保险制度，都是建立在政府、企业和个人较强的筹资能力的基础上，并能持续运转的。此外，我国优质的医疗卫生资源（医务人员、医疗产品、医疗设施）多半配置在城市，因此城市居民能享受到较高的医疗保障与医疗服务水平。而我国农村经济发展水平相对较低，农村居民收入水平有限，再加上农村居民人口远超出城市人口，国家财政无法承担，很难建立与城市水平相当的医疗保障制度，也无法提供与城市水平相当的医疗服务质量。

3. 统一政策、法规的缺失

我国的医疗保障制度改革虽然是按照中共中央、国务院的文件精神来实施的，但因中共中央、国务院只是给出大致的政策方向，具体的实施规定则是由地方政府根据情况来制定的。因此，各地方性法规出台的盲目性与摸索性非常明显，致使同省内不同地区的医疗保障也有很大的差异。此外，城镇居民医疗保险与新型农村合作医疗保险不具有强制性，农民工群体还被排斥在各医疗保险范围之外。而城镇职工医疗保险虽具有名义上的强制性，但在实际操作中因过分追求医疗保险基金的收支平衡，即医疗待遇与缴费金额密切联系，所以，对大部分参保群体而言，医疗服务需求能否得到有效满足，主要取决于其家庭与个人的经济水平，而非医疗保障。

三、我国医疗保障制度整合的主要观点

(一) 整合的两种观点

我国目前的公费医疗保险制度于 2010 年开始改革, 改革方向是将其逐步并入城镇职工医疗保险之中。其改革目标主要是解决两大问题: 一是就医不方便; 二是各区县间公费医疗人员待遇差距。公费医疗改革实施后, 相关人员也将纳入社保卡发放范畴, 和基本医保参保人员一样持卡就医、实时结算。[1]但对其他三种医疗保障制度如何整合, 观点尚未统一。

我国理论界目前关于整合三大医疗保障的路径选择, 一种观点是基于消除我国现行城乡二元化的社会保障制度结构这一基本点出发, 提出了通过逐步提高城乡居民的筹资水平, 缩小直至最终消除两种制度在保障待遇方面的差距, 从而先行将居民医疗保险制度在城乡之间进行合并, 然后逐渐扩展到全国范围, 最终可能构建成一个与日本现行医疗保障制度类似的全民医疗保障制度体系, 这种思路是可行的。

另一种观点是, 所谓 "三步走" 的路径选择, 简言之, 就是第一阶段, 健全现行各种医疗保障制度, 按照目前有关规定, "分层 (分类) 覆盖", 尽可能地扩展制度的覆盖范围, 实现 "应保尽保" 的目标。第二阶段就是逐步提高各制度的筹资水平、缩小制度之间在保障范围和保障待遇等方面的差距。与之同时, 应该探索各制度之间衔接的有效方式, 解决目前由于各个制度相互 "分割" 造成的种种问题。第三阶段, 开始进行各制度的整合, 最终在 2020 年或者 2050 年左右初步形成具备我国特色的全民医疗保障制度体系。

---

〔1〕 新华网:"北京: 公费医疗改革将全面施行 公务员年内全纳入医保", http://www.xinhuanet.com, 最后访问日期: 2015 年 9 月 8 日。

（二）观点述评

第一，需要强调的是，无论是统筹城乡医疗保障还是全民医疗保障制度建设，其最终的衡量标准都是全体社会成员的"无缝隙"完全覆盖，并且使医疗保障待遇之间的差距尽可能地缩小。这一功能的实现既可以通过"大一统""整齐划一"的全民基本医疗保障制度予以承担，也可以保持目前四种子制度的架构不变，让其各自发挥其本来的职能。

第二，现行各社会医疗保险制度要保持一定的"开放性"，即对于其他制度的参保者在进行参保资格转移时必须予以接纳，这尤其适用于居民医疗保险和新农合。待统筹层次和筹资水平逐步上升之后，这两种制度在医疗保障待遇方面的差距会进一步缩小乃至消除。

第三，当城乡居民两种医疗保险制度在资金来源与保障水平上基本相当时，是采取合并还是继续保留，要视以后的具体情况而定。只要能使城乡居民的医疗保障水平和获得的医疗服务质量差距减小，医疗保障制度的结构如何并不重要，为节省管理成本可以合并，但为提升个人满意度也可保留，增加参保者的选择范围。

第三节　健康生产函数

医疗卫生服务资源同其他资源一样具有稀缺性，即人们同时面临医疗卫生服务资源需求的无限性与医疗卫生服务资源可利用的有限性。将健康生产函数纳入本题研究第二重要理论主要基于以下原因：在医疗卫生服务领域，社会面临着医疗服务的最佳产出过程、最佳产出时间及公平分配的基本选择，而个体（尤其是老人群体）在有限时间和经济收入的约束下也同样面临着在对医疗产品或医疗服务的投资和其他商品的投资之间作最佳选择。这些选择无法通过普通的消费者需求函数解决。因此，健康生产函数可为医疗（健康）消费选择提供理论支撑。

一、健康生产函数的内容与形式

从经济学角度来看，我们可以通过"医疗服务"来生产健康，从而满足健康（医疗服务）需求。因此，将对"医疗服务"的需求转化为对"健康"的生产过程是一个标准的生产函数。健康状况和生产投入要素之间的关系可以通过健康生产函数来表示。健康生产函数主要体现为各种健康要素投入和产出之间的关系。其中，健康要素可通过各种不同的投入组合来表示。

1993 年诺贝尔经济学奖得主 Gary Becker 将厂商生产函数的观念应用到家庭的消费活动中，在 1965 年提出家庭生产函数（household production function）：消费者从市场上购买各种产品，并结合自己的时间，生产可以获得效用的消费品。1972 年，Grossman 在 Becker 提出的家庭生产函数的理论基础上，将 Becker 的观念应用到健康部门，提出健康生产函数的概念：消费者在市场上购买各种医疗保健服务，并结合自己的时间生产健康。Grossman 在 Becker 的家庭生产函数框架下提出假设：健康是一个耐耗品，通过禀赋获取初始存量，随年龄折旧，净投资等于总投资减去折旧。他认为消费者可以通过生产健康的方式来补充健康资本的消耗，健康资本的生产函数的投入要素包括：时间、医疗保健、教育、合理饮食、锻炼、娱乐方式、居住条件、环境质量等。基于此给出健康生产函数的一般形式：

健康 = H（医疗保健服务、个人行为、社会经济状况、医疗保障制度环境……）

在这里健康是指具体时点的健康水平；医疗保健服务是指投入的医疗保健服务数量或需求；个人行为是代表个人在生活中的生活方式，如抽烟、喝酒和锻炼；社会经济状况是代表社会的经济发展程度，如健康与贫困的相互关系；医疗保障制度环境是医疗保障的政策及其实施。

之后，Grossman 又阐述了消费者可通过生产健康来补充健康资本的消耗，而消费者生产健康的主要生产要素是医疗保健服务。[1]在经济学中，我们把这种过程定义为一个生产函数，也就是把投入（医疗保健服务）转变成产出（健康）的关系式。

二、健康生产函数的应用与特点

生产函数与其他经济现象的假设一样，生产投入要素越多，产出就会越多，但产出量的边际增加效应会出现递减。因此可以推断，在生产健康的过程中，医疗保健服务投入量越大，生产的健康产出量也会越多，但随着医疗保健服务的投入量到一定程度时，其健康产出量的增加会呈现递减趋势。即医疗服务的投入与健康产出之间有两种相反的关系。当二者之间呈正相关时，医疗服务的投入直接促进个人健康水平的提升；但当二者之间呈负相关时，医疗服务的投入会对个人健康水平起到副作用，如过度治疗、诱导需求、医疗资源被浪费等现象。若消费者将健康看成是一种消费品，其一般不具备正确选择医疗资源利用的能力，原因主要有两点：一是个人由于医疗知识的有限性及医疗服务市场的信息不完全性，无法有效判断其疾病的严重程度以及疾病类型；二是由于医疗服务市场中的信息不对称性，个人无法有效选择最适合自身的医疗资源类型以及医疗资源的数量。

医疗服务投入生产的直接成果是提升了消费者的健康水平，延长了消费者的寿命，使其对生命满意度提高，最终又促进了消费者自身人力资本价值的提升。对此可以从以下三个方面理解：第一，人们健康水平的提升，意味着生病时间的减少，健康时间即生命的延长，进而延长了人们的劳动时间，增加了社会总体的劳动力数量。第二，健康水平的提升也能使人们的劳动生产效率随之提升，从侧面反映出劳动者生产质量的提升。第三，健康的体能和劳动效率的提升，增加了人们的劳动收入，这会进一步促使劳动者加大在培训、教育等方面的

---

[1] Grossman, M., "On the Concept of Health Capital and the Demand for Health", *The Journal of Political Economy*, 80 (2): 223 – 255, 1972.

人力资本投资，从而在未来获取更高的收益。从健康生产函数的公式也可知，除医疗保健服务是影响健康的重要投入要素之外，还有个人行为、经济水平、医疗保障制度等要素也是影响健康水平的投入要素。

家庭健康生产函数是根据个人、社会、文化和政策等方面对健康所产生的影响，以及个人对健康追求所产生的医疗服务需求来建立的经济学模型。其有以下几个特点：第一，健康生产函数的投入要素组合是根据健康价值与其他要素进行组合后产生的效用的一种排序；第二，将个人对医疗服务的需求转变为一种健康的生产函数；第三，影响个人医疗服务需求的社会、经济因素包括个人工资收入、医疗服务成本、时间成本、信息使用成本；第四，人们对医疗服务需求（健康）的选择是基于效应最大化原则，其最高的效用水平要受到家庭预算线、家庭可利用时间、家庭收入水平及医疗服务价格等因素的制约。

第四节　医疗服务需求模型

医疗保障与医疗服务需求问题是卫生经济学理论研究的重点内容之一，本节将以卫生经济学理论中的医疗服务需求模型为基础，对本文研究的医疗保障对医疗服务需求的影响效应问题进行理论验证和分析，此点亦是本文研究的第三大基础性理论，为后续的研究提供坚实的理论基础。选择医疗服务需求模型为理论基础之一主要基于三个原因：一是医疗服务需求的完善是社会发展和进步的常态话题，由于公共资源分配的不均及社会群体差异性而引出的伦理道德层面的约束性高于制度约束性，满足老人医疗服务需求也一直是医疗卫生制度完善的目标之一。二是医疗服务市场存在着一定程度的市场和政府失灵。如果纯粹由政府或者市场提供，都会造成医疗需求质量的降低。因此政府组织建立的医疗保障制度，对老人医疗服务需求的内容、特点等有着较强的指引作用。三是现实社会中，消费者的健康（医疗服务）需求、社会医疗保障需求、家庭保障需求无法直接从市场上购买，且普通的需求模型对于价格与收入以外因素的改变（如医疗保障制度、医疗资源配置等环境）无法进行分析。因此，医疗服务需求模型可为医疗资源合理配置提供理论支撑。

一、Becker 模型的内容与框架

尽管消费行为理论对消费行为产生的原因与消费方式进行了阐释，也在其理论基础上延伸出了大量的相关预测，但在现实运用中还是无法避免很多问题。比如其中较严重的问题是模型假设消费者通过在市场上可直接购买到的商品来获得满足程度，但是在现实生活中，消费者从事各种活动所获得的效用或其满足程度，如快乐、幸福、健康与尊重等是无法从市场上直接购买到的。另外，普通的需求函数只能解释价格与收入因素的变动对消费者选择行为产生的影响，但对于价格与收入以外因素的改变，如医疗保障制度、医疗资源配置等社会经济环境的变化等，普通的需求函数只能将其归于消费者偏好的改变，而无法进行细致分析。

1965 年，Becker 所提出的家庭生产函数，则可用来解决上述理论模型的局限性。Becker 模型的特点在于对消费品与从市场购买的物品两个概念加以明确区分。在家庭生产函数的架构下，消费者需求医疗卫生产品的原因在于提升健康水平。而医疗卫生产品正好是其在生产健康过程中需要的投入要素，所以医疗卫生产品的需求是从健康需求中延伸而来的。

根据 Becker 理论，消费者利用空闲时间在市场上购买其所需要的各种产品和生活服务，进行加工制作后形成消费品，同时又在时间与经济因素的双重制约下追求个人效用水平的最大化。[1]在这一架构下，消费者的效用函数、家庭生产函数、收入效用预算限制式与时间限制式，可以分别表示如下：

---

〔1〕 Becker, G. S., *Human Capital*, National Bureau of Economic Research, 1964.

$$U = U(H, L) \tag{2.1}$$

$$H = F_1(M, T_h; E) \tag{2.2}$$

$$L = F_2(X, T_L; E) \tag{2.3}$$

$$P_m M + P_x X = Y = N + WT_w \tag{2.4}$$

$$T = T_w + T_h + T_L \tag{2.5}$$

式中，U = 效用水准；H = 健康；L = 其他能使消费者获得效用的消费品；M = 医疗服务量；X = 其他物品量；T_h = 消费者用于生产健康的时间；T_L = 消费者用于生产其他消费品的时间；E = 影响消费者在非市场部门生产效率的环境变量；Tw = 工作时间；Y = 可用总货币收入；Pm = 每单位医疗服务的货币价格；Px = 每单位 X 物品的货币价格；W = 每小时的工资率；N = 非薪资收入；T = 可用总时间。

式（2.1）代表消费者获取效用的两种消费品：健康与其他消费品。式（2.2）则表示，健康是通过消费者在市场上购买的医疗服务与前往就医的时间所共同产生而得。而消费者生产健康的技术效率受到环境变量（如医疗水平）的影响。式（2.3）所代表的意义则与式（2.2）类似，不同点在于式（2.3）指其他消费品。式（2.4）表示消费者可支付的货币收入应等于消费者用于购买其他物品的支出与就医所付的医疗费用的总和。而消费者可支付的货币收入则等于其非工资收入加上工资收入。式（2.5）则代表时间限制条件，表示其可支用的总时间等于消费者的工作时间与生产健康的时间、生产其它消费品的时间的总和，表现了消费者有限的时间资源。

为简化分析，可进一步假设家庭生产函数都为固定系数的生产技术形式，即

$$H = \min(M/b_m, T_h/t_h) \tag{2.6}$$

$$L = \min(X/bx, T_L/t_L) \tag{2.7}$$

式中，b_m，b_x，t_h，t_L 代表家庭生产过程中投入要素的技术参数，其中 b_m 表示生产每单位健康所需的医疗服务要素，t_h 表示生产每单位健康所需时间。至于 b_x 和 t_L 所代表的意义则与上述类似，b_x 为生产每单位 L 所需的其他物品要素，t_L 为生产每单位 L 所需时间。基

于我们假设消费者生产健康的市场要素只有医疗服务，故 t_h 可视为消费者购买医疗服务所需花费的交通时间。式（2.6）说明消费者在生产健康的过程中，所使用的时间与医疗服务要素是一个固定的比率（b_m / t_h）。根据式（2.6）的函数关系，在求生产成本最小的条件下，最适合生产路径在 $M/b_m = T_h/t_h = H$。通过对以上关系式简化并加以整理后，可得如下关系式：

$$(P_m b_m + W_{th})H + (P_x b_x + W_{tL})L = N + WT \qquad (2.8)$$

式（2.8）右边表示总收入，即消费者投资所有时间于工作中可能获得的最大货币收入。而式（2.8）左边的第一项为消费每单位健康（H）的总价格，其中 $P_m b_m$ 为医疗服务的市场价格，而 W_{th} 为购买医疗服务所耗的时间成本。同理，式（2.8）左边第二项（$P_x b_x + W_{tL}$）则表示消费每单位（L）的总价格，其代表意义与上述也相似。因此式（2.8）为可称为 Becker 的总收入预算限制模型。

通过上述简化假设，式（2.1）至式（2.5）所构成的 Becker 模型可简化为由式（2.1）与式（2.8）共同代表。因此，消费者即是在式（2.8）的预算限制下，选择最佳的 H 与 L，以求式（2.1）效用之最大。上述模型的均衡条件如下：

$$\frac{U_h}{U_L} = \frac{\pi_h}{\pi_L} \qquad (2.9)$$

式（2.9）代表消费者对 H 与 L 的最佳消费量，要满足两种消费品的边际效用比率等于这两种消费品的相对价格比率。相对价格是指总价格，即除了市场上的货币价格以外消费该产品所花费的时间成本。这种价格无法从市场直接观察，即所谓的影子价格（Shadow Price）。因此，可将 π_h 称为健康的影子价格。由式（2.9）的均衡条件可根据实际应用的需求进一步推导出消费者的健康需求函数与其他消费品需求函数。

二、Grossman 模型的内容与框架

Grossman（1972）进一步将 Becker 的均衡分析框架应用到健康和

医疗服务研究领域，将健康视为内生变量，代表能提升消费者效用或满足程度的耐耗资本品，并赋予时间在健康生产中的重要性，构建了研究医疗服务和健康的需求模型，不断完善努力推进其在健康研究领域的应用。[1]此模型中健康的涵义包括消费者的需求和生产两方面，即在固定时间段内的长寿与无病时间。Grossman 模型的核心是将健康视为一种能生产健康时间的耐用的资本存量。

　　Grossman（1972）构建健康与医疗服务、个人特征（年龄、性别、种族、婚姻）、经济状况、教育程度、环境污染以及个人行为（吸烟、饮食与运动）的函数来进行研究。据其分析后指出个人对健康产生需求的动力在于两点：一是健康成为可消费的产品，可以带给个人身体与精神上的满足，即消费给个人带来的效用。反之不消费会生病，会带来负效用。二是投资的利益，即健康也可视为一种投资品，它直接影响到消费者从事各种市场与非市场活动的可用时间。

　　此外，Grossman 还指出健康与医疗服务的异同，医疗服务是作为生产健康的投入，直接产生的是健康。消费者购买医疗服务的目的是直接需要健康，而不是需要医疗服务本身。医疗服务只是健康的一种派生需求。医疗服务既是一种投资品又是一种消费品。人们投资于医疗服务是为了延长可以工作的时间从而获得收入。而人们消费医疗服务是可以让生活感到更舒适。

　　Grossman 假设人可自由选择生命期限，将健康视作内生变量，通过家庭生产函数来进行对健康资本的投资。假设消费者在一生中不同时期的效用函数为：

$$U = U(\varphi_0 H_0, \ldots, \varphi_t H_t, L_0, \ldots, L_t), t = 0, 1, \ldots, n \qquad (2.10)$$

　　其中，H_t 为第 t 个时期累计的健康资本存量，φ_t 为每单位健康资本所产生的收益，$\varphi_t H_t$ 则表示第 t 个时期所消费的健康，L_t 是第 t 个时期消费的除健康以外的所有其他商品。初始健康资本存量 H_0 是外生，其他时期的 H_t 则是内生的。健康资本的增量为：

---

　　[1]　Grossman, M. , *The Demand for Health: A Theoretical and Empirical Investigation*, New York: Columbia University Press, 1972.

$$H_t + 1 - H_t = I_t - \delta_t H_t \tag{2.11}$$

其中，I_t 是第 t 期对健康资本的投资，δ_t 是 t 期的折旧率，是外生的，但随年龄的变化而不同。I_t 和 L_t 由以下家庭函数决定：

$$I_t = I_t(M_t, TH_t; E_t) \tag{2.12}$$

$$L_t = L_t(X_t, T_t; E_t) \tag{2.13}$$

M_t 是医疗服务，X_t 是其他商品投入，TH_t 和 T_t 分别是用于生产健康和其他商品的时间投入，属内生变量。E_t 是除健康以外的人力资本组成部分，是外生变量。消费者面临的预算约束是：

$$\sum_{t=0}^{n} \frac{P_t M_t + Q_t X_t}{(1+r)^t} = \sum_{t=0}^{n} \frac{W_t TW_t}{(1+r)^t} + C_0 \tag{2.14}$$

P_t 和 Q_t 是价格，W_t 是工资率，TW_t 是工作时间，r 是利率，C_0 是初始财富。消费者面临预算与时间的约束，在每个时期的总时间为 O，TL_t 是因生病而无法工作的时间。

$$WT_t + TH_t + T_t + TL_t = \Phi \tag{2.15}$$

方程（2.10）到（2.15）构成了消费者对健康的 Grossman 需求模型。经济学家在此模型的基础上对健康需求做了大量研究，使其成为研究健康与医疗服务需求的标准模型。

之后 Grossman 又提出了纯粹的投资和纯粹的消费两种模型对健康需求进行实证分析，由于投资模型的假设更弱而能获得更精确的预测，因此 Grossman 更强调纯粹的投资模型。其均衡条件为：

$$\frac{S_t W_t}{\pi_{t-1}} + \frac{S_t \left[\left(\dfrac{U_{ht}}{m} \right) (1+r)^t \right]}{\pi_{t-1}} = r + \beta_t \tag{2.16}$$

公式（2.16）的等号左边为边际收益，等号右边为边际成本。边际收益中第一项为货币收益，第二项为健康效用。其中，S_t 是健康的边际产出，$S_t = \partial TL_t / \partial H_t$，代表因健康增加而降低的生病时间；$U_{ht}$ 是健康的边际效用，$U_{ht} = \partial U / \partial H_t$，代表增加一单位的健康资本引起的效用增加；$m$ 是货币收入带来的边际效用；π_{t-1} 是健康的影子价格，影子价格受包括医疗服务价格在内的多种变量制约；r 和 β_t 分别为利率和折旧率。均衡方程提供了一系列可供检验的理论预测。

Grossman 基本模型中包含四个因素，即工资率、医疗服务的价格、人力资本存量和折旧率，并假定这四个变量都属外生变量。其中，工资率测量了时间的机会成本，工资率的提高将使时间增值，进而也提高了生产劳动时间内获得的收益，但同时其也会增加健康成本；医疗保健是健康增值的重要投入要素，医疗服务成本上升将引起健康成本上升，必然会减少对医疗保健的需求；人力资本存量通常以教育质量表示，教育质量上升不仅可以促进健康投资的收益，同时也可以提升生产健康的效率；假定初始健康存量由个人遗传代替，折旧率用年龄代替，在生命周期的发展过程中，健康存量将随年龄的折旧而减少，随着健康投资的增加而增加。

继 Grossman（1972）的研究后，经济学家对健康需求进行了大量的实证研究和对其理论框架的实证检验，并进一步地扩展、丰富了健康与医疗服务需求模型的内容，使其成为研究健康与医疗需求的标准模型。如 Wagstaff 和 Erbsland 等都运用截面数据分别估计了丹麦和德国的健康需求函数。[1][2]；Van Doorslaer 运用面板数据估计了荷兰的健康需求函数，Leigh 和 Dhir 也运用面板数据研究了美国健康和教育的关系。[3]赵忠、侯振刚采用 Grossman 模型，结合 2000 年中国健康和营养调查数据，实证分析我国城镇居民的健康需求。[4]

三、医疗服务需求理论的应用

医疗服务需求是卫生经济学的一项重要研究内容。首先，其关注

---

〔1〕 Wagstaff A. , "The Demand for Health: An Empirical Reformulation of the Grossman Model ", *Health Economics*, Vo.12, 1986, pp. 189 – 198.

〔2〕 Erbsland, M. ; R ied, W. and Ulrich, V. , "Health, Health Care, and the Environment, Econometric Evidence from German Micro Data", *Health Economics*, Vo.14, 1995, pp. 169 – 182.

〔3〕 Van Doorslaer, E. K. A. , "Health, Knowledge and the Demand for Medical Care", *Unpublished Manuscript*, 1987.

〔4〕 赵忠、侯振刚：*"我国城镇居民的健康需求与 Grossman 模型——来自截面数据的证据"*，载《经济研究》2005 年第 10 期。

的问题就是如何应对城乡不同人群的医疗卫生需求，在有关资源供给上（包括医疗设备、技术水平、人力资源）应对这种要求，直接导致了对区域卫生规划等方面的研究。

其次，对医疗保健服务提供方面的研究表明，医疗保健市场具有其自身的特殊性，这不仅表现在医疗保健服务的高度专业技术性、市场进入的壁垒和高门槛、医疗服务组织的垄断性等，更重要的是，作为医疗服务提供者，他可以进行"需求的创造"或称为"诱导需求"，也就是说只要医疗服务人员和医疗服务设施（例如：床位、专业设备等）的数量不断上升，相关的医疗服务的价格和数量也是不断上升的。[1]关于这一现象的理论解释，一般认为，一是与医患关系中双方对于医疗服务的信息不对称有关，如患者对治疗服务价格、最有效的治疗方案、治疗效果等信息都无法完全获取，只能接受医生的治疗方式。且基于医疗科技的复杂程度，医生也很难在技术和道德层面与患者的利益保持一致，患者也没法确定医生给出的治疗方案是对自己最有效的治疗方式。因此，患者在此过程中经常处于很被动的状态。二是与医疗服务提供过程中医生的"特殊性"地位有关。这种"创造性的需求"直接导致医疗服务利用率上升，医疗费用持续上涨，而政府的应对策略是对医疗服务基础设施建设计划进行管制（如美国的医院投资审核制度，大型医疗设备购置计划的管制等）和对医疗人力资源进行控制（包括对医学院校的投资，入学人数的数量，从业资格考试，等等）。

再次，医疗服务机构是一种复杂的组织，其追求的目标并不完全一致，有的是追求利润最大化，更多的则是追求数量和质量方面的效用最大化。此外，医疗提供很多种类型的医疗服务项目，容易通过某个项目的亏损与其他项目的盈利进行平衡后获得最后的盈利结果，亦即卫生经济学中常说的"交叉补贴"概念。

最后，进行医疗服务需求项目的经济学评估也是卫生经济学的常

---

[1] [美] 保罗·J. 费尔德斯坦著，费朝晖等译：《卫生保健经济学》，经济科学出版社 1998 年版，第 63 页。

用研究方法。这包括对各种需求项目成本的分类、测量，对需求项目实施的结果进行成本—效益、成本—效果、成本—效用等多方面的分析等过程。实际生活中较为常见的就是基本药物品种评定，这也是卫生经济学评估在医疗需求药物领域的经典应用。

本章小结

　　本章从医疗保险理论基础、医疗保障制度差异、健康生产函数和医疗服务需求模型三方面进行了梳理，为医疗保障与老人医疗服务需求研究寻求理论支撑。

　　首先，介绍了我国医疗保障制度的发展与现状，对现行四种医疗保障制度的差异进行了比较与原因分析，提出了医疗保障制度整合的主要观点。其次，从健康生产函数着手，分析了消费者在追求效用的过程中及受多种因素制约的前提下对健康生产函数的构建。最后，从医疗服务需求模型的内容和理论应用进行阐述，此模型有助于准确计算医疗需求给健康及人力资本带来的效用。

第二章　我国基本医疗保险制度的
历史演进及资源整合

第一节　基本医疗保险制度"碎片化"

　　基本医疗保险制度是我国社会保障体系的重要组成部分之一，近年来面临的主要问题是医疗费用大幅上涨。而普通居民工资收入的增长速度远远追不上医疗费用的增长速度，因此，"看病贵、看病难"问题日益突出，这一问题已严重制约了普通居民的就诊行为与健康状况，部分地区因病致贫的概率也越来越高。尽管社会基本医疗保险制度为了解决这一难题，一直处于变革与完善之中，但依然产生了许多棘手问题，如个人医疗账户资金难以转移、重复参保、过度医疗、医疗待遇水平不公平、管理机构水平低下、医疗基金抗风险能力低等。这些问题产生的主要原因在于社会基本医疗保险制度的"碎片化"特征。[1]

---

〔1〕　张新华："破局社保制度碎片化"，载《新经济导刊》2009 年第 2 期。

一、医疗制度的"碎片化"

(一)"碎片化"的表现形式

1. 基本医疗保险险种"碎片化"

2016 年 10 月,人力资源和社会保障部提出加快推动城乡基本医保整合,努力实现年底前所有省(区、市)出台整合方案,在 2017 年开始建立统一的城乡居民医保制度。基本医疗保险是一直保持"两险合一",还是最终走向"三险合一",还要看后续医疗保险制度的改革与发展。但我国城乡基本医疗保险制度的"碎片化"问题在目前"两险合一"的基础上已得到一定程度的缓解。

目前"三险并存"的局面中,各类人群基本上都被纳入了基本医疗保险制度的范畴内,只是根据参保者的个人情况,被划入不同的险种之中。虽然城镇居民医疗保险与新型农村合作医疗保险在制度上已经统一,但实际两个险种之间的基本情况、基金使用等情况并不透明,参保居民只能被动地选择其中一种。近年来城乡居民医疗之间可以相互转移,制度的外在统一性与内在衔接性也在逐步提升。但是,居民基本医疗保险与城镇职工基本医疗保险之间暂时因为参保人职业因素的制约,还无法实现自由过渡,个人账户也无法衔接。

2. 基本医疗保险的地区"碎片化"

基本医疗保险除了制度"碎片化",还存在统筹层次低,即地区"碎片化"的问题,不同地区的医疗保险在统筹层次以外无法有效地实现转移,接续问题复杂。[1]目前我国的基本医疗保险大部分还是停留在市级统筹层面,不同区域的统筹单位规定的内容与流程存在较大差异。但随着全球化经济的发展,各地的人口流动相当频繁,因流动、迁徙等原因而无法及时转移医疗保险的问题,使部分参保者对基本医

---

[1] 顾昕:"再说医保制度碎片化",载《中国社会保障》2007 年第 6 期。

疗保险制度持保留态度。

我国的基本医疗保险关系，目前是由社会统筹账户和个人账户组成，当产生医疗关系转移的情况时，个人医疗账户可以直接携带转移，但社会统筹账户依然要保留在原统筹地区。因此，基本医疗保险关系转移的便利性很低，转移的过程与程序也很复杂。

(二) 制度"碎片化"的危害

基本医疗制度的"碎片化"给参保者、参保单位、制度运行等都带来了一些不好的影响，主要体现在以下几个方面：一是制度"碎片化"扩大了不同群体之间的鸿沟，损害了社会公平。因大部分地区依然停留在市级统筹层面，不同区域之间参保者的医疗缴费比例与统筹待遇明显不一致。如同是经济发达地区的上海市医疗保险个人缴费比例为 2%，单位缴费比例为 12%；而成都市个人缴费比例为 2%，单位缴费比例仅为 6.5%。二是制度"碎片化"阻碍了人口的自由流动。大部分年轻人的工作地点、工作方式不太稳定，再加之医疗制度转移接续的制约，这部分群体对于是否参加医疗保险持无所谓态度。在劳动力需求较大的地区，流动人口主要以农民工为主，也是受医疗制度转移接续的制约，频繁产生农民工参保、退保的现象。以上事件的产生，表明目前基本的医疗保险制度未能对所有群体切实起到保障利益的作用，而是成为"食之无味、弃之可惜"的鸡肋。[1]三是制度"碎片化"降低了医疗基金抵抗风险的能力。目前各地区统筹的大部分基本医疗保险基金处于割裂状态，难以集中统一。因此，各地区的医疗基金投资分散，只能购买稳定但收益低的金融产品，降低了医疗基金的抗风险能力。如果各地的医疗基金能够集中统一，再进行科学、有效的基金投资，可以获得更高的投资收益，增强抵御风险的能力。四是制度"碎片化"削弱了医疗保险分担风险的目标。基本医疗保险设

---

〔1〕 郑秉文、齐传君："社保制度走到十字路口：'大一统'还是'碎片化'"，ht-tp：//blog. eastmoney. com/blackhorseprince/blog_ 110045422. html，最后访问日期：2018年11月12日。

置的重要目的就是将个人可能面临的较大的疾病风险分摊至每一位参保者身上。但因参保人群的家庭经济条件不同、参保人所在地区的经济发展程度也有差距，部分参保者即使在报销了大部分医疗费用后，依然无法承担自付费用部分，未能解决他们的就医问题。还有部分参保者，因考虑到医疗费用的分担、报销特点，倾向于囤积一堆药品以备不时之需，浪费了大量的医疗资源。

二、医疗网络系统 "碎片化"

（一）基本医疗保险信息系统与医院信息系统相脱离

随着医疗保险改革的深入，基本医疗保险逐步走向一体化，在一体化过程中面临的巨大挑战就是信息系统化建设，即如何将基本医疗保险系统的信息与医院的信息系统相连接，使之形成一个有机衔接的整体。目前这两大信息系统对接的主要方式有两种：一种方式是基本医疗保险系统与医疗信息系统实时对接收费系统，它能够及时反馈参保患者的医疗费用使用明细，但受城市通讯网络的服务质量、价格等因素的制约，当网络系统产生故障时，参保患者的费用使用明细就成为漏洞。另一种方式是依据纸质的书面凭证采用纯手工的方式汇总参保者的医疗使用信息，但在实施中需要做大量的工作，也容易产生数据失误，不便于核查。对于两大信息系统的对接，要求确保数据的安全性与唯一性，即参保者的个人医疗信息在两大信息系统中必须实时保持一致，这些数据直接关系到参保者个人的切身利益。[1]

目前，我国医疗信息系统的建设还处于初级发展阶段，产品信息参差不齐，售后服务质量低效，但又在医疗政策的导向下，不得不建设基本的医疗保险信息系统，致使市场产生供不应求的局面。此外，在医疗信息系统的建设中，住院病人医嘱处理的功能开发难度较大，

---

〔1〕 李东武："浅谈医院信息系统与医保信息系统的接口建设"，载《医学信息》2008 年第 3 期。

因为涉及众多人员，复杂度很高。

（二）三大基本险种之间的网络架设缺乏

网络是实现基本医疗保险"三险合一"的重要保障。基本医疗保险中不同险种之间的转移接续、异地报销、医疗账户等都与网络关系密切。目前，我国已试点铺设同省份不同区域之间的医疗网络，及时对接各险种的统筹层次、药品目录以及费用报销等具体问题。但随着城乡一体化、城乡社区合作的推进，我国基本的医疗保险关系最终被"三险合一"局面代替已经成为必然的发展趋势。因此，"碎片化"的网络架设也需要面向全国推行。

基本医疗保险的"碎片化"特点已经成为制约我国经济发展、民生建设的重要因素，在全国范围内造成了"看病贵""就诊难"的不良影响。从经济较发达国家的医疗实践来看，如美国在建立社会保险制度之初，就形成了全国统一的社会保险制度，其基本的医疗保险关系一直是处于一体化状态，并未产生"碎片化"的类似困境。再如英国的社会保障制度，在建立初期也面临"碎片化"问题，但自二战起，英国政府一直致力于建造一个管理方式、管理机构、参保资格、参保待遇都统一的社会保障制度，其"碎片化"问题改革取得了成功。法国曾经也面临社会保障制度"碎片化"问题，因社会保障具有刚性特征，在改革中触动法国国内部分阶层的利益而多次引发了其国内大范围的游行抗议活动，最终还是以失败告终。通过以上国家医疗改革实践的经验与教训可知，基本医疗保险制度的"碎片化"困境必须及早解决，改革推行得越早、越彻底，越容易取得成功。因此，我国基本医疗保险制度的"三险合一"是未来必然的发展趋势。

第二节　城镇职工基本医疗保险的历史演进

一、我国城镇职工医疗保险制度的产生

我国传统的城镇职工医疗保险制度是由公费医疗和劳保医疗两部分组成。公费医疗是国家为保障正式的国家工作人员而建立的,主要面向机关、事业单位工作人员实行,其医疗费用由国家财政按照规定的年人均定额直接拨付,由医疗卫生部门面向规定人群提供免费医疗服务的一项社会保险制度。劳保医疗主要面向全民所有制单位、集体企业等实行,其经费主要来源于本企业的纯收入,且国家规定该医疗经费专款专用,由企业直接负责管理。凡享受劳保医疗待遇的职工,不仅本人患病实行免费医疗,其供养的直系亲属也可享受半费医疗,是企业职工享受的一项职工福利。这项制度不仅使企业职工,还使收入较低的职工提升了应对疾病风险的能力,消除了医疗的经济顾虑,有效地保障了这部分群体的身体健康。这两项社会保险制度与我国当时高度集中的计划经济体制相适应,主要面向城镇的工薪劳动者,并惠及部分城镇居民。

1949年,《中国人民政治协商会议共同纲领》中规定,要逐步实行劳动保险制度,标志着劳动保险制度正式进入草创准备阶段。自此,围绕着如何修订劳动保险条例、如何完善实施细则、如何规范公费医疗和劳保医疗的覆盖范围、报销范围、经费开支规定、参保者享受待遇等各种具体问题纳入议事日程。这一阶段,基本为传统的医疗保险制度提供了立法依据,能够使其规范操作。1951年,政务院发布《中华人民共和国劳动保险条例》,1952年又发布《关于全国各级人民政府、党派、团体及所属事业单位的国家工作人员实行公费医疗预防措施的指示》等一系列文件,进一步明确了公费医疗、劳保医疗面向的范围以及医疗基金的来源、使用、报销等细节。1952年至1953年,我

国劳动医疗保险制度依据《中华人民共和国劳动保险条例》（1953年修正）建立，主要面向全民所有制企业、城镇集体所有制企业的职工、离退休人员以及中外合资企业的职工实行，其保险项目、保险待遇与公费医疗类似，但是该制度的管理体制、经费来源则与公费医疗相差甚远。

公费医疗和劳保医疗近几十年以来对于保障职工身体健康、减轻家庭就医负担起到了很好的作用，对于促进经济发展、维护社会稳定也有非常重要的影响力。但随着社会主义市场经济体制的建立，这种医疗保障制度的缺陷也日益凸显，尤其是伴随着国有企业改革的深入，有关该制度的各种深层次问题、社会问题也随之增多，这种制度的负面影响渐已超过其起到的正面影响。因此，国务院决定进行城镇职工的基本医疗保险制度改革，改革传统的计划经济体制下的医疗保险制度，建立与市场经济体制相适应的新型医疗保险制度。

1998年，国务院下发《关于建立城镇职工医疗保险制度的决定》，明确了城镇职工医疗保险制度发展的基本方向、基本原则、目标及政策框架，经过几十年的发展，城镇职工基本医疗保险的参保人数、筹资规模、覆盖范围等都取得了突破性进展，为我国城镇职工的基本医疗服务需求做出了较大贡献。

二、我国城镇职工医疗保险制度的改革现状

自19世纪50年代建立至今，城镇职工医疗保险制度仍处于发展的初级阶段，其改革与完善主要体现在以下三方面：

（一）采取有力措施确保扩面工作的开展

城镇职工基本医疗保险制度是我国社会保障体系的重要组成部分，能对市场经济的发展起到基础支撑功能，也是实现小康社会的重大战略任务。一方面，各省、市都将扩大医疗保险覆盖面作为年终考核的重要指标，并通过建立责任考核机制，将此目标细化分解，在有效监

督的基础上将扩面工作落到实处；另一方面，城镇职工医疗保险改革在推进过程中，逐步将医疗机构与企业相分离，全部实行社会化服务管理的方式，将企业保险升级为社会保险。

（二）健全多层次的医疗保障体系

城镇职工基本医疗保险制度在改革过程中，逐渐建立了多层次的医疗保险体系，如通过建立补充医疗保险，对个人负担的医疗费用进行适当补偿，减轻职工参加医疗保险的经济负担，以最大限度地满足城镇职工的基本医疗服务需求。同时，也在各地探索建立了大病医疗保险，帮助职工分散大病风险，减轻了企业和个人的医疗费用负担。此外，为提升大病医疗保险基金的抗风险能力，政府通过政策引导，鼓励商业保险公司进入补充医疗保险市场，共同探索大病医疗保险的运行机制。

（三）规范制度管理，并强化医疗服务

第一，各级劳动保障部门为有效推进医疗保险改革进程，通过规范相关制度，加强对医疗保险工作的管理，在全社会大力宣传医疗保险政策，增加医疗保险的影响力，极大提升了参保者对医疗保险的认识，也提升了相关部门解决医疗保险问题的意识。第二，医保经办机构依托计算机网络平台，在全国范围内着手建立医疗保险信息管理系统，并建立医疗保险系统的管理与预警机制，加大对参保单位的参保流程、参保人员信息、医疗保险基金收支等大数据的管理与监督。第三，逐渐规范并简化各种医疗保险业务的经办流程，不断凸显出经办机构的服务特点，有效保障参保职工的基本医疗需求。

三、我国城镇职工医疗保险制度改革面临的问题

（一）城镇职工医疗保险基金使用缺乏制约

在城镇职工医疗保险基金使用过程中，政府对基金管理的监督力

度很弱，监督体制不完善，致使医疗保险基金在使用的过程中产生了一些突出的问题：如在医院面向患者提供医疗服务的过程中，倾向于提供尽可能多的检查、药品等来提升患者的医疗保险费用；定点医疗保险机构则倾向于与参保者"合谋"，以售卖药品的名义向参保者出售生活用品、保健品等，引诱参保者消费医疗保险个人账户资金。这种行为不仅降低了参保者获取医疗保险服务的能力，也削弱了医疗保险基金的使用效率，影响了参保者对医疗保险制度的认同，也阻碍了职工医疗保险制度改革的进程。

（二）基本医疗保险的大病保障功能弱

基本医疗保险的补偿水平目前并不高，其为参保者提供的补偿水平由医疗保险基金最高支付限额与设定的医疗费用报销比例共同决定。一般基本医疗保险的最高支付限额为当地职工年平均工资水平的6倍，但当患者面临大病时，其医疗费用经常高达百万元，依然无力承担巨额的医疗费用，极易陷入"因病致贫"或"因病返贫"的状况之中。

（三）基本医疗保险服务质量、供给效率有待提升

改革开放推进过程中，政府重视经济产业的发展，医疗卫生事业在很长时间内只是被动地去适应当时的经济发展水平，没有清晰的发展思路与改革方向，致使居民的基本健康权利被忽视。城镇职工医疗保险在改革中也是优先服从其他体制改革的需要，因此缺乏内在的改革动力与外在政策推动，没有形成有效的医疗服务监督机制，致使医疗服务供给质量、供给效率不高，需要继续推进医疗保险的改革，促进医疗服务质量、供给效率的提升。

（四）基本医疗保险资源分布不均，影响社会公平

城镇职工医疗保险近年来一直处于改革进程中，其改革目标是要尽量扩大医疗保险的覆盖面，保障所有城镇居民的健康权利。目前城镇职工中有近1/5的事业单位人员享受公费医疗，其医疗费用支出将

近占总医疗费用支出的 1/2，而城镇企业职工则无法享受到同等的医疗保险待遇，无法体现医疗保险中全体居民分担疾病风险的功能，影响社会公平原则的实现。

第三节   城镇居民医疗保险的历史演进

一、我国城镇居民医疗保险的发展历程

城镇居民基本医疗保险，是指由政府主导，以居民个人或家庭缴费为主、政府再适度补助为辅的筹资方式，以参保者的缴费标准和其享受的医疗待遇水平相一致为原则，为我国城镇居民提供医疗需求的医疗保险制度。城镇居民基本医疗保险目前已是我国社会医疗保险的重要组成部分。

我国广大人民群众的医疗保障问题，历来是受党中央、国务院高度重视的重要民生问题之一，也是我国医疗保障制度改革、完善的动力。自 1998 年我国在城镇建立了职工医疗保险制度以来，新型农村合作医疗制度也受到重视，试点与推广工作受到政府部门的大力支持。2007 年之前我国城镇的非从业居民一直未被纳入医疗保险的覆盖范围内。为继续落实科学发展观、构建社会主义和谐社会，各地区相关部门通过统筹规划、规范引导、借鉴学习新型农村合作医疗制度的试点推广经验，自 2007 年起为我国建立城镇居民基本医疗保险，其相关试点工作陆续被稳步推进。

城镇居民基本医疗保险制度的覆盖范围除包括未被纳入城镇职工基本医疗保险的城镇户籍居民外，还包括城镇内的退休老人、学生、灵活就业人员等群体。这部分群体的经济基础都很薄弱，因此，城镇居民基本医疗保险最初的保险医疗水平很低，并划分多种缴费档次，供参保人根据自身的经济基础灵活选择。这项制度与新农合制度一样，以自愿参保为原则，但政府财政予以补助，鼓励居民积极参与。城镇

居民基本医疗保险制度与新型农村合作医疗保险制度相得益彰，共同覆盖了全体城乡居民。同时，城镇居民基本医疗保险制度又与城镇职工基本医疗保险制度互为补充，共同扩大了城市社会医疗保险的覆盖面。

2007 年，城镇居民基本医疗保险制度在相关政策的支持下，选取国内城市和部分区域共 88 个城市开展试点工作，政府财政也为参保的城镇居民提供人均每年不低于 40 元的资金补助。中西部地区基本是按人均每年 20 元给予补助，东部地区按新农合标准进行适当补助。低保对象为重度残疾的学生和儿童以及低收入家庭 60 周岁以上的老人等，政府会再额外给予 10－60 元不等的人均补助。为保障补助资金的落实到位，补助经费全部纳入各级政府的财政预算之中。

2008 年，城镇居民基本医疗保险制度的试点范围被进一步扩大，试点城市增至 229 个。通过这两年的试点工作，该制度在筹资方式、筹资标准、管理方式与运行模式方面积累了大量的经验，为建立运行良好、持续可行的医疗保险制度奠定了基础。至 2009 年，城镇居民基本医疗保险制度在全国范围内推广，截至 2009 年年底，参保人数已达 1.8 亿人。至 2010 年，城镇居民基本医疗保险制度正式在全国推广实施，覆盖全体的城镇居民。

2013 年，国务院召开常务会议，研究部署 "十二五" 期间深化医药卫生体制改革的相关工作。我国医疗卫生体制面临着结构性、体制性等重大问题亟需解决，因此，在 "十二五" 期间要建设符合我国国情的基本医疗卫生制度，其中重点环节之一就是要加快健全全民医保体系。在城镇居民医保的现有基础上，一方面继续扩大覆盖面，将农民工、灵活就业人员、破产企业退休人员、困难企业职工、非公有制经济组织从业人员作为重点对象纳入该制度范围之内；另一方面提升城镇居民医保的基本医疗保障水平。2014 年，我国财政进一步提升城镇居民医疗保障的补助标准至人均 320 元，至 2015 年底，各级政府财政补助标准在 2014 年的基础上每人每年又提升 60 元，最终至每人每年 380 元以上。其中，中央财政对 120 元基数部分按原有比例补助，对增加的 260 元按照西部地区 80% 和中部地区 60% 的比例给予补助，对东部地区各省份分别按一定比例给予补助。为增强城镇居民基本医疗保险制度的可持续性，同时平衡政府与个人在该制度中承担的责任，居民个人缴费标准也相应有所调整，在 2014 年人均不低于 90 元的基础上再提升 30 元，达到人均不低于 120 元的个人缴费。

2016 年 1 月，国务院发布《关于整合城乡居民基本医疗保险制度的意见》，提出对城镇居民基本医疗保险和新型农村合作医疗两项制度进行整合，建立统一的城乡居民基本医疗保险（以下简称"城乡居民医保"）制度。同年，人力资源和社会保障部、财政部印发《关于做好 2016 年城镇居民基本医疗保险工作的通知》，要求各级财政对居民医保的补助标准继续在 2015 年的基础上增加 40 元，即每人每年补助标准提升至 420 元；同时，居民个人缴费也继续在 2015 年人均不低于 120 元的基础上再增加 30 元，达到个人缴费标准人均不得低于 150 元。

2016 年 10 月，人力资源和社会保障部又提出加快推动城乡基本医保整合，努力实现年底前所有省（区、市）出台整合方案，在 2017 年开始建立统一的城乡居民医保制度。此后，人力资源和社会保障部、财政部又发布《关于做好 2017 年城镇居民基本医疗保险工作的通知》，将城乡居民医保的财政补助标准再次提高 30 元，同时个人缴费标准也同步提高 30 元。因此，至 2017 年，我国城乡居民医保人均个人缴费标准提升至每人每年 180 元。因个人缴费标准不断提升，部分困难群众、低保人员、建档立卡贫困户等困难群体经济基础太弱，所以针对这部分困难群体，制定了特殊的参保政策，确保将这部分人群纳入居民医疗保险和大病保险范围内。

2019 年，党的十九大报告中对完善统一的城乡居民基本医疗保险制度和大病保险制度进行了相关决策部署。同年，政府工作报告中就如何进一步做好城乡居民基本医疗保障工作提出了任务要求，国家医疗保障局、财政部联合印发了《关于做好 2019 年城乡居民基本医疗保障工作的通知》。

二、我国城镇居民医疗保险的发展现状

城镇居民基本医疗保险制度是政府组织引导，以自愿为原则，采取个人、家庭缴费与政府补助相结合的方式，按照缴费标准和待遇水平相一致的原则，为城镇居民提供医疗需求的医疗保险制度。该制度的目标与优势主要体现在以下三方面：第一，该制度以大病统筹为主，当参保人患病，尤其是患大病时，可以在一定程度上减轻患者的经济负担；第二，该制度的运行机制是互助共济，即当参保人身体健康时，其缴交的保险费可以用来济助其他参保患者，从而体现出"一人有病万家帮"的互助共济精神；第三，该制度消除了参保人的后顾之忧。政府为鼓励城镇居民参加保险，将符合参保条件的城镇居民按其参保时间划分为不同的种类，并设定不同的医疗待遇起付期。如自城镇居民基本医疗保险制度实施6个月内的参保者，医疗待遇起付期为3个月，未成年居民医疗待遇无起付期；6个月以后的参保者医疗待遇起付期为1年；1年后的参保者，医疗待遇起付期延长至2年；低保居民医疗待遇无起付期。

城镇居民基本医疗保险制度的模式可控性稍弱，在制度运行中效率不高。年轻的城镇居民一般身体健康状况较好，对参与该制度的积极性不高；而年老的城镇居民一般身体健康状况较差，对参与该制度的积极性较高。此外，参与该制度也需要有相应的经济基础，年轻人的经济基础普遍比老年人的经济基础更好。因此，该制度的设计初衷是很好的，但需要充分考虑参保者的年龄与经济基础，现在的政策补助对于自愿参保的、经济基础强的居民更有保障，忽视了对弱势人群的保障。

目前城镇居民基本医疗保险制度是根据就诊医疗机构的等级，分别设定不同的起付标准与报销比例，一般一级、二级、三级医疗机构的起付标准分别为100元、200元、300元，对应的报销比例则分别为90%、75%、60%。随着国内经济发展与改革深入，我国城镇医疗保

险也面临一系列改革，政府部门对该制度投入大量的精力和资源。自
2007 年以来，城镇居民基本医疗保险制度在较短的两至三年内快速发
展，并取得了明显的成效，既扩大了我国社会医疗保险制度的覆盖面，
又解决了我国城镇居民"看病难、看病贵"的问题，并通过大病统筹
的方式，明显减轻了参保者的就医经济负担，及时保障了参保者应有
的医疗保险待遇。

城镇居民基本医疗保险制度的建设与发展，有序、高效地促进了
整个城镇医疗保险制度持续向前发展，为我国建立中国特色的医疗保
险制度奠定了良好的基础。这也是构建和谐社会的重要环节。

三、我国城镇居民医疗保险发展中的问题

在新型农村合作医疗保险制度发展的经验基础之上，我国城镇居
民基本医疗保险制度的发展速度非常快。该制度建立与发展初期，存
在的问题主要是职能缺失、资金来源单一、服务水平低下等。该制度
与新农合制度合并整合后，存在的问题主要是基金支出增长过快、不
同类型的医保制度衔接不畅等，具体表现在以下方面：

（一）城镇居民基本医疗保险职能缺失

我国城镇居民基本医疗保险除了具备与其他保险相同的职能外，
还应具备"第三方购买者"职能。但因城镇居民基本医疗保险保障水
平低，其医疗基金的购买能力也不高，未与基金运营的实际情况相联
系。但城镇居民作为医疗服务的"买单者"，医疗保险基金管理者没
有有效地实现对该基金的监管责任。因此，该制度运行初期，城镇居
民医疗基金被套取保费的现象未能得到有效遏制。

（二）城镇居民医疗保险资金来源单一、服务水平低

城镇居民基本医疗保险基金的筹资主要来源于居民个人缴费和各
级财政补助，再无其他筹资渠道。在这种单一的融资方式下，城镇居

民基本医疗保险保障水平的提升，只能依赖于政府财政资金的投入，或者是个人缴费金额的提升。从长远发展来看，政府财政不可能继续逐年提升，否则会产生财政赤字，引发其他经济和社会问题。而居民个人缴费的不断提升，也让居民参保者对该制度产生了不满，这两方面都不利于城镇居民医疗保险制度的可持续发展。同时，因城镇居民基本医疗保险基金来源单一，参保居民也无法享受到高水平的医疗服务，其提供的社区医疗服务水平偏低，无法得到参保者的认可，也影响了居民的参保积极性。

（三）城乡居民医保基金支出增长过快，基金收支平衡压力大

城镇居民基本医疗保险与新型农村合作医疗保险制度整合后，[1] 城乡居民的医保目录范围也随之扩大，农村居民的医疗服务比例也随之提升。但城乡居民的医疗筹资方式仍然以居民个人缴费和各级财政补助为主，在筹资模式不变，即医疗资金没有明显增加的前提下，整合过程中按照"待遇就高不就低，目录就宽不就窄"的原则提升了城乡居民医疗的统筹层次，致使城乡居民医疗保险基金的支出迅速增长，产生了基金不平衡的情况。在 2011 年至 2018 年期间，我国城乡居民医疗保险基金的收入和支出基本保持同步态势，每年也有基金结余，但基金结余呈现逐年下降趋势，由 2011 年 30.48% 的基金结余率快速下降至 2018 年的 9.31%。从长远发展来看，居民医疗保险基金支出失衡的风险很高。据《2018 年全国基本医疗保障事业发展统计公报》可知，2012 年至 2018 年城乡居民医疗保险的人均医疗费用持续上涨，2018 年底，城乡居民的人均住院费用高达 6577 元，致使医疗保险基金支出压力很大。同时，医疗保险基金监管的能力却相对滞后，对于诈骗保费等行为未能制定有效防范手段。此外，部分地区的医疗保险信

---

〔1〕　向运华、曾飘："城乡居民医保制度整合后的成效、问题及对策"，载《决策与信息》2020 年第 4 期。

息缺乏共享平台和机制，无法快速识别出基金支出的不规范操作。

（四）城乡居民医保与职工医保间衔接不畅通

自城镇居民医保与新型农村合作医疗保险合并后，大部分省市是依据专家学者提出的三步走战略，先将城镇与农村的居民医疗保险进行整合，即"两险合一"，仅有个别地区，如广东省东莞市直接采取"三险合一"，将城镇职工医疗、城镇居民医疗、新型农村合作医疗合并，建立了广东省的全民医疗保险制度。无论是"两险合一"还是"三险合一"，整合后都面临着如何建立城乡居民医保与职工医保之间的转移衔接政策、如何保持统一等问题。目前我国仅印发了有关流动就业人员以及进城落户农民的基本医疗保险关系的转移接续办法，但对于居民医疗与职工医疗之间的衔接问题还未解决，影响我国基本医疗保险一体化的发展进程。

第四节　农村合作医疗保险的历史演进

列宁曾说过，"要理解现在，展望未来，就要重新认识过去。分析社会问题上，最可靠的方法，就是培养正确分析社会问题的本领，而不能被大量的争执意见所淹没"。[1]因此，要了解新型农村合作医疗保险制度的特点，要摸清新型农村合作医疗保险制度与老年人医疗服务需求之间的联系，就要探寻这一制度的起源与发展，科学审视这一制度的成长与实施效果，根据这一制度的发展考察其与老年人医疗服务需求之间的联系是如何形成的。本节将从旧农合与新农合两个方面，对该制度的历史演进展开详细分析。

---

[1]　卢现祥主编：《新制度经济学》，武汉大学出版社 2004 年版，第 30 页。

一、旧农合的起源与发展

（一）旧农合的历史与本质

关于农村合作医疗制度的发起时间，目前学术界并未达成共识，关于"合作医疗"这一词语的最早产生时间，学者钟雪生（2008）认为，"合作医疗"一词最早出现在 1958 年 9 月 13 日《健康报》一篇题名为"让合作医疗遍地开花"的文章中。[1] 而另一学者张自宽等（1996）认为"合作医疗"一词最早出现在 1952 年 12 月由卫生部上报中央政府的文件中，即《关于全国农村卫生工作山西稷山县现场会议情况的报告》，至此，合作医疗作为农村医疗保健制度正式被提出。曹普（2006）又认为合作医疗制度是 1956 年 9 月由河南省正式提出。[2] 这一具有"保险性质"的合作医疗保健制度产生的标志是 1955 年农业合作化高潮时期，湖北麻城、河南正阳、山东招远等地纷纷建立了一批由农业生产合作社建立的保健站。

虽然关于"合作医疗"起源的时间未达成一致，但部分专家学者认为农村合作医疗制度基本起源于 20 世纪 30 年代，最初的历史雏形被称为"健药社""卫生合作社"等。还有部分学者把农村合作医疗制度的起源定在 20 世纪 60 年代，这一时期的合作医疗与覃祥官这一历史人物密切相关，他被称为"中国农村合作医疗之父"。由他负责运行的乐园公社杜家村卫生室受到了当时国家领导人毛泽东同志的高度肯定，毛泽东同志非常赞同这一制度中包含的"互助共济"思想，这一思想与我国 2000 多年前的大同社会思想基本是一致的。秦晖

---

〔1〕　钟雪生："中国农村传统合作医疗制度研究"，2008 年中共中央党校博士学位论文。

〔2〕　曹普："改革开放前中国农村合作医疗制度"，载《中国党史资料》2006 年第 3 期。

(2005)[1]、杨善发（2009）[2]等学者正是将"互助共济"这一核心
思想作为农村合作医疗制度起源的依据。他们认为"互助共济"是农
村社会的一个典型特征，这一观点与法国农村社会学的代表人物孟德
拉斯（2005）提出的"农村社区是一个互识性社会"这一观点是相似
的。因此，以"互助共济"思想作为农村合作医疗制度历史分期的依
据，可以表明农村合作医疗制度的起源时间是相当早的。

　　透过上述文献梳理不难看出，当前绝大部分专家学者对农村合作
医疗制度的起源时间是存在巨大争议的，不同的学者所站角度不同，
进行历史分期的依据也不同。那应该如何确定农村合作医疗制度的历
史起源，我们认为应根据农村合作医疗制度的内在本质去探寻，通过
对这一制度核心思想的探索，去归纳总结这一制度的典型特征，为制
度的起源提供理论基础。关于农村合作医疗的定义，宋士云（2007）
认为，农村合作医疗是指以农村居民为对象，为了解决农民群众看不
上病、看不起病的问题，按照自愿、受益、适度的原则，由农村集体
生产或行政组织和个人共同出资购买基本医疗保健服务、实行健康人
群和患病人群之间医药费用再分配的一种互助共济组织形式。[3]于长
永等（2011）则认为农村合作医疗制度，是指在中国农村地区，通过
集体和个人集资，为农村居民提供免费或低费的医疗保健服务的一种
互助互济制度。[4]

　　上述两种定义实质上体现了农村合作医疗制度的本质是一种在农
民群体之间形成的"互助共济"的核心思想。创建这一制度的最终目
的是解决农民"看病就医"问题，具体采取的形式是"个人"和"集

　　〔1〕　秦晖："从医改的失败看公共服务部门的危机"，载《中国社会导刊》2005年
第21期。
　　〔2〕　杨善发："中国农村合作医疗制度渊源、流变与当代发展"，载《安徽大学学
报（哲学社会科学版）》2009年第2期。
　　〔3〕　宋士云："1955-2000年中国农村合作医疗保障制度的历史考察"，载《青岛
科技大学学报（社会科学版）》2007年第3期。
　　〔4〕　于长永等："改革前后三十年农村合作医疗的制度变迁"，载《西北人口》
2011年第4期。

体"共同出资。

（二）旧农合的发展阶段

Argenti（1976）提出企业生命周期理论，即把企业的生命周期划分为产生、成长、成熟、衰退四个生命周期阶段。王诚（2004）借鉴该理论并在《论社会保障的生命周期及中国的周期阶段》一文中，结合该理论具体分析了社会保障体制的生命周期，依据社会保障产生的条件、社会保障的内容（保险种类、缴费水平）等，将其划分为产生、成长、高峰、衰退和消亡五个阶段。他指出我国的社会保障体制已经处于成长阶段的中期，再经过三十年努力与完善可以进入高峰阶段。[1]

农村合作医疗制度，是我国社会保障制度的重要组成部分，根据众多学者对社会保障体制生命周期的划分研究，我们可以将旧农合的发展阶段划分为产生、成长、成熟、衰退和重建五个阶段。在农村合作医疗制度的发展阶段之中，"保基本，广覆盖"一直是该制度实施过程中坚持的基本原则，因此，依据旧农合制度的覆盖面，对其发展阶段的划分如下：

第一，产生阶段。从20世纪30年代末至20世纪50年代，旧农合经历了从萌芽至初步发展时期。旧农合在历史上的萌芽形态一般被称为卫生合作社，这仅仅是一种医疗保健制度，属于民办公助的医疗卫生组织，与现代意义上的社会合作医疗制度是有明显区别的。因此，原卫生部医政司司长张自宽（1992）指出，旧农合兴起的典型特征是其开始具有保险的性质，而这种具有保险性质的合作医疗制度于1955年我国农村开始进入合作化高潮时期才真正出现。

在农村合作化运动的蓬勃发展中，我国山西省、河南省、河北省等部分农村地区，也诞生了一批由农业生产合作社创建的保健站，囿于资源的限制，保健站一般由一个或几个社共同联系设立。1955年，

---

〔1〕　王诚："论社会保障的生命周期及中国的周期阶段"，载《经济研究》2004年第3期。

山西省高平县米山乡成立的"联合保健站"是我国历史上最早产生的集体医疗保险制度，在卫生部同志的号召下，国务院文教办、山西省卫生厅组建调查组，对米山乡的联合保健站进行实地调查研究。同年，这一制度获得了山西省政府和卫生部的肯定，迅速成为全国农村地区开展农村合作医疗制度借鉴的对象，这也成为旧农合产生的明显标志，为旧农合的成长奠定了重要基础。

第二，成长阶段。从1956年至1965年，旧农合进入了成长阶段，该制度的成长与卫生部对其给予的肯定高度相关。但这一制度在实施与成长的过程中也不是一帆风顺，也曾遇到不少困难与问题。在1958年至1960年"大跃进"运动期间，受左倾冒进思想的影响，大部分农村地区出现了"吃饭不要钱""上学不要钱""看病不要钱"等大包大揽的社会现象，使农村的生产与农民的生活暂时中断。农村经济发展受到阻滞，致使旧农合丧失了经济支撑，发展停滞。1960年，中共中央决定对国民经济实行"调整、巩固、充实、提高"的方针，农村的卫生工作也随之作出相应的调整，坚持一切从实际出发，农村集体保健医疗制度的发展不再冒进，而是因地制宜地逐步开展。[1]

第三，成熟阶段。旧农合制度的快速发展主要是在1966年至1976年期间，旧农合在全国范围内得到广泛推广。1965年，党中央给出"将医疗卫生工作的重点放到农村去"的指示，并批示推广湖北省长阳县乐园公社的合作医疗模式。之后，合作医疗便成为新生事物在全国范围内被大面积宣传普及，该制度便迅速成长与发展起来。

当时，我国绝大部分地区都掀起了一股兴办合作医疗的热潮，《人民日报》在此期间对合作医疗保险进行专栏宣传，如制度的实践经验、制度优势等，并持续了107期，这极大地促进了农村合作医疗在"文化大革命"这种特殊期间的发展。据汪时东、叶宜德（2004）研究指

---

〔1〕 张自宽："对合作医疗早期历史情况的回顾"，载《中国卫生经济》1992年第6期。

出，至 1976 年，我国有近 90% 的农村生产队组建了合作医疗。[1]

第四，衰退阶段。旧农合的衰退时期是在 1977 年至 1989 年间。"文化大革命"结束之后，农村合作医疗制度在国家政策中的政治地位与之前相比明显下降，制度的宣传力度不如从前，致使该制度在农村基层中的重要性也被弱化。随着旧农合制度的实施，其制度与管理方式的缺陷等问题也逐渐凸显。1978 年，合作医疗被写进《中华人民共和国宪法》，法律意义大幅上升；1979 年，卫生部下发《农村合作医疗章程（试行草案）》等，但这些支持依然没有阻止旧农合进入衰退阶段。随着农村经济体制改革的进行，家庭联产承包责任制在农村地区全面展开，让合作医疗迅速丧失了赖以生存的经济基础。王禄生、张里程（1996）根据 19 世纪 80 年代的统计调查发现，农村生产队组建的合作医疗比例由 1976 年的 90% 直线下降至 4.8%。[2]至此，旧农合农村基本上进入停滞发展阶段。

第五，重建阶段。旧农合的重建阶段是 1990 年至 2001 年。旧农合制度在农村解体后，农村的基层卫生组织进入瘫痪状态，农民没有了基本的医疗保障制度，"因病致贫""因病返贫"等医疗问题在农村地区日益突显，甚至有部分农村地区疾病发生率、因病死亡率也不断上升，让部分巫医神汉也乘虚而入，引发了封建迷信问题。[3]杨殿兴、苏小川（2005）根据我国卫生部门调研结果指出，农村地区"因病致贫、因病返贫"而形成的贫困户在总人数中高达近 40%，个别省份甚至高达 60% 以上。[4]

农村地区医疗卫生资源的缺乏以及农民因病而引发的系列社会问

〔1〕　汪时东、叶宜德："农村合作医疗制度的回顾与发展研究"，载《中国初级卫生保健》2004 年第 4 期。

〔2〕　王禄生、张里程："我国农村合作医疗制度发展历史及其经验教训"，载《中国卫生经济》1996 年第 8 期。

〔3〕　山东省金乡县人民政府："合作医疗要适应农村新形势"，载《人民日报》1982 年 2 月 23 日。

〔4〕　杨殿兴、苏小川："发挥中医药优势走我国医疗卫生保障的特色之路"，载《中国中医药报》2005 年 10 月 26 日。

题，引起了我国政府的高度重视。因此，中共中央分别在 1990 年至 1992 年、1996 年至 1997 年间通过下发《关于改革和加强农村医疗卫生工作的请示》《关于发展和完善农村合作医疗的若干意见》《关于进一步推动合作医疗工作的通知》等系列通知，开展了两次重建农村合作医疗的尝试，这对农村合作医疗制度的重建具有明显的促进作用。卫生部数据显示，我国政府部门对该制度给予了一定规模的财政资金扶持，如 1991 年中央政府拨出财政专款 2000 万元，1992 年又将财政专款增加至 7500 万元。[1]张自宽认为通过这两次重建尝试，农村合作医疗的覆盖面有一定程度的上升，农村的医疗资源也增加了，医疗卫生室的就医条件也有所改善。但是 1993 年后，因政策协调度低，农民感到负担沉重，不愿意缴纳合作医疗费用，反而将其视为一种不合理的负担，致使合作医疗最终取得的成效并不理想。

从旧农合的发展历程可知，旧农合的发展并非一帆风顺，是在曲折中前进的。我们通过文献研究发现，农村合作医疗的发展与政府的重视程度、财政资金的支持、筹资方式的规定以及政府责任的划分等都有密切关系。在旧农合制度的发展中，政府对其承担的具体责任体现不够具体。这也是新农合与旧农合区别的重要特点之一。

二、新农合的发起与发展

（一）新农合的历史起点

2002 年，中共中央、国务院发布《关于进一步加强农村卫生工作的决定》（中发［2002］13 号），文件中明确规定，新型农村合作医疗制度，是指由政府组织、引导、支持，农民自愿参加，个人、集体和政府多方筹资，以大病统筹为主的农民医疗互助共济制度。其采取个人缴费、集体扶持和政府资助相结合的方式筹集资金。从新农合的定

---

〔1〕　卫生部、国家中医管理局：《"七五"时期卫生改革提要》，(87) 卫办字第 3 号，1987 年 2 月 14 日。

义可知，政府在新农合制度中的责任承担是其区别于旧农合的重要创新之处。该文件中也明确指出，新农合要基本覆盖农村居民，确立了新农合作为农村基本医疗保障制度的地位，并要求全国各地先行试点该制度，积累相关经验后再逐步推广至全国。[1]

作为一种在农民群体中推行的互助共济的医疗保障制度，其运行的重要基础是资金。从 2003 年起，农村合作医疗的试点工作正式开始。我国中央财政对中西部地区除市区以外的参加新型合作医疗的农民给予每人 10 元的医疗补助，而地方财政对参加新型合作医疗的农民补助每年人均不低于 10 元。

（二）新农合的发展阶段

因为新农合是在旧农合的基础上兴起，从产生至成长仅仅经历了17 年的发展历程，目前正处于不断完善并逐步走向成熟的阶段。因此，借鉴生命周期理论，新农合的历史发展阶段暂时只能划分为产生、成长、成熟三个阶段，后续的衰退和消亡两个阶段何时出现还无法预计。因此，本研究将依据中共中央、国务院发布的《关于进一步加强农村卫生工作的决定》的政策要求，结合新农合实际的发展情况，将其划分为先行试点、快速扩展、全面推广和成熟发展四个阶段。

第一，先行试点阶段。新农合的试点阶段是 2003 年至 2005 年期间。新农合的正式试点工作是从 2003 年开始，根据《关于进一步加强农村卫生工作的决定》以及国务院办公厅转发的《关于建立新型农村合作医疗制度的意见》的要求，明确规定中央财政和地方财政分别对于农民参与新农合的补贴为每人每年 10 元的标准，且明确规定地方政府提供的补助不得低于中央财政提供的标准补贴。因此，自 2003 年起，各地纷纷开展调研工作，制定新农合的试点方案，因地制宜、循序渐进地开展起试点工作。

为确保试点工作顺利推广，同年 9 月，国务院专门组建新农合部

---

[1]《中国卫生改革开放 30 年》编辑委员会编著：《中国卫生改革开放 30 年》，人民卫生出版社 2008 年版，第 294 - 295 页。

际联席会议制度，共有卫生部、农业部、人事部、中医药管理局等 11 个部门参与，专门研究、探讨新农合发展运行中产生的系列问题，制定新农合制度相关政策，形成了新农合制度高效、有序发展的工作机制。[1]与此同时，国务院又在各省试点的基础上，选取吉林、湖北、浙江和云南作为重点省份开展试点，以期探索前进、积累经验、有序推广。2003 年 11 月至 2004 年 7 月，中央政府曾多次对于新农合工作的发展作出重要指示，并转发卫生部等部门《关于进一步做好新型农村合作医疗试点工作的指导意见》，明确指出了新农合试点阶段的主要目标分为两方面，一方面是研究和探索适应经济发展水平、农民经济承受能力、医疗服务供需状况的新型农村合作医疗政策措施、运行机制和监管方式；另一方面是为全面推广、建立新型农村合作医疗制度积累经验。

在政府高度重视、国家财政大力支持以及相关部门的支持与配合下，新农合的相关试点工作取得明显成效。截止到 2005 年末，新农合的试点县数从试点初期的 333 个增加到 678 个，参与新农合的农民人数也从试点初期的 0.8 亿人增至 1.79 亿人，参合率也高达 75% 以上。[2]

第二，快速扩展阶段。新农合的快速扩展阶段是在 2006 年至 2007 年期间。新农合试点工作的成效及试点经验的积累，为其进入快速扩展阶段奠定了基础。2005 年 9 月，中共中央召开会议对于新农合的试点工作进行总结，一方面高度肯定了试点工作取得的明显成效，另一方面也加强了如何继续促进新农合发展的相关部署和要求，强调要突破新农合发展的难点，推进新合作制度进一步向前健康发展。在该会议中，也明确提出后续两年要将新农合的试点县（市、区）覆盖面分别扩大到 40%、60% 左右。[3]2005 年底出台的《中共中央、国务院关

---

〔1〕《中国卫生改革开放 30 年》编辑委员会编著：《中国卫生改革开放 30 年》，人民卫生出版社 2008 年版，第 294 - 295 页。

〔2〕中华人民共和国卫生部：《中国卫生统计年鉴 2009》，中国协和医科大学出版社 2009 年版，第 347 页。

〔3〕"吴仪副总理在 2005 年全国新型农村合作医疗试点工作会议上发表重要讲话"，载《中国农村卫生事业管理》2005 年第 10 期。

于推进社会主义新农村建设的若干意见》明确提出从 2006 年开始，中央财政和地方财政会相应提高给予参合农民的医疗补助标准，2008 年底，全国已基本普及新型农村合作医疗制度。

在此阶段，财政资金对新农合的大力支持、政府推广普及新农合的决心都成为该制度快速发展的助推器。新农合的快速扩展工作依然取得了显著的成效，2006 年至 2007 年间，新农合的试点县数达到 2451 个，新农合的参保人数达到 7.26 亿人，参合率进一步提升至 86.2%。[1]

第三，全面推广阶段。新农合的全面推广阶段是 2008 年至 2010 年期间。2008 年 3 月，卫生部、财政部在《关于做好 2008 年新型农村合作医疗工作的通知》中明确了全面推广新农合的具体要求，并提供了相关政策规范与指导。截至 2008 年底，我国共有 2729 个县（区、市）建立了新农合制度，参保人数达 8.15 亿人，参合率上升至 91.5%。[2]樊丽明等（2009）指出，我国新农合建设进入全面推广阶段。[3]2009 年至 2010 年底，新农合的制度建设得到持续推广，其覆盖面达到 2678 个县（区、市），参保人数继续上升至 8.36 亿人，参合率也继续上升至 96%，[4]基本在农村实现了应保尽保。同时，国家财政对新农合的政策年补助标准由 2008 年的人均 80 元提升至 2010 年的人均 120 元，为新农合的全面推广奠定了长期运行的经济基础。

第四，规范发展阶段。新农合的规范发展阶段是 2011 年至今。2011 年 5 月，卫生部、财政部联合公布《关于进一步加强新型农村合作医疗基金管理的意见》对于新农合医疗基金的使用作出了明确规定；同年 7 月 1 日，《中华人民共和国社会保险法》正式实施，该法则中对

---

〔1〕　中华人民共和国卫生部：《中国卫生统计年鉴 2009》，中国协和医科大学出版社 2009 年版，第 347 页。

〔2〕　卫生部："2010 年我国卫生事业发展统计公报"，卫生部统计信息中心（www. moh. gov. cn）。

〔3〕　樊丽明等："农民参与新型农村合作医疗及满意度分析——基于 3 省 245 户农户的调查"，载《山东大学学报（哲学社会科学版）》2009 年第 1 期。

〔4〕　卫生部："2011 年我国卫生事业发展统计公报"，卫生部统计信息中心（www. moh. gov. cn）。

新农合制度作出了明确规定。新农合制度的规范性发展主要体现在政策法规的升级与完善。另外，新农合制度的发展在这一时期也取得明显进展，一是新农合制度的覆盖范围和参保率得到大幅度提升；二是新农合的国家财政补贴标准也从每人每年 120 元提升至 200 元；三是新农合的保障水平、保障能力大幅度提升，参保患者的住院费用报销比例从 60% 提升至 70% 左右，报销的最高支付额度也由原来的 3 万元提升至 5 万元左右；四是新农合相关工作人员的服务能力、服务水平也在普遍提高。全国超过 70% 的统筹地区可以实现省市定点医疗机构的及时结算。

三、旧农合与新农合的实施效果分析

（一）旧农合的实施效果分析

从上述旧农合的起源与发展阶段可知，旧农合的发展历程相当曲折，其成效的评估可以从两方面进行：

一是从政策指标来看，旧农合的建设在当时那个阶段确实解决了大部分农民日常生活中容易产生的疾病风险、提升了农民的健康程度。如旧农合在发展高潮时期，能覆盖 90% 以上的农村生产大队，即覆盖了 90% 以上的农村居民，如此高的覆盖面也体现出该制度的优势；农村合作医疗、保健站建立后，使容易盛行的各种传染病得到有效控制，甚至有的疾病被消灭，对降低农村地区的疾病风险有很好的抑制效果。在旧农合制度衰退、消亡后，以前得到有效控制、甚至被消灭的各种传染病又开始"死灰复燃"。

二是从专家学者的研究观点来看，褒贬不一。有部分学者认为旧农合是我国农村地区的一项伟大创举。如夏杏珍（2003）[1]、《中国

---

〔1〕　夏杏珍："农村合作医疗制度的历史考察"，载《当代中国史研究》2003 年第 5 期。

卫生改革开放 30 年》编辑委员会小组（2008）[1]都曾指出，农村合作医疗制度是我国农村地区农民在与疾病风险斗争中总结出来的经验、摸索出来的伟大创举，对农村居民的健康有积极的影响。世界卫生组织、世界银行都曾在 20 世纪 70 - 80 年代，分别对我国四川、山东等地进行考察，并对旧农合制度给予了高度评价，认为该制度是以最少的投入获取最大的健康收益，并将这一做法称为"中国模式"。[2]旧农合制度在国际上曾被誉为"最成功的卫生革命"。[3]但也有部分学者认为旧农合制度对农民的健康效用被高估了，理由是当时合作医疗制度虽然覆盖面高、医疗价格低，但提供的医疗资源、医疗技术水平相当低下。尤其是旧农合迅速解体后，同时也给农村地区带来了一系列问题。国内外专家也对该制度进行了抨击。

（二）新农合的实施效果分析

　　关于新农合实施后的效果评估，众多学者虽然没有提出准确的、统一的评估标准，但部分学者对新农合给农民就医行为带来的影响做了微观实证分析。如苗艳青、张森（2008）从供方角度实证分析了新农合的实施效果，在对 4 个省市调研数据分析的基础上发现新农合确实提升了患慢性病参保者的就诊率，也在一定程度上引导着参保者的就诊流向，但没有明显改善参保者的总体健康状况。孟德锋等（2009）研究发现，新农合对参保者就诊自付费起到了降低效果，但也有学者认为新农合对农民就医负担未产生显著影响，如封进、李珍珍（2009）[4]

---

　　〔1〕《中国卫生改革开放 30 年》编辑委员会编著：《中国卫生改革开放 30 年》，人民卫生出版社 2008 年版，第 294 页。

　　〔2〕 世界银行：《1993 年世界发展报告　投资于健康》，中国财政经济出版社 1993 年版，第 210 - 211 页。

　　〔3〕 世界银行中蒙局环境、人力资源和城市发展业务处编：《中国：卫生模式转变中的长远问题与对策》，卫生部国外贷款办等译，中国财政经济出版社 1994 年版，第 1 - 17 页。

　　〔4〕 封进、李珍珍："中国农村医疗保障制度的补偿模式研究"，载《经济研究》2009 年第 4 期。

，宫习飞等（2009）[1]都认为新农合对农民医疗负担的降低效果不明显。于长永（2012）提出新农合的实施使原本颓废的乡镇卫生所又重新激活，[2]秦雪征、郑直（2011）基于中国健康与营养调查数据指出，新农合能在一定程度上阻碍农民工的自由流动，对我国"民工荒"现象的产生有一定的加速效应。[3]朱俊生（2009）研究认为新农合现有的制度设计容易产生医疗资源服务的过度供给，诱发参保者非必需的医疗需求，浪费了原本紧缺的医疗资源，这也是新农合实施效果不显著的重要原因。

我国曾负责全国新农合制度试点工作的原副总理吴仪指出，"新型农村合作医疗的覆盖面不断扩大、保障能力不断增强、越来越多的农民享受到实实在在的好处、农村卫生改革发展得到全面推进的实践，证明了新型农村合作医疗制度符合我国国情，符合农村经济发展水平，是利国利民的制度。"[4]新农合制度试点工作评估组所开展的调查研究也表明："新型农村合作医疗制度是符合农民意愿、使多数农民受益、总体运行效果较好的基本医疗保障制度。"[5]

从上述文献分析中可知，专家学者对新农合的实施效果评估有积极的，也有消极的，虽然评估意见不一致，但并不能否认新农合给农村、给农民解决了基本的医疗保障问题，只是从侧面反映出新农合制度在运行过程中确实存在一些问题，相信这些问题在后续发展中会逐步得到改善。

---

[1] 宫习飞等："新型农村合作医疗对灾难性卫生支出的影响研究"，载《卫生经济研究》2009年第9期。

[2] 于长永："新型农村合作医疗制度建设绩效评价"，载《统计研究》2012年第4期。

[3] 秦雪征、郑直："新农合对农村劳动力迁移的影响：基于全国性面板数据的分析"，载《中国农村经济》2011年第10期。

[4] 吴仪："不断巩固完善新型农村合作医疗制度"，2008年全国新型农村合作医疗工作会议上讲话。

[5] 新型农村合作医疗试点工作评估组编著："发展中的中国新型农村合作医疗——新型农村合作医疗试点工作评估报告"，人民卫生出版社2006年版。

第五节　基本医疗保险制度的整合

一、基本医疗保险制度整合的必要性

与基本医疗保险制度整合密切相关的两个概念是：医保一体化与全民医保。首先，医保一体化是指将多个相互之间无紧密联系的独立主体，依据某种方式整合为单一整体的过程。因此，医保一体化主要是通过整合与规范相关制度，对不同制度下的参保者进行统一管理、统一组织、统一协调，保障各参保主体的医疗待遇基本均等，使医疗保险制度保持一致性。其次，全民医保主要包括两大核心要素，全面覆盖与统一收益率。目前，我国已基本实现了基本医疗保险制度的全覆盖，将全体居民全部纳入了医疗保险制度体系范畴之内，实现了全民医疗保障的目标。据世界卫生组织对其的定义，全民医保是指全体社会成员根据自身的医疗需求去获取相应的医疗卫生服务，而不是依据居民自身所处社会地位、职业身份以及经济收入水平等因素获取医疗卫生服务。因此，对我国当前以职业身份为界限划分的医疗保险制度亟需打破，需要对医疗保险制度服务的对象重新分类，这也是我国实现全民医保的重要支撑之一。

在上述研究的基础上可知，基本医疗保险制度的整合对于全民医保、医保一体化的建立与规范能起到基础支撑作用，有助于实现医疗保险制度各方面的均等化，促进医疗保险体系更加科学、合理的可持续发展。

目前我国基本的医疗保险已然实现制度上的全覆盖，这样的创举，是对我国医疗保险改革成效的巨大肯定。但是目前基本的医疗保险制度之间因地区、职业、身份等形成的"碎片化"负面影响，已随着我国经济社会的快速发展、城镇化进程的推进以及人口流动性的增强愈发明显。因此，基本医疗保险制度的整合问题也受到各界的广泛关注。

二、基本医疗保险制度整合的现状

自 1998 年以来，我国先后建立了城镇职工医疗保险、新型农村合作医疗保险、城镇居民医疗保险，在 2007 年实现了医疗保险制度设计上的全覆盖。各制度随之建立，在实际运行中参合率也逐年提升。至 2010 年，各项医疗保险制度已基本实现全覆盖。中国人民大学社会保障研究所所长李珍（2015 年）指出，我国的医疗保险制度整合工作应当慎行。鉴于城镇职工医疗保险与城乡居民医疗保险的不同之处较多，难以快速实现"三险合一"。他建议先将医疗制度在结构、资金来源、筹资水平和保障水平非常相似的新型农村合作医疗保险与城镇居民医疗保险合并，待时机成熟时再将居民医疗保险和城镇职工医疗保险进行整合，最终整合成全民统一的医疗保险制度。

目前，基本医疗保险制度整合的现状主要分为两种，即"三险合一"与"两险合一"。2016 年，政府 3 号文件中明确要求各地结合实际情况，鼓励积极进行"三险合一"的医疗保险整合工作，为我国基本医疗保险制度的整合与发展方向提供实践经验。因此，在政府支持与鼓励下，"三险合一"的代表性地区有福建省三明市、广东省三市（东莞市、中山市、深圳市）。这些城市都属于经济发展水平较高、城乡一体化水平较高的地区，具备实现"三险合一"的经济条件。这些城市的整合探索，为我国基本医疗保险制度的整合提供了重要借鉴。上述实现"三险合一"的城市中，又因地区经济发展水平以及各项医疗保险基金面临支付压力的区别，在"三险合一"中整合的程度或紧迫性不同。部分城市在各项医疗保险制度的经办程序、筹资标准、医疗待遇等方面进行了明确区分，但是医疗保险基金并未完全整合，城镇职工医疗保险基金依然单独运行。因此，"三险合一"的医疗保险制度整合是一个缓慢的过程，在整合中有序推进。

在 2016 年 3 号文件出台之前，我国已有 9 个省份开始了城乡居民医疗保险制度的整合探索。2017 年，人力资源和社会保障部、财政部发布《关于做好 2017 年城镇居民基本医疗保险工作的通知》后，多个省份又加速实现了城乡居民医疗保险制度的整合。2018 年，人力资源和社会保障部、国家卫生健康委员会、财政部、国家医疗保障局联合发布《关于做好 2018 年城乡居民基本医疗保险工作的通知》，要求推进医疗保险制度的整合，尤其城乡居民医疗保险制度的整合是大势所趋。医疗保险制度的整合受多种因素的制约，尤其是医疗保险基金的数额，有的地区医疗保险基金结余尚多，整合过程推进顺利，而有的地区医疗保险基金已入不敷出，整合过程面临较大压力。在此期间，"两险合一"是多数地区的首选，即整合后的城乡居民医疗保险与城镇职工医疗保险并存，这也是目前医疗制度整合的大势所趋。

三、基本医疗保险制度整合的路径

（一）建立医疗保险制度整合的转移接续通道

医疗保险制度整合的转移接续通道主要是指在居民医疗保险与职工医疗保险之间建立转移接续通道，使医疗参保者在职业产生变化或需要转换医疗保险关系时有便捷的程序，且医疗保险相关权益不受损失。目前按照这种思路进行"两险合一"的城市有温州、潍坊、临沂等，但关于医疗保险缴费年限的折算办法、转换等待期等存在差异，主要问题在于如何避免在转换过程中造成医疗保险基金的流失。

（二）统一三大医疗保险目录，缩小医疗待遇差距

医疗保险制度整合，以追求统一的医疗保险制度为目标，具体包括统一的医疗目录、统一的医疗待遇、统一的报销比例等。如德国、日本等，虽然医疗保险主体的筹资水平不完全一样，但参保者享受的医疗待遇基本是一致的。这也是我国基本医疗保险制度在整合过程中要坚持的基本原则。

(三) 完善医疗资源配置, 提升医疗公平性

医疗保险制度整合中, 如果居民医疗保险与职工医疗保险待遇水平接近, 缺乏硬预算的约束, 容易引发参保者的医疗逆向选择行为。因此, 在医疗保险制度整合中还需要相关领域的配套改革去避免这种逆向选择的产生, 如鼓励医疗服务供给方自由竞争、缩小不同医疗保险制度间的差异, 以提升医疗资源的公平性, 促进 "三险合一" 目标的实现。

本章小结

本章从城镇职工基本医疗保险、城镇居民医疗保险和农村合作医疗保险三方面进行了各自的历史梳理与发展演变, 为医疗保障与老人医疗服务需求研究寻求理论支撑。首先介绍了我国医疗保障制度的碎片化分割的发展与现状, 对现行三种医疗保障制度的历史演进进行了梳理。其次, 在对不同的医疗保险制度历史梳理过程中, 对每一种制度实施中存在的问题及成效进行了初步分析。最后提出了城乡医疗资源整合的观点。

第三章　医疗保障与老人医疗服务
供需特征及现状

本章基于 2014 年全国老年人口健康状况调查数据，主要分析了我国医疗保障与老人医疗服务供需的特征、老人医疗服务需求选择、老人医疗服务需求支撑及需求的影响因素。很大程度上反映了我国老人医疗服务需求与医疗保障的现实状况。

对于医疗保障在老人的医疗服务需求上产生的影响效应及其差异，本章还没有进行实证检验，将利用调查所得微观数据在第四、五、六章继续探讨。

第一节　医疗保障与老人医疗服务供需特征

到目前为止，国内对医疗服务需求还未形成权威统一的定义。2003 年全国第三次医疗卫生服务调查对居民医疗服务需求的定义为，当居民产生健康问题时到医疗卫生机构（含个体私营）就诊，或采取直接到药店购药等自我治疗措施。将医疗卫生服务利用定义为患者通过医疗卫生机构进行就诊和治疗。[1] 此次调查虽然对医疗需求与医疗利用分别给出了定义，但实际上其定义内涵有相重合的地方，以上定义表明医疗服务需求的种类很多，有医疗就诊，也有自我医疗或未就

---

[1]　中华人民共和国卫生部：《2003 年全国第三次医疗卫生服务调查》，http：//wsb. moh. gov. cn，最后访问日期：2015 年 1 月 9 日。

医，而医疗服务利用就是其中的医疗就诊部分，反映出医疗服务利用实质就是医疗服务需求的一部分（种类）。之后李晓敏（2009）就国内关于医疗服务需求与医疗服务利用的文献进行研究后，也提出了类似的疑惑，认为虽有研究对需求与利用的概念分别做了界定，但在具体的研究过程中似乎又将两者混为一体，难以明确区分。[1]正因如此，国内大部分学者如刘国恩、蔡春光、李林（2011）[2]、郭婷婷（2006）[3]、胡宏伟（2012）[4]、高梦滔（2010）[5]等将医疗服务需求基本等同于医疗服务利用，其选取的医疗服务需求指标也是医疗服务利用指标。

本研究认为正是因为医疗服务需求被"利用"了，所以才能更准确地反映出其有效需求，需求与利用其实是密切联系的，且需求必须通过"利用"才能更好地体现。老人对医疗服务的需求是一种来自于对维持和改善健康需要的派生需求，因此，分析医疗服务的需求首先应了解老人对健康的需要。

结合上述相关文献，本研究中的医疗服务需求指在有支付能力的基础上而产生的有效需求，并非潜在需求，它包括两部分，一部分是指人们根据自身的健康状况判断是否需要就诊的一种主观行为；另一部分是人们为改善其健康水平而接受的由医疗机构提供的医疗服务种类和医疗服务数量，即人们在就诊过程中产生的对医疗服务资源的配置、医疗成本、医疗设备及医疗技术的需求。对应的"医疗供给"则是指社会和医疗机构针对人们的"医疗需求"而提供的设施、采取的

---

　　〔1〕　李晓敏："贫困地区农户医疗服务需求与利用研究——以湖北省红安县为例"，2009 年华中农业大学博士学位论文。

　　〔2〕　刘国恩、蔡春光、李林："中国老人医疗保障与医疗服务需求的实证分析"，载《经济研究》2011 年第 3 期。

　　〔3〕　郭婷婷："城市贫困人口卫生服务状况及医疗保障研究"，2006 年山西医科大学硕士学位论文。

　　〔4〕　胡宏伟："城镇居民医疗保险对卫生服务利用的影响——政策效应与稳健性检验"，载《中南财经政法大学学报》2012 年第 5 期。

　　〔5〕　高梦滔："新型农村合作医疗与农户卫生服务利用"，载《世界经济》2010 年第 10 期。

措施及对医疗资源的新配置等。此处需要特别说明的是，本文中所提的"需求"是借用经济学的概念说法，结合本文相关内容来定义的，与经济学中的"需求"有所区别。

一、医疗保障参保与使用支付特征

根据医疗保障制度相关规定可知，使用医疗保障支付医疗费用还需要满足特定的条件，因此，医疗保障参与情况并不代表医疗保障的使用情况。

（一）医疗保障参与率

首先，城乡老人的医疗保障参与率已无明显差异。老人的整体医疗保障参与率达 89.3%，未参与医疗保障的老人占 10.7%。其中，城镇老人医疗保障参与率占总样本比例的 49.6%，而农村老人医疗保障参与率为 43.8%，两者仅相差 5.8%（见图 3 - 1）。

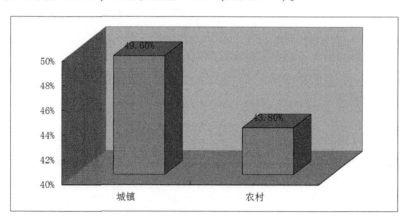

图 3 - 1 城乡老人医疗保障参与率（%）

其次，老人在不同的医疗保障制度中参与率有明显差异（见表 3 - 1）。医疗保障制度主要有公费医疗、职工医疗、合作医疗、居民医疗四种形式。从全部样本来看，公费医疗和职工医疗（主要是通过其原工作单位获得）、居民医疗的参保比例分别为 4.8%、10.2% 和 8.9%；合作医疗的参与率与 2011 年相比又提升近 12.3%，达到 74.9%。由数据对比可知，合作医疗的参与率最高，其次是职工医疗，居民医疗与公费医疗参与率都较低，这与我国各项医疗保障政策规定的参保对象及参保条件等是密切相关的。

最后，老人医疗保障参与率还与性别、地区等因素具有相关性。从城乡样本来看，农村老人在合作医疗上的参与率最高，但在其他医疗保险上的参与率都低于城镇老人，这也与农村医疗保障主要推广合作医疗保险密切相关；从性别角度来看，男性老人在四种医疗保险上的参保比例均高于女性老人，且在享受职工医疗上的差别最大；从地区分布来看，东部地区合作医疗的参与率最高，西部地区居民医疗的参与率最高、公费医疗参与率最低，职工医疗在东、中、西部所占比例一致。

总体而言，老人在各种医疗保障制度中的参与率均不高，因此，如何提升老人的医疗保险参与率值得高度关注。城镇老人与男性老人的医疗保障参与率要高于农村老人和女性老人，这也与实际生活中城镇老人、男性老人的经济和生活状况一般优于农村老人、女性老人的情况相符。因此，政府在医疗保险制度方面要更加关注女性老人和农村老人，在政策制定方面要根据老人的性别与地区实施略有差异的、可供选择的医疗保险产品。

表 3 - 1   老人医疗保险参与情况分析（%）

	职工医疗		公费医疗		合作医疗		居民医疗		合计
	无	有	无	有	无	有	无	有	
城镇	85.00	15.00	93.10	6.90	49.40	50.60	83.20	16.80	100.00
农村	98.10	1.90	98.60	1.40	11.70	88.30	96.10	3.90	100.00
男性	83.90	16.10	91.10	8.90	37.60	62.40	89.90	10.10	100.00
女性	93.30	6.70	97.30	2.70	39.60	60.40	91.10	8.90	100.00
东部	89.20	10.80	93.60	6.40	34.70	65.30	91.80	8.20	100.00

续表

	职工医疗		公费医疗		合作医疗		居民医疗		合计
	无	有	无	有	无	有	无	有	
中部	88.40	11.60	93.80	6.20	37.30	62.70	92.40	7.60	100.00
西部	89.30	10.70	96.10	3.90	39.60	60.40	86.60	13.40	100.00
全部	89.80	10.20	95.20	4.80	25.10	74.90	91.10	8.90	100.00

（二）医疗保障使用支付方式

从整体上看，老人使用医疗保障支付的覆盖率很低（见表 3-2），其中老人使用医疗保障支付医疗费用的总比例仅为 42.13%（职工医疗、合作医疗支付比例分别为 11.9%、23.9%，居民医疗仅为 6.7%，公费医疗则更低，仅为 2.03%），支付不起的比例仅占总样本的 0.6%，而通过家庭成员支付的占总样本比例高达 54.87%，即至少超过五成的老人产生的医疗费用无法通过医疗保障制度来解决。此外，从年龄角度来看，随着老人年龄的增长，其医疗保障程度不断下降，即通过医疗保障支付医疗费用的比例不断下降，而通过家庭支付医疗费用的比例不断上升。

表 3-2　老人医疗费用支付方式统计（%）

	65-79 岁	80-89 岁	90-99 岁	100 岁及以上	占比
公费医疗	1.60	2.00	3.30	1.20	2.03
合作医疗	20.40	22.00	20.30	18.30	23.90
职工医疗	14.40	9.80	9.20	4.90	11.90
居民医疗	5.20	6.50	7.80	4.80	6.70
家庭支付	57.80	59.10	58.80	70.40	54.87
支付不起	0.60	0.60	0.60	0.40	0.60
合计	100.00	100.00	100.00	100.00	100.00

(三) 医疗保障使用支付

首先，老人的医疗保障支付使用有明显的城乡差别 (见图 3 - 2)。在使用医疗保障支付医疗费用的样本中，城镇老人和农村老人分别占其样本比例的 63.4% 和 36.6%，农村使用医疗保障支付的比例约为城镇的 1/2。

其次，从不同地区的样本来看，东部、中部、西部地区样本中老人的医疗保障使用支付率分别为 38.2%、39.8% 和 49.2% (见图 3 - 3)。其中，医疗保障使用支付率在西部地区最高，中部与东部地区的使用支付基本无差距。

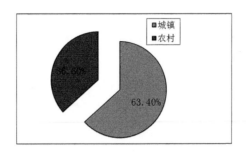

图 3 - 2   城乡老人医疗保障使用支付率 (%)

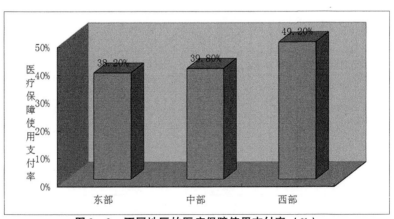

图 3 - 3   不同地区的医疗保障使用支付率 (%)

（四） 医疗保障参保与支付特征总结

根据以上医疗保障的参与率与使用支付率描述结果可知，不同性别、不同年龄、不同地区的老人医疗保障参与率与使用支付率具有显著差异，如城镇地区老人的医疗保障参与率和使用支付率均高于农村地区老人。医疗保障的整体参与率与其整体使用支付率分别为89.3%和48.8%，两者相差高达40.5%，即有近四成老人的医疗保障暂未起到保障老人医疗服务需求的作用，其原因可能有以下两点：一是老人参与的医疗保险的保障水平较低，难以满足老人的医疗服务需求；二是老人的医疗需求因时间、地点、需求种类、报销凭证等原因而被排除在报销范围之外。

二、老人医疗服务需求特征

本研究采用老人的自评健康状况与患病情况（两周患病率、两年重病率、住院率、患慢性病率）两类指标来描述老人医疗服务需求的情况，从而总结其需求的特征。

（一） 老人身体及心理健康状况

在我国社会经济发展程度与生活质量快速提升的前提下，医疗卫生保障体系也在逐步完善，我国人口平均预期寿命[1]已从1950年的43.6岁延长到了2010年的74.83岁，65岁以上老人数量占总人口的8.87%，比2000年上升1.9%。[2]但是，在老人预期寿命延长的同时，其健康质量并非也同步提升。从表3-3老人健康状况的回答中我们可

---

〔1〕 据国家统计局人口司指出，人口平均预期寿命是综合反映健康水平的基本指标。据第六次全国人口普查详细汇总资料计算，2010年我国人口平均预期寿命达到74.83岁，比10年前提高了3.43岁。其中男性人口平均预期寿命为72.38岁，女性人口平均预期寿命为77.37岁，分别比2000年提高了2.75岁和4.04岁。

〔2〕 国家统计局：《2010年第六次全国人口普查主要数据公报（第一号）》，http://www.stats.gov.cn，最后访问日期：2014年8月10日。

以看到，老人中只有43.1%自评身体健康状况好与很好，有30.6%老人身体健康状况一般，有26.3%的老人身体健康状况不甚乐观，达到总样本比例的1/4。

此外，心理健康也是衡量老人生活质量状况的重要指标。老人处于生理衰退期，尤其是在退休之后面临生活环境的改变，特别容易产生心理失衡，即心理状况的改变最终影响其身体健康状况。据调查结果显示（表3-4），有5.6%的老人经常感觉到紧张、害怕，有7.2%的老人经常感觉到孤独，有高达20.1%的老人经常感觉自己越老越不中用，而整体感觉状况较好的老人仅有46.7%。由此可知，大部分老人心里经常被一些负面的情绪干扰，其整体心理健康状况较差。

表3-3   老人身体健康状况（%）

健康状况	65-79岁	80-89岁	90-99岁	100岁及以上	占比
很好	15.10	8.70	10.30	8.00	9.50
好	32.40	30.50	35.40	31.60	33.60
一般	29.40	38.30	26.70	33.00	30.60
不好	23.10	22.50	27.60	30.80	26.30
合计	100.00	100.00	100.00	100.00	100.00

表3-4   老人心理健康状况（%）

	紧张、害怕感	孤独感	感觉越老越不中用	感觉较好
经常	5.60	7.20	20.1	46.70
有时	18.80	20.90	28.90	21.50
很少	36.60	34.00	18.60	16.90
从不	33.00	31.50	16.20	4.20
无法回答	6.00	13.60	16.20	10.70
合计	100.00	100.00	100.00	100.00

(二) 老人患病状况

考察医疗卫生服务需求量与医疗经济负担，一般从社会学角度出发，常通过慢性病患病率、两周患病率、住院率、残疾率及失能率等指标来衡量。患病率是衡量某个人或某群体健康状况的一个重要指标。研究表明，年龄对患病率有显著影响，因此一般情况下，老人群体的各种患病率均要高于其他群体。在此我们主要选取两周患病率、两年重病患病率和慢性病患病率来代表老人的患病率状况。

1. 两周患病率

表3-5为城乡老人两周患病率。如表所示，全部样本中老人两周患病率达24.9%，其城镇样本中老人两周患病率为15.6%，农村样本中老人两周患病率为9.3%。90岁以下城乡老人两周患病率差距不明显，但90岁以上城乡老人的两周患病率差距开始明显。同时，城镇老人的两周患病率明显高于农村老人的两周患病率，且两周患病率随着年龄的增长呈现上涨趋势。初步分析，这一方面是因为我国的老龄化趋势进一步加强，另一方面，老人的健康状况没有得到更多的改善，医疗需求、服务保障还未受到政府部门与相关医疗服务组织的密切关注。

表3-5 城乡老人两周患病率 (%)

地区	65-79岁	80-89岁	90-99岁	100岁及以上	占比
城镇	12.30	14.50	14.60	12.10	15.60
农村	10.00	9.30	9.10	11.30	9.30
全部	22.30	23.80	23.70	23.40	24.90

2. 两年重病患病率及住院率

老人近两年重大疾病患病率的分析见表3-6，两年内患重大疾病次数在0次的比例高达74.1%，在1-20次的比例为23.6%，常年卧床的比例仅为2.3%。从年龄段可知，老人的重病患病率与年龄的增长密切相关，例如90岁以上老人中，常年卧床的几率是90岁以下老人的 3 - 4 倍。从中可知老人的医疗服务需求随着年龄的上升而不断增加。此外，由图 3 - 4 可知，住院次数在 0 次的比例为 28.6%，住院次数在 1 - 20 次左右的比例为 71.4%，其中，住院 1 - 3 次的占 67.3%，3 次以上的占 4.1%。

表 3 - 6   老人两年内重大疾病患病率（%）

患病次数	65 - 79 岁	80 - 89 岁	90 - 99 岁	100 岁及以上	占比
0 次	75.30	72.50	73.40	76.00	74.10
1 次 - 20 次	24.30	26.40	24.10	18.90	23.60
常年卧床	0.40	1.10	2.50	3.00	2.30
合计	100.00	100.00	100.00	100.00	100.00

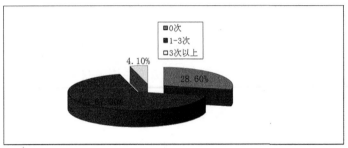

图 3 - 4   老人住院次数统计（%）

3. 慢性病患病率

慢性病主要是指无传染性、长期性、损害身体、病因繁杂等特点的一组疾病形态构成的总称。许多医疗专家也曾指出，其产生的原因与人体的消化系统有密切联系，若不及时治疗会给生命、社会带来很多的风险。

随着医疗技术的提升，虽然一些流行病种逐渐消失，但由于生活水平的提高及工作方式的改变，也产生了许多新的慢性病种类，且慢性病最容易在老人身上产生，其健康问题在长期内都会存在，只能控制降低慢性病发生的频率，但很难彻底治愈。正因如此，老人因慢性病会存在常年的医疗支出，对医疗服务的需求也更多。据表3-7调查结果可知，我国65岁以上老人慢性病患病率为69.26%，其中农村老人患病率为29.86%，城镇老人患病率为39.4%，城市比农村高出10个百分点。农村各年龄组老人的慢性患病率均低于城镇老人的慢性病患病率。此外，据以上分析显示，慢性病对不同年龄段的老人的影响有显著差异，即慢性病患病率随着老人年龄的增长而递增。此次统计结果与2008年国家卫生服务总调查结果相比，患病率提升了很多。2008年国家卫生服务总调查结果显示，我国60岁以上的老年人口慢性病的患病率为43.8%，城市是53.2%，农村是38.9%。[1]

表3-7　城乡老人慢性病患病率（%）

	65-79岁	80-89岁	90-99岁	100岁及以上	占比
城镇	31.12	36.03	37.10	43.65	39.40
农村	19.35	23.02	29.90	27.70	29.86
全国	50.47	59.05	67.00	71.35	69.26

（三）老人患病不就医的原因

从表3-8可知，不同类型的老人中患重病不就医的原因排在首位的均是"没钱"，且城镇老人和男性老人中因"没钱"选择不就医的比例分别高于农村老人和女性老人。因"路途远"而选择不就医的老人中，农村老人所占比例高出城镇老人数倍，这充分表明农村重病就医的医疗条件和资源远不及城镇水平。在重病不就医的原因中，男性与女性老人在各项原因的选择中比例基本一致，无明显的差异。此外，选择"不愿意"就医的老人总体比例高达19.2%，这主要是"看病贵"，即医疗费用高涨所致，老人不愿意去就医，对于重病一般采取拖延、自暴自弃等态度。

---

〔1〕　中华人民共和国卫生部：《2008年全国第四次医疗卫生服务调查》，http：//wsb.moh.gov.cn，最后访问日期：2018年12月10日。

以上分析表明，老人在患重病时选择不去医院主要受经济条件的限制，同时老人因行动不便、年龄大等生理原因，对去路途远的医院治疗也具有排斥心理。此外还存在因无人照顾、无人陪伴而产生的精神和心理上的空虚。老人患重病选择不去医院的原因与城乡也有很大的相关性。这与刘国恩、蔡春光、李林（2011）得出的结论一致。[1]

表3-8   重病不就医的原因（%）

	没钱	路途远	行动不便	无人陪伴	不愿意	合计
城镇	47.60	4.60	19.00	9.40	19.40	100.00
农村	42.77	11.40	18.30	8.30	19.23	100.00
男性	47.25	7.60	17.60	8.10	19.45	100.00
女性	46.20	8.40	19.30	7.80	18.30	100.00
全部	45.10	9.20	18.90	7.60	19.20	100.00

（四）老人医疗需求的特征总结

以上需求描述结果表明，老人的健康需求与他们的经济水平密切相关，不同年龄、不同地区的老人患病率也具有显著差异。此外，仍有部分老人存在患病后不就诊、不住院的情况。具体可总结为以下三点：第一，有高于50%的老人的生理与心理健康状况处于低水平状态；第二，老人患病的概率高，尤其是慢性病发病率较高；第三，老人因经济原因未就诊、未住院的可能性也较高。

三、老人医疗服务供给特征

老人因家庭与身体状况的不同而导致其医疗服务需求有显著差异，此处将以老人需求中的四种主要医疗服务（起居照料，上门看病、送

---

[1]   刘国恩、蔡春光、李林："中国老人医疗保障与医疗服务需求的实证分析"，载《经济研究》2011年第3期。

药，保健知识及精神慰藉、聊天解闷）为例进行比较分析。首先由 3 –9 表可知，老人对此四种医疗服务的平均需求均接近 70%，且城乡老人、不同地区老人的医疗服务需求量基本相同。其次由表 3 – 10 可知，城乡和不同地区的老人对此四种医疗服务的供给量与其需求量相比，存在巨大差异，供需缺口基本在 50% 左右，即其提供的医疗服务供给量仅能满足近两成老人的医疗需求；此外，城镇与农村老人的医疗服务供给量相当，城镇在 "起居照料" "精神慰藉" "聊天解闷" 上的供给明显高于农村，而在 "上门看病、送药" 上的供给又明显低于农村。东部地区与西部地区医疗服务供给量持平，西部地区在 "保健知识" 服务的供给上明显高于东、中部地区。

　　由以上比较分析可知，医疗服务供给整体水平相当低，且其供给种类具有明显的城乡与地区差异，但其分布上的不均衡性相比 2011 年已有很大改善。城镇和经济发达地区供给的医疗资源更多，医疗服务质量与水平也更高；反之，农村和非经济发达地区供给的医疗资源很有限，医疗服务质量与水平也很低，由此导致老年患者在有条件的前提下愿意支付更多的医疗成本和时间精力去城镇和经济发达地区的医疗机构获取优质医疗服务。这种现状极易形成 "马太效应"，致使基层医疗服务越来越差，随之带来供给绩效更低、服务质量更差的不良后果。

表 3 – 9　四种老人医疗服务需求情况（%）

	起居照料	上门看病、送药	保健知识	精神慰藉，聊天解闷	平均需求
城镇	56.70	74.00	78.40	67.90	69.25
农村	62.10	83.20	76.40	67.30	72.25
东部	65.70	81.30	75.00	69.40	74.85
中部	56.30	79.40	72.30	63.30	67.83
西部	57.10	76.80	77.40	64.70	69.00

表 3 - 10   四种老人医疗服务供给情况（％）

	起居照料	上门看病、送药	保健知识	精神慰藉，聊天解闷	平均供给
城镇	6.20	27.40	43.50	14.70	22.95
农村	3.40	29.80	36.70	5.80	18.93
东部	5.30	28.50	17.40	48.90	25.01
中部	3.50	30.40	8.20	33.40	18.88
西部	5.10	28.30	41.40	12.40	21.80

第二节　老人医疗服务需求选择

　　本研究对老人的医疗服务需求选择，从老人是否产生医疗服务需求和医疗服务需求水平两个具体的方面进行衡量。在此特别强调的是，本研究中是否产生医疗服务需求主要通过老人的医疗费用总支出来反映，因此医疗服务需求是基于经济学角度，指在有支付能力的基础上而产生的有效需求，并非潜在需求。

一、医疗服务需求的产生

　　医疗服务需求的产生，即是否产生过医疗服务需求将根据老人的医疗费用总支出来确定，调查样本中老人在过去 1 年没有支出过任何医疗费用的比例占总样本比例的 15.2%。考虑到老人医疗费用总开支若仅支出几元与支出零元两种情况，在医疗服务需求上几乎是无任何差异的，且将过少的医疗费用开支视为有医疗服务需求也并不合理，因此本研究将医疗费用总支出 100 元以下的老人（占总样本比例的 20.8%）统一视为无医疗服务需求。这样在全部样本中，79.2% 的老人都产生过医疗服务需求，20.8% 的老人未产生过医疗服务需求（见表 3 - 11）。

首先，通过对不同家庭经济状况老人的医疗服务需求进行比较[1]，低、中、高收入家庭的老人发生医疗服务需求的比例分别为74.3%、77.5%、80.4%，其中，高收入家庭的老人发生医疗服务需求的比例最高，低收入家庭的老人产生医疗服务需求的比例最低；与之相反，低收入家庭中老人没有产生医疗服务需求的比例则相对最高，高收入家庭最低。其次，通过对老人是否享有医疗保障进行比较，无、有医疗保障的老人发生医疗服务需求的比例分别为78.4%和73.4%，即有医疗保障的老人产生医疗服务需求的比例比无医疗保障的老人要低出5%。通过以上对比可知，家庭经济状况与医疗保障是影响老人产生医疗服务需求的重要因素。最后，从不同地区来看，老人产生医疗服务需求的比例中，中部地区最高，西部地区次之，东部地区最低，但整体差距不明显。

表3-11　老人医疗服务需求产生（%）

产生医疗需求	是	否	合计
低收入水平	74.30	25.70	100.00
中收入水平	77.50	22.50	100.00
高收入水平	80.40	19.60	100.00
无医疗保障	78.40	21.60	100.00
有医疗保障	73.40	26.60	100.00
东部地区	73.50	26.50	100.00
中部地区	82.30	17.70	100.00
西部地区	79.60	20.40	100.00
全部	79.20	20.80	100.00

---

[1]　将调查对象中家庭年收入在1000-19 999元的划分为低收入者，家庭年收入在20 000-59 999元之间的划分为中收入者，家庭年收入在60 000元及以上的划分为高收入者，下同。

二、医疗服务需求的水平

老人的医疗服务需求水平将根据老人年总医疗费用情况（调查问卷中的问题：过去一年实际花费的医疗费用总计）分成三个不同的等级，年总医疗费用在 0 - 2000 元间的属于低需求水平，在 2001 - 10 000元间的属于中需求水平，在 1 万元以上的属于高需求水平（见表 3 - 12）。

从城乡样本来看，城镇老人在中、高需求水平的分别比农村老人高 5.3% 和 6.9%，在低需求水平的比农村老人低 12.2%。从性别角度来看，男性与女性老人的医疗处于低需求水平的比例最高，中需求水平次之，高需求水平所占比例最少，男性老人在低需求水平的比女性老人少 4.5%，在中、高需求水平的分别比女性老人高 0.4% 和 4.1%。从医疗保障来看，无医疗保障比有医疗保障的老人在低需求水平所占比例高出 13.6%，但在中、高需求水平所占比例分别低 7.5% 和 6.1%。从总样本来看，老人年总医疗费在低、中、高需求水平区间的分别占 69.3%、21.3% 和 9.4%，即七成老人属于低需求水平。

以上分析表明，一方面，老人医疗服务需求水平总体上还属于低需求水平，另一方面，老人医疗服务需求水平与城乡、性别、医疗保障显著相关。城镇老人比农村老人的医疗服务需求水平高，男性老人比女性老人的医疗服务需求水平高，有医疗保障老人比无医疗保障老人的医疗服务需求水平高。

表 3 - 12   老人医疗服务需求水平（%）

医疗服务需求水平区间（元）	低需求水平 0 - 2000 元	中需求水平 2001 - 10 000 元	高需求水平 10 000 元以上	合计
城镇	63.30	23.50	13.20	100.00
农村	75.50	18.20	6.30	100.00
男性	66.40	21.30	12.30	100.00

续表

医疗服务需求 水平区间（元）	低需求水平 0 - 2000 元	中需求水平 2001 - 10 000 元	高需求水平 10 000 元以上	合计
女性	70.90	20.90	8.20	100.00
无医疗保障	73.50	19.20	7.30	100.00
有医疗保障	59.90	26.70	13.40	100.00
全部	69.30	21.30	9.40	100.00

第三节　老人医疗服务需求支撑及影响因素

一、老人医疗服务的三大需求支撑

（一）经济来源

据表 3 - 13 可知，首先从性别的角度看，男性老人中主要生活来源排在前三位的依次是家庭成员、退休金和自己劳动，而女性老人中主要生活来源排在前三位的依次是家庭成员，退休金和政府社团。同时，女性老人中主要的生活来源依赖家庭成员和政府社团所占比例均高于男性老人，而依靠自己的退休金和劳动所得所占比例均低于男性老人。其次从婚姻的角度来看，丧偶老人的主要生活来源依赖家庭成员的比例达到 71.5%，而有偶老人中生活来源依赖家庭成员的占44.3%，无偶老人则仅占 18.7%。丧偶老人对家庭成员的经济依赖程度比有偶老人更强，其对自己退休金和劳动所得的经济依赖程度比有偶老人更弱。

以上分析表明，一方面，无论是男性老人还是女性老人，主要生活来源依赖家庭成员的仍然占绝大部分，且女性老人比男性老人在生活来源上对家庭成员的依赖程度更强，同时女性老人在对政府社团的依赖程度上也比男性老人更强，而对自己退休金和劳动所得的依赖程度却远弱于男性老人，这表明女性老人的生活经济收入水平低，劳动所得也很低，养老能力也更差，这与日常生活中女性劳动者工作中的能力与收入普遍低于男性劳动者的这种社会状况是相关的。另一方面，绝大部分老人丧偶后，尤其是女性丧偶老人，生活经济水平大幅度下降，对家庭成员、政府社团的经济依赖程度不断加强。这与王莉莉（2011）对女性丧偶老人的经济和养老状况的分析，以及对女性丧偶老人生活状况进行深度访谈得出的结论一致。[1]

表 3 - 13　老人主要生活来源（%）

	退休金	家庭成员	政府社团	自己劳动	其他	合计
男性	30.50	46.30	5.60	12.70	4.90	100.00
女性	13.20	70.60	6.70	4.10	5.40	100.00
有偶	31.30	44.30	4.90	15.20	4.30	100.00
无偶	18.10	18.70	41.20	10.40	11.60	100.00
丧偶	14.20	71.50	6.80	3.30	4.20	100.00
全部	17.80	65.10	6.40	7.80	2.90	100.00

（二）生活照料

据表 3 - 14 可知，老人的生活照料来源主要有家庭成员、朋友邻居、社会服务、保姆及无人帮助五种类型。首先从性别的角度来看，男性老人与女性老人在五种生活照料上无显著差异；其次，从婚姻角度来看，有偶、无偶和丧偶老人的生活照料都主要依赖家庭成员，但无偶老人因未组建自己的家庭，依赖家庭成员进行生活照料所占比例与有偶和丧偶老人相比要低 60% 左右，而在依赖朋友邻居和社会服务进行生活照料上所占比例与有偶和丧偶老人相比分别要高 20% 与 10%

---

[1]　王莉莉："女性丧偶老年人的养老保障状况分析"，载《南方人口》2011 年第 2 期。

左右。总体来看，家庭成员是老人最主要的生活照料者，其次是保姆，朋友邻居和社会服务为老人提供生活照料的比例都较低，而且处于无人帮助状态的老人比例高达10%。

以上分析一方面反映了家庭成员是老人最主要的生活照料提供者，即家庭在老人日常生活中占主导地位；另一方面也反映出我国社会服务和人情温暖的缺失，当家庭无法为老人的生活提供照料时，其首先考虑到的是通过经济手段雇佣保姆，而非求助社会和朋友邻居。随着经济发展水平的提升，社会道德文明未与其同步发展，相关政府部门的老年服务功能失灵，这是我国进入老龄化社会后政府部门亟待加强与完善的重点内容之一。

表 3 – 14　老人生活照料者（%）

生活照料	家庭成员	朋友邻居	社会服务	保姆	无人帮助	合计
男性	80.20	2.90	0.80	5.70	10.40	100.00
女性	80.90	2.30	0.70	5.70	10.40	100.00
有偶	85.30	1.80	0.40	5.20	7.30	100.00
无偶	18.40	20.80	12.70	5.30	42.80	100.00
丧偶	78.60	2.80	0.50	5.80	12.30	100.00
全部	80.40	2.70	0.60	5.60	10.70	100.00

（三）精神慰藉

本研究中老人的精神慰藉将主要从生病照顾和聊天对象两方面来反映。

一是老人生病照顾者，见表3–15。从性别角度来看，男性与女性老人在生病时，其照顾者无明显差异；从婚姻的角度来看，有偶与丧偶老人在生病时，其照顾也无明显差异，但是无偶老人在生病时，仅有41.4%的老人能得到家庭成员的照顾，22.3%和6.4%的老人需要依赖社会服务和朋友邻居，还有高达27.9%的老人处于无人帮助状态。总体来看，家庭成员为老人提供生病照顾的比例除无偶老人外，在其他老人群体中均占90%以上，即家庭成员是老人生病时的主要照顾者，朋友邻居、社会服务、保姆等为老人提供生病照顾的比例都较低。

二是老人的聊天对象，见表3-16。从性别角度来看，男性老人与女性老人的聊天对象无显著差异；从婚姻角度来看，有偶、丧偶、无偶老人与家庭成员交流沟通所占比例分别为90.9%、67.6%、32.6%，有偶老人与家庭成员的交流沟通程度最深，丧偶老人次之，无偶老人最低。从总体来看，家庭成员是所有老人群体最主要的交流对象，其次是朋友邻居，而社会工作者、保姆所占比例都较低。

通过以上分析可知，老人主要通过与家庭成员进行交流沟通来获得精神慰藉，社会只能为极少部分老人带来精神慰藉。根据现实情况可知，年轻人基本都为生活而忙碌，与老人交流沟通的时间极少，而这极少的交流沟通竟然是老人最主要的精神慰藉，这体现了我国老年服务功能的严重失灵。

表3-15　老人生病照顾者（%）

生病照顾	家庭成员	朋友邻居	社会服务	保姆	无人帮助	合计
男性	94.40	0.50	1.40	1.90	1.80	100.00
女性	94.70	0.90	1.20	1.50	1.70	100.00
有偶	97.60	0.10	0.60	0.90	0.80	100.00
无偶	41.10	6.40	22.30	2.30	27.90	100.00
丧偶	93.00	1.10	1.50	2.40	2.00	100.00
全部	94.50	0.80	1.30	1.70	1.70	100.00

表3-16　老人聊天对象（%）

聊天对象	家庭成员	朋友邻居	社会工作者	保姆	无人	合计
男性	78.90	14.20	0.50	1.10	5.30	100.00
女性	75.40	15.90	0.50	0.80	7.40	100.00
有偶	90.90	7.30	0.20	0.00	1.60	100.00
无偶	32.60	46.40	2.00	0.20	18.80	100.00

聊天对象	家庭成员	朋友邻居	社会工作者	保姆	无人	合计
丧偶	67.60	21.30	0.70	1.20	9.20	100.00
全部	75.70	16.40	0.50	0.80	6.60	100.00

通过以上三大需求支撑的总体分析可知，婚姻状况是影响老人医疗需求或者家庭支持的重要因素。首先，婚姻状况能对老人的老年生活质量及健康需求产生影响，因为家庭是老人经济支持、日常生活料理的主要支撑；其次，婚姻状况更多地表现为日常生活料理和精神慰藉。所谓"少来夫妻老来伴"，老人配偶是老年精神慰藉与生活照料的最大源泉。对于丧偶老人，则只能从子女或社会服务方面来寻找精神慰藉或生活照料的支柱。

二、老人医疗服务需求的影响因素分析

据相关调查统计，老人的医疗费用占全国总医疗费用的近80%。老人的医疗费用支出比年轻群体的医疗费用支出至少高出3倍。[1]因此老人医疗费用现已成为全国总医疗费用的主要构成部分，从侧面反映出老人医疗服务需求量的增加。通过相关研究，现总结以下影响老人医疗服务需求的因素：

第一，老人带病期限长。随着现代化技术与生活质量的提升，老人的预期寿命也随之延长，从中华人民共和国成立前的49岁现已延长至75岁左右。老人进入老年期后，生理功能会逐渐衰退，其患病率、患病种类都不断上升，但由于医疗技术的进步，许多疾病都可以通过医疗手段得到一定程度的控制与治疗，但这种控制与治疗的期限较长，且不断反复。因此，有研究显示老人在60岁以后，生活中有近60% -

---

〔1〕　刘雪："人口老龄化背景下城镇老人医疗需求研究"，2007年吉林大学硕士学位论文。

80%的时间都处于带病期。

第二，老人慢性病患病率较高。老年慢性病一般无法彻底治愈，且在治疗的过程中容易引发其他病症，治疗难度大，因此其住院率也很高，进而引起医疗费用上涨。一般老人患慢性病的数量远远高出其他人群，随着老龄化趋势的加强，其对医疗保险与医疗服务质量的需求也进一步扩大。

第三，老人需要更多的医疗护理。随着我国四二一式结构的家庭增多，原有的家庭养老功能日渐减弱，许多家庭的年轻人因工作原因而无法为老人提供日常照顾与生病护理服务。因此老人一旦生病或住院，对医疗护理服务的需求会快速上升，尤其是高龄带病老人，其起居照料及看病治疗都需要专人服务，而这种医疗护理的费用也相当昂贵，据保守估计，每位老人每年至少需要上万元医疗护理支出。

第四，医疗保障。随着我国医疗保障制度的不断完善，老人的医疗保障覆盖面也越来越广，医疗保障一定程度上缓解了老人就医的经济困境，释放了老人的合理医疗需求。尤其是在享受公费医疗的老年群体中，其医疗服务需求量明显增加，部分老人甚至存在过度医疗需求的现象，这也是导致老人医疗费用高涨的重要原因。

本章小结

本章重点根据2014年的全国老年人口健康状况调查数据，介绍我国老人医疗服务供需特征与现状。首先描述了老人医疗保障参与与支付使用及医疗服务的供需特征。其次分析了老人医疗服务需求的选择现状，为下一章实证分析中的变量选择提供依据。最后对老人医疗服务需求的三大支撑及其影响因素进行了归纳总结。

第四章　医疗服务需求研究指标、模型与样本特征

　　本章首先对医疗服务需求的主观和客观指标进行了梳理与分析，然后介绍了医疗保障与我国老人医疗服务需求研究的相关指标、变量和样本特征等问题，为第五章的实证检验作铺垫，解决的仍然是如何评价医疗保障对医疗服务需求影响的问题。本文依托北京大学及中国老龄科研中心"全国老人口健康状况调查"，对 2014 年的调查数据从个体特征、家庭与社会特征、风险与行为特征三方面进行归纳整理与分析。

第一节　医疗服务需求指标研究进展

一、主观指标研究进展

　　目前学者一般采用居民的"健康状况"作为测量其"医疗服务需求"的标准，而"健康状况"又可分为专家客观评定的健康需求和居民的自评健康需求。这两种健康需求有重叠之处，即部分"健康需求"是专家和居民同时认定的。世界卫生组织一般采用"按生命质量调整年估计的健康预期寿命"作为一个地区健康水平的衡量指标。

　　目前，关于老人健康影响因素的研究已经取得了丰硕的成果。其中，国外成果起步早，已有较系统、完整的结论。如 Allsop（2003）

指出影响健康的因素可归为四类，即经济地位、家庭遗传病症情况、生活习惯、生活环境。其它学者，比如 Fuches 研究老年人的死因，发现是否吸烟这个因素对老年人的健康影响确实很大，并通过大量的统计数据证实了生活方式与健康之间的关系。国内学者对健康影响因素的研究较晚，大多是基于国外学者的研究基础。国内学者倾向分析以下三类因素对健康状态的影响，且多采用定量研究的方式：第一，个体因素，如被学界广泛认同的受教育程度、婚姻状况、性别等。程令国、张晔、沈可（2014）对不同教育水平的老人之间的健康水平差异进行分析。研究发现，老年人的受教育程度越高，经济条件越好，与其可利用的医疗资源成正比。多样化的保健活动、高层次的护理服务等，更容易促进健康水平的提升，有利于提升老年人的健康水平。这与 Grossman 指出教育对健康的影响结论相一致。江求川、张克中（2013）利用宗教信仰与健康的相关面板数据，发现参加宗教活动更有助于减弱老人的寂寞感，也有助于提升老人的健康水平。第二，家庭因素。家庭因素中多以代际支持为研究因素，分析代际支持对老人健康的积极影响。代际支持具体可分为经济支撑、生活照料及情感支撑。陈巧依、余昌妹等（2012）对温州市老年人调查后研究发现，老人的居住面积、居住环境适宜程度（如通风、采光条件）等因素与老年人的身体健康呈正向关系。刘西国（2015）研究发现，健康投入的增加显著提升了老人对自身健康水平的评价。王萍、李树茁（2012）发现，能享受到经济、生活照顾的老人的健康水平显著优于未受到经济、生活照顾的老人的健康水平。第三，社会经济因素。于大川、丁建定（2016）采用倾向评分匹配，发现社会医疗保险对老人的健康自我评价和自我照顾能力方面所起效果并不理想，但对老年人认知功能确实有显著改善。王新军、郑超（2014）、胡静（2015）等通过实证分析得出，医疗保险在提高老年人医疗服务使用、降低疾病风险、降低家庭医疗费用等方面发挥了重要作用。胡宏伟、李玉娇（2011）提出医疗服务可及性是衡量医疗卫生服务的重要因素，实证分析后指出，老年人对医疗服务的获取和利用对其健康有重要的影响。另一些学者通过研究证明，老年人的健康水平与其社会地位密切相关。如骆琪、阎国光（2012）指出社会经济地位直接影响老年人的健康，老年人收入水平越高，健康状况更好。徐雷、余龙（2016）通过选取户籍、收入、政治地位等因素对老年人健康差距进行比较后指出，社会经济地位对老年人的健康有显著的促进作用。虽然在国外相关研究中，学者并不将医疗保险视为影响健康的主要因素，但由于我国社会保险发展的特殊性，国内学者从国情出发，对社会保险在发展中呈现的问题与特点等给予了特别关注。

近年来，"健康的自我评价、预期寿命、健康调整寿命年（HALE）、生存质量（HR-QoL）、减寿年限（PYLL）、伤残调整寿命年（DALY）、日常生活功能评价"等相关研究不断涌现，为医疗卫生资源的配置和医疗服务供给的规划提供了评判依据。如 Brook et al（1983）、Valdez et al（1985）选取自我健康评估及健康检查的血压、视力等生理指标进行分析，Newhouse, Friedlander（1980）[1]选择美国 1959 年到 1962 年间个人健康检查的调查资料作为分析医疗服务需求的基础。梁宏（2003）选择老人自评健康状况作为分析老人医疗服务需求的指标，指出现有的医疗服务及其设施未能有效满足老人的医疗需求，无法为老人提供足够方便的医疗服务。[2]之后张明新、方鹏骞、张佳慧等（2006）[3]、王红玲（2001）[4]、高利平（2011）[5]、赵忠（2006）[6]、

〔1〕　Newhouse, J. P. L. J. Friedlander, "The Relationship Between Medical Resources and Measure of Health: Some Additional Evidence", *Journal of Human Resources*, 1980, 15 (2): 411–436.

〔2〕　梁宏："北京市老年人健康与医疗状况分析"，载《市场与人口分析》2003 年第 1 期。

〔3〕　张明新等："湖北省农村 65 岁以上老年人口健康状况及卫生服务需求调查"，载《医学与社会》2006 年第 6 期。

〔4〕　王红玲："中国城镇职工健康及医疗服务需求的模型分析"，载《统计研究》2001 年第 5 期。

〔5〕　高利平："山东省老年人口健康状况及影响因素研究"，2011 年山东大学博士学位论文。

〔6〕　赵忠："我国农村人口的健康状况及影响因素"，载《管理世界》2006 年第 3 期。

齐良书（2006）[1]等都曾将健康状况作为分析医疗服务需求的指标。而赵忠、侯振刚（2005）使用了生活质量指标（QWB, Quality of Well-being Scale）作为测量健康状况的指标，[2]樊明（2002）[3]、魏众（2004）[4]、高梦滔（2004）则从不同方面的相关健康状况的调查问题中提取反映健康的公共因子来衡量健康水平。[5]黄枫、甘犁（2010）利用扩展的 Kaplan – Meier 生存函数估计平均生存时间来测量健康水平。[6]

　　但是"健康状况""预期寿命""生存质量（寿命年限）"等都是一种主观的评价标准，那么如何从医疗服务需求的主体，即患者的角度去客观评价其真正需要的和已经使用的医疗服务呢？对此还需要了解和分析医疗服务需求的客观指标。

二、客观指标研究进展

　　基于医疗服务需求具有难以量化的特征，不同的文献中对于医疗服务需求的客观评价提出了不同的度量指标。综合既有实证研究中关于医疗服务需求的客观指标选取来看，医疗服务需求一般采用医疗服务的实际利用情况来表示，即采用卫生类指标，如医疗服务支出、门诊就诊次数和住院天数等。选取住院与门诊支出、全部医疗支出作为

---

　　[1]　齐良书："收入、收入不均与健康：城乡差异和职业地位的影响"，载《经济研究》2006 年第 11 期。

　　[2]　赵忠、侯振刚："我国城镇居民的健康需求与 Grossman 模型——来自截面数据的证据"，载《经济研究》2005 年第 10 期。

　　[3]　樊明：《健康经济学——健康对劳动市场表现的影响》，社会科学文献出版社 2002 年版，第 72 – 75 页。

　　[4]　魏众："健康对非农就业及其工资决定的影响"，载《经济研究》2004 年第 2 期。

　　[5]　高梦滔："失业与下岗对健康的影响分析"，载《中国初级卫生保健》2004 年第 9 期。

　　[6]　黄枫、甘犁："过度需求还是有效需求？——城镇老人健康与医疗保险的实证分析"，载《经济研究》2010 年第 6 期。

医疗服务需求指标的相关文献研究有：Rosett and Huang（1973），Manning et al（1987）[1]，王红玲（2001）[2]，刘雪（2007）[3]；选取人均看病次数、门诊次数、手术次数、就诊率作医疗服务需求指标的文献研究有：Grossman（1972）[4]，Newhouse，Friedlander（1980）[5]，刘国恩（1999）[6]，选取人均住院次数、住院天数、住院次数等作为医疗服务需求指标的有：Folland（1997）[7]，Phelps（1997）[8]，Manning et al（1987）[9]，郭婷婷（2006）[10]。

　　当然，也有少部分学者选取医疗类指标，如医疗质量、医疗费用支出、医疗负担、医疗及时性等。学者们在研究健康（医疗）问题时为计算方便，习惯性采用无病天数或有病时间内产生的费用（直接和

〔1〕　Manning, Willard, G., Joseph P. Newhouse, NaihuaDuan, Emmett B. Keeler, Arleen Leibowitz, and M. Susan Marquis, "Health Insurance and Demand for Medical Care: Evidence from a Randomized Experiment", *American Economic Review*, 1987（June）, 77: 251 - 277.

〔2〕　王红玲："中国城镇职工健康及医疗服务需求的模型分析"，载《统计研究》2001 年第 5 期。

〔3〕　刘雪："人口老龄化背景下城镇老人医疗需求研究"，2007 年吉林大学硕士学位论文。

〔4〕　Grossman. M., *The Demand for Health: A Theoretical and Empirical Investigation*, NewYork: Columbia University Press, 1972.

〔5〕　Newhouse, J. P. L. J. Friedlander., "The Relationship Between Medical Resources and Measure of Health: Some Additional Evidence", *Journal of Human Resources*, 1980, 15（2）: 411 - 436.

〔6〕　刘国恩："中国城市医疗改革经济分析：镇江医改试点评估报告之一"，载徐滇庆等主编：《中国社会保障体制改革》，经济科学出版社 1999 年版，第 625 - 644 页。

〔7〕　Folland S., *The Economics of Health and Health Care*. Upper Saddle River. NJ. Printice - Hall Inc, 1997.

〔8〕　Phelps C E., *Health Economies*. Newyork . Addison - Wesley Educational Publishers Inc, 1997.

〔9〕　Manning, Willard, G., Joseph P. Newhouse, NaihuaDuan, Emmett B. Keeler, Arleen Leibowitz, and M. Susan Marquis, "Health Insurance and Demand for Medical Care: Evidence from a Randomized Experiment", *American Economic Review*, 1987（June）, 77: 251 - 277.

〔10〕　郭婷婷："城市贫困人口卫生服务状况及医疗保障研究"，2006 年山西医科大学硕士学位论文。

间接）来衡量疾病损失。但准确来说健康投资收益应通过医疗服务的投入（医疗支出）或疾病损失（医疗负担）的减少等来间接衡量。相关文献研究有：王平、林晓林、张黎明等（1997）[1]，顾大男（2002）[2]，刘国恩、蔡春光、李林（2011）[3]，陈瑶、熊先军、刘国恩等（2009）[4]。杨清红（2013）[5]选取医疗支出、家庭医疗负担、医疗及时性等；Sahn et al（2003）[6]、Kaija and Okwi（2006）[7]、Wagstaff and Lindelow（2008）[8]选取医疗质量、医疗费用支出、就医及时性等；Dercon（2000）[9]，朱莉华、曹乾、王健（2009）[10]，高建民、周忠良（2007）[11]，高建民、周忠良、闫菊娥等（2010）[12]，

〔1〕 王平等："不同医疗保障形式人群的就医行为调查"，载《卫生软科学》1997年第5期。

〔2〕 顾大男："中国高龄老人就医及时性状况研究"，载《人口学刊》2002年第3期。

〔3〕 刘国恩、蔡春光、李林："中国老人医疗保障与医疗服务需求的实证分析"，载《经济研究》2011年第3期。

〔4〕 陈瑶等："我国医疗保险对城镇居民直接疾病经济负担影响研究"，载《中国卫生经济》2009年第2期。

〔5〕 杨清红："医疗保障对老年人家庭医疗负担的经济效应——关于医疗保障与老年人医疗服务需求"，载《人口与经济》2013年第6期。

〔6〕 Sahn, D. E.; Younger, S. D. and Genicot, G., "The Demand for Health Care Services in Rural Tanzania", *Oxford Bulletion of Economics and Statistics*, 65（2）: 241 – 260, 2003.

〔7〕 Kaija, D. and Okwi, P. O., "Quality and Demand for Health Care in Rural Uganda: Evidence from 2002/03 Household Survey", a paper prepared for the UNU – WIDER Conference on Advancing Health Equity, Helsinki, September 29 – 30, 2006.

〔8〕 Wagstaff A, Lindelow M., "Can insurance increase financial risk: The Curious Case of Health Insurance in China", *Journal of Health Economics*, 2008, 27（4）: 990 – 1005.

〔9〕 Dercon S, P Krishnan, "In Sickness and in Health: Risk – sharing within Households in Rural Ethiopia", *Journal of Political Economy*, 2000, 108: 688 – 727.

〔10〕 朱莉华等："居民健康与卫生保健及医疗服务的可及性关系——基于CHNS 2006年数据的实证研究"，载《经济研究导刊》2009年第13期。

〔11〕 高建民、周忠良："互助医疗改善卫生服务公平性的效果评价"，载《中国卫生经济》2007年第10期。

〔12〕 高建民等："我国基本医疗保障制度卫生服务可及性实证研究"，载《中国卫生经济》2010年第7期。

陈英耀、王立基、王华（2000）[1]，杨清红（2012）[2]选择医疗服务可及性来分析医疗服务需求。

　　截至目前，相关学者还未达成统一的、较规范的衡量指标。本研究将从医疗保障的角度出发，研究医疗保障对老人医疗服务需求的影响。根据研究需求，将选取医疗类指标中的家庭医疗负担、医疗及时性、医疗费用支出作为需求研究点，还选取卫生类指标中的就诊率、住院率作为过度需求研究点。具体见表4－1。

表4－1　医疗服务需求常用度量指标

客观指标		主观指标
卫生类	医疗类	
医疗支出　住院与门诊支出	医疗费用支出	健康状况
全部医疗支出	家庭医疗负担	预期寿命
门诊服务　人均看病次数	就医及时性	健康调整寿命年
门诊概率/次数	医疗质量	生存质量
住院服务　手术次数	医疗服务可及性	减寿年限
人均住院次数		
年住院率		

　　注：本表所列医疗服务需求指标是根据上述相关文献资料整理而来。

　　[1]　陈英耀等："卫生服务可及性评价"，载《中国卫生资源》2000年第6期。
　　[2]　杨清红："农村医疗卫生服务的可及性研究——基于CHNS数据的实证分析"，载《暨南学报（哲学社会科学版）》2012年第8期。

第二节 研究设计与研究假说

一、研究设计

由导论中数据来源可知，本文是以北京大学健康老龄与发展研究中心的调查问卷及数据为研究基础，[1]在此将对下文中用到的问卷内容与数据质量等研究设计作简单的介绍。

该调查是通过老年人口健康状况调查问卷与家庭健康询问员相结合，采取入户调查的方式。一方面为使调查的地区和老年居民有足够的代表性，另一方面也为达到经济有效的目的，调查过程中选用多阶段分层整群抽样的方法。而调查问卷也是由北京大学健康老龄与发展研究中心设计，在全国征集工作人员并成立、培训调研小组来协助完成的。问卷主要由基础与跟踪调查、健康状况两部分组成。其中，基础与跟踪调查部分覆盖了老人的个人信息、家庭结构及社会背景、自评健康与生活状况、个性特征、智商、生活方式、收入来源、生活照料（者）、能否及时就诊与医疗保障形式等资料；而健康状况部分又包括老人的生活自理能力、认知功能、自评与他评健康、自评各种慢性病患病率等资料。

此外，北京大学健康老龄与发展研究中心为确保问卷的调查质量，正式调查前制定了严格的调查误差控制机制和相关措施，做好以下几点工作来确定调查质量：一是调查员必须参与调查前培训，做好充分的调查准备。组织此调查的各地老龄工作部门每次都会组织正规的事前调查培训指导与调查说明，让临时组织的调查员尽量具备专业调查

---

[1] 北京大学健康老龄与发展研究中心：《2014 年全国老人口健康状况调查研究》，http://web5.pku.edu.cn/ageing/html/detail_project_1.html，最后访问日期：2020 年 1 月 5 日。

员的基本素质。二是要求调查员对每位老人都做到"自查、互查、抽查和逻辑校验"的审核工作。争取将调查现场发现的问题及产生的小差错消灭在萌芽状态，不留后遗症。三是调查组必须严格按调查样本点入户调查。调查指导员对已完成的调查问卷，采取检查、审核、复核的方式，对有疑问的问卷通过回访抽查以确定最终数据。经过他们的精心组织、调查员的专业态度及调查组严格的检查与审核措施，该调查的数据质量符合研究设计的要求。

这样比较全面的资料为研究老人健康与医疗保障提供了一个很好的、多方面的数据，并且在反映全国水平上有比较好的代表性。2014年组织开展的第七次中国老年健康影响因素跟踪调查，是根据 2011 年调查对象名单，对参加 2011 年调查的对象进行的跟踪调查。由于本研究主要关心的是医疗保障对老人医疗服务需求的影响，因此实证分析中除利用个人资料数据外，重点关注和分析的是医疗保障与医疗服务需求的相关数据。基于调查对象为 65 岁以上老人，同时部分老人由于记忆原因不能准确回答子女供养、医疗费用支出等情况，所以，研究中删除了缺乏相关变量及部分资料的样本。最后，为保证研究的科学性与有效性，选择纳入分析的存活样本数量为 2863 个，其中，城市样本数量有 1658 个，农村样本数量有 1205 个，分别占总样本的 57.9%和 42.1%。

二、研究假说

为了简化分析，本文作出如下假说：

假说一：在医疗服务市场上，医疗保障、医疗服务的价格和质量、家庭收入状况、健康状况和疾病的严重程度等都是影响老人医疗服务需求的重要因素。

老人身体产生疾病后，首先会依据拥有的健康知识对自身疾病、当地医疗服务价格及就诊的便利性等进行初步判断，然后对医疗服务的需求量、需求程度以及其经济支付能力水平作初步的预算与准备来决定最终是否进入医疗服务市场；若进入后，老人还会基于病情的严重程度与家庭经济等因素，选择适合自己的服务价格、服务质量及服务可及性等。同时会详细了解其所属医疗保险的报销总额与报销范围，最终确定就诊的医疗服务机构及服务种类。因此，老人患病严重程度、家庭收入水平、医疗保障水平、医疗服务价格等对老人的医疗服务需求有显著影响，且这种影响具有群体性差异。

假说二：医疗保障能降低老人获得医疗服务的成本，提升其医疗服务需求。但因其需求价格弹性很低，导致医疗保险所起的促进效果很有限。

老人愿意参加医疗保障制度，主要基于医疗保险可以为其承担部分医疗费用，可间接降低获取医疗服务的成本，即降低了老人自付的医疗费用。因此老人对医疗保险参与的态度是否积极实质是对医疗服务价格所作出的反映。如果医疗服务需求的价格属于高弹性，其价格的降低不仅可以降低老人消费医疗服务的成本，而且能显著提升老人对医疗服务的消费需求。但实际情况是，医疗服务市场具有的信息不对称性和医疗技术的复杂性及风险性，老人在享受医疗服务的过程中也同时面临着一系列风险，因此医疗保险虽然降低了老人获得医疗服务的成本，但只能在很小程度上促进其医疗服务需求。

假说三：不同的医疗保障水平，对老人的医疗服务需求的影响有显著性差异，导致老人存在差异化的医疗服务需求。

一方面，我国不同地域的经济发展程度不一样，致使医疗资源分布不均衡，城乡家庭收入水平也相差甚远，因此，不同的老年群体的医疗服务资源的可得性有显著差异。另一方面，由于我国城乡地区、不同区域内的经济发展水平具有显著差异性，致使老人参与的医疗保险制度不统一，其保障水平和保障范围有很大区别。因此，城乡老年群体通过其参与的医疗保险获得的医疗服务水平和医疗服务质量也有显著差异。如享受公费医疗保险的公务员老年群体，其自付医疗费用基本为零，进而导致对医疗服务的需求水平和质量要求很高。而享受农村合作医疗保险的老年群体，其自付医疗费用比例较高，一般是根据自身的经济支付能力选择相应的医疗服务需求。

假说四：医疗保障降低了患者获得医疗服务的成本，容易导致老人产生过度医疗服务需求。

过度医疗服务需求产生的原因很多，既有老人及其家人就医的观念误区，如认为进口药和大型医疗检查的医疗质量更高，而医生又在经济利益的驱动下，刻意引导患者使用更多、更贵的医疗服务，如夸大病情、过多依赖医疗器械检查、开进口药等。医疗供求双方都是导致过度医疗需求产生的重要影响因素，但这种过度需求的产生有一个中介物即医疗保障，正是因为医疗保障能够帮助患者承担部分医疗服务费用，降低了老人获得医疗服务的成本，所以老人及其家人更容易接受价格昂贵的医疗服务，而医生也是借助于医疗保障，诱导患者及其家人更多使用在医疗保障报销范围内的医疗服务种类，以便患者更容易采纳其高价格的治疗方式。

第三节　变量设定与模型构建

一、变量设定

（一）因变量选择

根据本研究的核心问题，即度量医疗保障制度对老人医疗服务需求的影响，具体反映在三个方面：一是老人家庭医疗负担（用老人家庭自付医疗费用与老人家庭总医疗费用的比例表示，其中医疗费用是老人门诊和住院费用的总和）；二是老人及时就医情况；三是老人过度医疗服务需求问题。为研究前两个问题，我们选取老人家庭自付医疗费用与总医疗费的比值（代表家庭医疗负担率）、患病能否及时就医作为因变量，由于老人家庭支付医疗费用与总医疗费呈偏态分布，均采用对数形式。为研究第三个问题，我们将小病是否就诊、重病是否住院及老人健康状况（主观、客观）等作为因变量。

(二) 自变量选择

由前文中文献研究可知，有很多因素对居民的医疗服务需求能产生影响，如就医成本、自身健康水平、经济状况、医疗技术与医疗设施及个人与家庭特征等。本文根据使用数据的特征，参考健康与医疗服务需求的经典模型并加以运用，结合老人特征，把医疗服务需求的决定因素归为五大类：个体变量、家庭变量、社会变量、风险变量及行为变量，可以用下式表示：

$$y = f(X_g, X_j, X_s, X_f, X_x)$$

其中，y 表示医疗服务需求，如家庭医疗负担、能否及时就医。X_g 是个体变量，包括年龄、性别、婚姻状况、受教育程度；X_j 是家庭变量，包括家庭年收入、子女供养费、居住方式；X_s 是社会变量，包括医疗保障、户籍、省份；X_f 是风险变量，主要指决定个人医疗需求的指标，即健康状况（健康自评、近两年是否患重病、患慢性病次数）；X_x 是行为变量，包括抽烟、喝酒、锻炼行为。其中，医疗保障既可作为整体变量，[1]也可作为分类变量，即分为公费医疗、职工医疗、合作医疗和居民医疗四种形式（因参与商业医疗保险的老人仅占样本总比例的 0.46%，在此不予讨论），收入是一个重要变量，模型中家庭年收入采用去年全年总收入的对数值。此外，家庭是老年群体生活中最主要的生活与经济支柱，因此子女对老人的供养费也是影响其医疗需求的重要因素，子女供养费也采用对数值。考虑到我国城乡地区、不同区域内的经济发展水平具有明显的差异性，因此户籍和地区变量也应该纳入老人医疗服务需求的分析。

变量说明及其描述性统计见表 4 - 2。

---

　　〔1〕　根据研究内容的需要，医疗保障既可作为整体变量也可作为分类变量。因医疗保障的支付使用率明显小于其参与率，通过医疗保障的实际支付使用情况研究其对医疗需求的影响，结果会更加精确。所以在实证模型中医疗保障变量未选择参保情况表示，而是采用问卷中的"医疗费用由谁（哪种保险）支付"，即各种医疗保险的使用支付率来表示。

表 4 – 2　变量说明及其描述性统计

	变量名称	变量取值与分布	均值	标准差
问题1–2	log 家庭自付医疗费	—	3.013	0.713
	log 总医疗费	—	3.061	0.732
	医疗负担率	家庭自付医疗费与实际总医疗费的比值	1.412	0.134
	能否及时就医	否 = 0（0.057），能 = 1（0.943）	1.090	0.396
问题3	小病是否就诊	否 = 0（0.089），是 = 1（0.911）	1.790	0.471
	重病是否住院	否 = 0（0.266），是 = 1（0.734）	2.741	0.671
	近一年健康改善[1]	更差 = 0（0.450），没变 = 1（0.423），好 = 2（0.127）	3.120	1.562
	两周是否患病	否 = 0（0.751），是 = 1（0.249）	1.740	0.512
	两年是否患重病	否 = 0（0.741），是 = 1（0.259）	0.213	0.418
个体	年龄	65 – 79 岁 = 0（0.345），80 – 89 岁 = 1（0.323），90 – 99 岁 = 2（0.293），100 岁及以上 = 3（0.039）	2.420	0.997
	性别	女 = 0（0.493），男 = 1（0.507）	1.570	0.495
	婚姻	无（丧）偶 = 0（0.613），有偶 = 1（0.387）	2.840	1.448
	受教育程度[2]	没上过学 = 0（0.625），小学 = 1（0.326），初中 = 2（0.025），高中、中专 = 3（0.014），大专以上 = 4（0.010）	1.421	4.408

[1]　近一年健康改善的等级太多，进行处理和转化后，将"好多了"与"好一些"合并，"差一些"与"差多了"合并，因为合并的两等级所占比例较小；将"无法回答"与"没变"合并，因为无法回答意味着健康改变不明显。

[2]　老人的受教育程度对应调查问卷中"您一共上过几年学?"这个问题，经过变换处理后将上学年数为 0 的定义为没上过学，1 – 9 年的定义为小学水平，9 – 11 年的定义为初中水平，12 – 15 年的定义为高中、中专水平，16 年以上的定义为大专以上水平。

	变量名称	变量取值与分布	均值	标准差
家庭	log 全年总收入	被调查对象家庭的年收入（元），取值范围为 0 - 10 万	4.043	0.521
	log 子女供养费	被调查对象子女的供养费（元），取值范围为 0 - 10 万	3.137	0.470
	居住方式	养老院 = 0（0.019），独居 = 1（0.168），家人同住 = 2（0.813）	1.180	0.407
社会	医疗保障（整体）	否 = 0（0.893），是 = 1（0.107）	0.186	0.345
	医疗保障（分类）			
	公费医疗	否 = 0（0.952），是 = 1（0.048）	0.053	0.245
	合作医疗	否 = 0（0.251），是 = 1（0.749）	0.830	0.410
	职工医疗	否 = 0（0.898），是 = 1（0.102）	0.120	0.344
	居民医疗	否 = 0（0.911），是 = 1（0.089）	0.080	0.331
	户籍	农村 = 0（0.421），城镇 = 1（0.579）	2.301	0.771
	所在地区	西部省份 = 0（0.190），中部省份 = 1（0.340），东部省份 = 2（0.470）	1.030	0.875
风险	健康状况[1]	不好 = 0（0.149），一般 = 1（0.326），好 = 2（0.324），很好 = 3（0.201）	3.020	1.593
	两年患重病数	——	1.661	10.903
	患慢性病数	——	2.212	3.829
行为	抽烟	否 = 0（0.824），是 = 1（0.176）	1.810	0.467
	喝酒	否 = 0（0.833），是 = 1（0.167）	1.820	0.334
	锻炼	否 = 0（0.688），是 = 1（0.312）	1.650	0.529

　　注：上述变量分类均来源于老年人口健康状况调查问卷。变量的定义根据研究中实证模型的需要，可能有重新归类或定义。其中，"——"表示连续变量。

----

　　[1]　因自评健康状况的等级太多而不能严格区分选择"很不好"和"不好"的老人对健康的评价，因此有必要对以上等级做适当处理和转化。在此把"很不好""无法回答"与"不好"合并。虽然这种合并会造成部分信息的丢失，但基于选择"很不好""无法回答"的样本总比例很小，不会影响总体结果的准确性。

二、模型构建

研究医疗保障对医疗服务需求的影响面临若干方法论的挑战。基于非随机的调查数据，一般采用（半）参数估计法或者构建方程模型等方法达到减少内生性影响的目的（封进、秦蓓，2006）[1]，但涉及医疗服务需求的选择问题时，因考虑到老人的医疗费支出可能产生零值问题，人们常常基于样本选择模型来分析，并使用两阶段法（Heckit）来纠正样本选择性偏差（高梦滔、姚洋，2004[2]；刘国恩、蔡春光、李林，2011[3]）。也有很多学者们通过采用两部模型法[4]来解决医疗服务需求研究过程中产生的零医疗费用问题（林相森、舒元，2007[5]；刘国恩、蔡春光、李林，2011[6]；Mocan et al，2004[7]；Manning et al，1987[8]），且认为两部模型法优于使用样本选择模型

〔1〕　封进、秦蓓："中国农村医疗消费行为变化及其政策含义"，载《世界经济文汇》2006 年第 1 期。

〔2〕　高梦滔、姚洋："性别、生命周期与家庭内部健康投资——中国农户就诊的经验证据"，载《经济研究》2004 年第 7 期。

〔3〕　刘国恩、蔡春光、李林："中国老人医疗保障与医疗服务需求的实证分析"，载《经济研究》2011 年第 3 期。

〔4〕　Cragg（1971）首次提出了"两部模型法"，并对这一方法进行了理论讨论。20 世纪 80 年代初，兰德公司把两部模型法用于实证研究。

〔5〕　林相森、舒元："我国居民医疗支出的影响因素的实证分析"，载《南方经济》2007 年第 6 期。

〔6〕　刘国恩、蔡春光、李林："中国老人医疗保障与医疗服务需求的实证分析"，载《经济研究》2011 年第 3 期。

〔7〕　Mocan, H. N.; Tekin, E. and Zax, J. S., "The Demand for Medical Care in Urban China", *World Development*, 32 (2): 289 – 304, 2004.

〔8〕　Manning, Willard, G., Joseph P. Newhouse, NaihuaDuan, Emmett B. Keeler, Arleen Leibowitz, and M. Susan Marquis, "Health Insurance and Demand for Medical Care: Evidence from a Randomized Experiment", *American Economic Review*, 1987 (June), 77: 251 – 277.

（例如 Duan et al，1983[1]；Duan et al，1984[2]；Leung and Yu，1996）。之后又有部分经济学者通过深入研究后指出，两部模型法在试图让零医疗支出保持一致时反而会带来模型估计结果不一致的问题，这是由于部分医疗服务的利用率很低、就医成本很高的样本特点造成的。针对这些问题，兰德公司通过构建四部模型来消除两部模型产生的缺陷。四部模型法将研究样本分成三组，即在既定时间内未发生医疗支出的零医疗支出样本组、使用门诊服务样本组和使用住院服务样本组，并对非零医疗支出进行对数转换，因而使得医疗支出分布具有无偏性、一致性和近似正态性，有效地消除了两部模型中容易产生的问题，模型估计结果更为准确。王小万（2005），吕美晔、王翌秋（2012）[3]都曾采用四部模型法研究医疗服务需求。

根据以上理论分析可知，研究医疗服务需求的两部、四部模型基本都采用回归分析方法，如四部模型法中的就诊概率模型和住院概率模型都是采用二元 Probit 回归模型，门诊支出模型和住院支出支出模型采用的是对数线性回归模型。此外，对于医疗服务的研究领域的二值响应变量（如能及时就医和不能及时就医）和多项响应变量（如患病轻、中、重）的问题，也有众多学者使用 Logistic 回归模型研究这些离散响应变量与一组解释变量之间的关系。如刘国恩、蔡春光、李林（2011）[4]、杨清红（2013）[5]利用 Logistic 回归模型分析老人及时就

[1] Duan, Naihua, Wilard Manning, Jr., Carl Morris, and Joseph Newhouse, "A Comparison of Alternative Models for the Demand for Medical Care", *Journal of Business and Economic Statistics*, 1 (2): 115 – 126.

[2] Duan, Naihua Willard G. Manning, Jr., Carl N. Morris, Joseph P. Newhouse, "Choosing Between the Sample-Selection Model and the Multipart Model", *Journal of Business & Economic Statistics*, 3, 283 – 289.

[3] 吕美晔、王翌秋："基于四部模型法的中国农村居民医疗服务需求分析"，载《中国农村经济》2012 年第 6 期。

[4] 刘国恩、蔡春光、李林："中国老人医疗保障与医疗服务需求的实证分析"，载《经济研究》2011 年第 3 期。

[5] 杨清红："医疗保障对老年人家庭医疗负担的经济效应——关于医疗保障与老年人医疗服务需求"，载《人口与经济》2013 年第 6 期。

医率的问题；王小万（2005）[1]、王翌秋（2008）[2] 利用 Logistic 回归模型分析医疗服务就诊率的问题；赖国毅（2012）利用 Logistic 回归模型分析医疗保障对老人医疗消费的支出的问题，[3]李晓敏（2009）利用 Logistic 回归模型分析贫困地区农民的就诊率、住院费用等问题，[4]Mocan et al（2004）利用 Logistic 回归模型估计了收入等因素对家庭医疗支出的影响。[5]

此外，林相森、艾春荣（2008）通过建立有序 Probit 回归模型，以患病情况的有序离散变量作为因变量，考虑其与年龄、性别、受教育程度及个人收入等个体特征和经济社会变量对医疗服务需求的影响。[6]赵绍阳（2008）基于 2007 年的城镇居民基本医疗保险跟踪调查数据，建立简单的 Probit 回归模型，对城镇职工基本医疗保险中是否存在逆向选择进行实证检验。[7]李燕凌、李立清（2009）则基于我国五省共计 2327 位农户的调查数据，通过建立多分类变量 Probit 模型，对新型农村合作医疗中的农户参与行为进行实证研究。研究发现，农户参与新型农村合作医疗的行为受个人、家庭特征及其医疗卫生服务需求差异的影响非常显著，且存在一定程度的逆向选择。胡宏伟（2012）采用国务院城镇居民医疗保险调查 2007 年至 2010 年 4 年的数据，运用随机 Probit 模型，研究城镇居民医疗保险与基本医疗卫生服

〔1〕 王小万："居民健康与医疗服务需求及利用的理论与实证研究"，2005 年中南大学博士学位论文。

〔2〕 王翌秋："中国农村居民医疗服务需求研究"，2008 年南京农业大学博士学位论文。

〔3〕 赖国毅："医疗保障与老年医疗消费的实证分析"，载《社会保障研究》2012 年第 6 期。

〔4〕 李晓敏："贫困地区农户医疗服务需求与利用研究"，2009 年华中农业大学博士学位论文。

〔5〕 Mocan, H. N.；Tekin, E. and Zax, J. S.，"The Demand for Medical Care in Urban China"，*World Development*，32（2）：289 - 304，2004.

〔6〕 林相森、艾春荣："我国居民医疗需求影响因素的实证分析——有序 probit 模型的半参数估计"，载《统计研究》2008 年第 11 期。

〔7〕 赵绍阳："我国城镇医疗保险制度改革的实证研究"，西南财经大学 2011 年博士学位论文。

务利用之间的关系，然后对城镇居民医疗保险政策的实施效果进行评估。[1]

　　我们的研究目的是考察以上 5 个层面 16 个自变量是否以及如何影响老人医疗服务需求，医疗保障是重点关注的自变量。因变量一家庭医疗负担率的比重值在 0 - 1 之间，可以采用线性模型进行估计，但因变量二能否及时就医是一个二分类变量，不满足线性回归中关于因变量必须是连续变量这一基本条件。因此根据本研究的数据特点和研究的三个核心问题，分别选择两部模型（two - part model）、Logistic 回归模型及 Probit 回归模型进行分析：

　　第一，两部模型（two - part model）。此模型用于分析医疗保障对减轻家庭医疗负担需求的经济影响。

　　建立家庭医疗支出模型时，若大量老人样本存在零医疗支出，则与样本随机误差正态分布的假设不相符而产生估计误差，Duan et al（1983）通过两部模型来解决此问题。[2]其建模逻辑（Duan et al，1983；Cretin et al，1990[3]）是患者是否决定使用医疗服务，而此决定又取决于自身健康状况和家庭经济水平。若使用则医疗服务使用量的多少一般服从（对数）正态分布。据两部模型的基本假定可知是否产生家庭医疗支出绝非个体的选择，其更多地受外生因素（如医保政策的规定等）的制约。本文的调查结果显示，老人家庭自付医疗支出的均值为 2463.17，标准差为 6094.23，偏度系数为 8.409，峰度系数为 113.23，这说明调查样本的老人家庭医疗支出也呈非正态分布。由兰德实验室提供的两部模型法解决了以上问题。

　　具体地说，两部模型包括两个方程，第一个方程为是否使用医疗

　　[1] 胡宏伟："城镇居民医疗保险对卫生服务利用的影响——政策效应与稳健性检验"，载《中南财经政法大学学报》2012 年第 5 期。

　　[2] Duan. N., W. Manning, et al, "A Comparison of Alternative Models of the Demand for Medical Care", *Journal of Business and Economic Statistics*, 1983, 1: 115 - 125.

　　[3] Cretin, S., N. Duan, et al, "Modeling the Effect of Insurance on Health Expenditures in the People's Republic of China", *Health Services Research*, 1990, 25 (4): 667 - 685.

服务的概率重合：

$$I_i = X_i\alpha + \varepsilon_i , i = 1,2,\ldots\ldots,N \qquad (3.1)$$

其中 X_i 为解释变量，α 为相应的系数，ε_i 为随机项，N 为样本总人数。如果 $I_i \geq 0$，表示使用医疗费用为正，如果 $I_i < 0$，则意味着对应医疗费用为零。

第二个方程为使用量模型（支出模型），即在 $I_i \geq 0$ 的条件下，其使用数量服从以下线性模型：

$$Y_i/I_i \geq 0 = E_i\beta + \delta_i , i = 1,2,\ldots\ldots,N_1 \qquad (3.2)$$

其中 E_i 为解释变量，β 为相应的系数，δ_i 为随机项，N_1 为有实际家庭医疗负担的观测人数。

模型的第二个方程将家庭医疗负担取对数，一定程度上改善了家庭自付医疗支出的非正态分布。对本调查老人家庭医疗支出取对数后进行正态性检验，家庭自付医疗支出的均值为 3.013，标准差为 0.713，偏度系数为 -0.096，峰度系数为 -0.053，这说明取对数后的家庭自付医疗支出已服从正态分布。在本研究中，对于上述第一个方程采用 Logistic 回归分析，第二个方程是在家庭医疗负担的对数服从正态分布的前提下，采用简单多因素回归方法进行估计与分析。另外，对于此问题研究过程中的分组检验则采用一般的多元回归模型估计。采用极大似然法进行估计。

第二，Logistic 回归模型。此模型用于估计医疗保障对老人及时就医需求的影响。设因变量 Y（患病能否及时就医），取值 1 表示患病能及时就医，取值 0 表示患病不能及时就医。影响 Y 的 m 个自变量分别记为 X_1，X_2，$X_3\cdots X_m$（$1 \leq m \leq 13$）。设老人能及时就医发生的条件概率为 $P(Y = 1/X) = P_i$，$1 - P_i$ 则表示老人不能及时就医发生的概率，它们均是由自变量向量 X 构成的非线性函数：

$$p_i = \frac{1}{1 + e^{-(\alpha + \sum_{i=1}^{m}\beta_i x_i)}} = \frac{e^{\alpha + \sum_{i=1}^{m}\beta x_i}}{1 + e^{\alpha + \sum_{i=1}^{m}\beta_i x_i}},$$

$$1 - p_i = 1 - \frac{e^{\alpha + \sum_{i=1}^{m}\beta_i x_i}}{1 + e^{\alpha + \sum_{i=1}^{m}\beta_i x_i}} = \frac{1}{1 + e^{\alpha + \sum_{i=1}^{m}\beta_i x_i}} \qquad (3.3)$$

老人能及时就医与不能及时就医的概率之比 $P_i/(1 - P_i)$ 被称为事件发生比，简写成 Odds。Odds 一定为正值（因为 $0 < p < 1$），且没有上界。对 Odds 进行对数变换，得到 Logistic 回归模型的线性表达式：

$$Ln\left(\frac{P_i}{1 - P_i}\right) = \alpha + \sum_{i=1}^{m}\beta\chi_i \qquad (3.4)$$

（3.3）式和（3.4）式中，α 为常数项，m 为自变量的个数，其中，X_i 为上文选取的自变量，β_i 是自变量的系数，反映自变量影响老人患病能否及时就医的方向及程度。

Logistic 回归模型采用最大似然估计方法来求解方程参数，其方程回归的整体检验通过似然函数值。

第三，（Ordered）Probit 回归模型和 Logistic 回归模型。Logistic 回归模型用于分析医疗服务需求的合理性，而 Probit 回归模型用于分析医疗服务需求的有效性。由于有效性检验中因变量健康状况的变化，无法观测到具体值，所以将其视为一种潜变量，采用简单的 Probit 回归模型估计医疗保障对老人健康状况的影响。

$$y_i^* = x_i\beta + \varepsilon_i \qquad i = 1, 2, \cdots, N \qquad (3.5)$$

其中，x_i 是可能影响医疗需求的一组解释变量的观测值，β 是相应的一组未知系数，ε_i 是分布函数为 F 的误差项。虽然这里的 y_i^* 是无法观测到的，但是可以通过其他可以观测到的变量 y_i（如近一年健康改善、患慢性病数、两周是否患病及两年是否患重病）来观测。且 y_i 所属的区间是可以区分的，可以根据某种分布，将 y_i^* 与所处区间的概率相关联，然后利用各个区间的样本概率通过最大似然估计获得参数 β 的估计值。

第四节 数据整理与分析

一、个体特征分析

(一) 年龄与性别构成

年龄是老人医疗需求量的重要因素,年龄体现了个体身体健康状况及生活自理能力。而年龄的差别又体现了家庭内以及老年群体内的代际差别。我们将调查样本老人分为4个年龄组。其中65–79岁年龄组占总样本量的34.5%,80–89岁年龄组占总样本量的32.3%,90–99岁年龄组占总样本量的29.3%,100岁及以上年龄组占总样本量的3.9%。从表4–3中可以看出,我国高龄老人人数较多,即80岁以上高龄老人占样本总量高达65.5%。

性别与寿命长短具有一定的相关性,一般来说,女性寿命比男性长。由此,性别从某种程度上也可以反映老人的经济状况,通常女性老人,尤其是寿命较长的女性老人,经济状况较之男性老人要差。且女性老人因预期寿命较高,更容易产生依赖家庭成员养老与医疗的观念。调查样本中,男性和女性老人分别占总样本的50.7%、49.3%,女性老人虽占多数,但样本比例差距不大。且样本中均是65–79岁年龄组占总样本量比例最高,100岁及以上年龄组占总样本比例最低,但男性样本中100岁以下的各年龄组差距不明显,而女性样本中各年龄组差距较为明显。

表4－3　老人年龄/性别（%）

性别	65－79 岁	80－89 岁	90－99 岁	100 岁及以上	占比
男性	17.80	16.00	15.50	1.40	50.70
女性	16.70	16.30	13.80	2.50	49.30
全部	34.50	32.30	29.30	3.90	100.00

（二）婚姻与教育水平构成

婚姻状况是老人医疗需求支撑的重要影响因素。从表4－4可以看出，调查样本中有偶、无偶、丧偶老人分别占总样本数的38.7%、1.1%、60.2%，其中丧偶老人样本比例最高，无偶老人样本比例最低，丧偶样本是有偶样本的近2倍，从婚姻角度来看其样本比例差距较大。

受教育程度也会影响老人及其家庭成员的医疗需求与医疗支持力度。当然，医疗需求的形成不仅仅取决于受教育程度，而且还与社区道德文化、社会养老文化等因素相关。一般来说，受教育程度较高的家庭，其家庭成员支持老人就医的意识较强，赡养老人的责任感也较强。从调查样本来看，未曾上过学的老人比例高达62.5%，小学水平的所占比例为32.6%，初中及以上水平所占比例仅为4.9%。可能是因为年龄分布的原因，调查样本中文盲的比例较高。

表4－4　老人婚姻/受教育程度（%）

婚姻状况	占比	受教育水平	占比
有偶	38.70	没上过学	62.50
无偶	1.10	小学	32.60
丧偶	60.20	初中	2.50
		高中、中专	1.40
		大专以上	1.00
合计	100.00	合计	100.00

二、家庭与社会特征分析

(一) 全年总收入

问卷调查中，以家庭上年度全口径核算家庭总收入，老人家庭年收入均值 27 789.35 元。家庭经济状况对老人的生活水平与医疗需求选择产生直接影响：其不仅决定了老人生活质量的高低，也决定了老年风险意愿与应对老年风险能力的强弱。根据家庭收入情况，我们将全国老年人口健康状况调查问卷中的问题（您们全家去年总收入是多少?）分成三个不同的等级，即低收入（1000 元至 19 999 元）、中收入（20 000 元至 59 999 元）和高收入（60 000 元以上）家庭。由表 4 - 5 可知，老人家庭在低收入水平所占比例最高，达到 51.3%，中收入水平所占比例次之，占 38.1%，高收入水平仅为 10.6%。由此表明老人家庭年收入中有一半属于低收入水平，且老人家庭年收入水平在低收入与中、高收入水平间差距较大。

表 4 - 5　去年全家总收入水平（%）

收入水平	收入区间（元）	合计	累积比
低收入	1000 - 9999	33.40	33.40
	10 000 - 19 999	17.90	51.30
中收入	20 000 - 39 999	26.80	78.10
	40 000 - 59 999	11.30	89.40
高收入	60 000 - 99 999	8.70	98.1
	100 000 以上	1.90	100.00

(二) 子女供养费与居住方式

子女供养费是老人医疗需求经济支撑的主要来源之一，尤其是对无其他收入来源的老人而言，显著影响其医疗需求的选择。子女供养费中较高的超过 10 万元/年，较低的不足零元，均值为 2745.23 元/年。

老人的居住方式则直接反映了老人获得日常照顾与精神慰藉的"可得性"与"可及性"。在调查样本中，居住养老院、独居及与家人同居的老人分别占总样本的 1.9%、16.8% 和 81.3%，即与家人同居占主体地位，居住养老院的老人比例最少。

（三）户籍与地区

城乡户籍反映了城镇与农村在经济收入水平、医疗资源供给与医疗资源可及性等方面的差异，而这种差异又直接影响老人医疗需求的选择。在所调查的 2863 个样本中，城镇、农村的老人样本分别占总样本的 57.9%、42.1%，样本比例差距不大。而地区则代表的是不同经济发展水平的省份，这种地理位置的差异也直接关系到老人医疗资源的可及性以及医疗设施的水平。在调查样本中，老人居住省份处于东部地区的比例为 47%，中部地区比例为 34%，西部地区比例为 19%。

三、风险与行为特征分析

（一）风险状况

风险状况（自评健康状况、两年患重病数、患慢性病数）在上述老人医疗服务需求特征中已作了详细描述，此变量主要考量了老人对医疗服务需求的程度、生活是否能够自理以及家庭成员对老人赡养的心理、精力等方面的承受能力。

（二）行为方式

老人日常的抽烟、喝酒等不良行为方式会直接降低其自身的健康水平，进而产生医疗服务需求，而锻炼等良好行为方式则会促进其身体健康水平的提升，降低老年疾病的发生率，进而减少医疗服务需求。因此老人日常的行为方式也是直接影响其医疗服务需求的重要变量。在调查样本中，抽烟、喝酒的老人样本分别占总样本比例的 17.6% 和

16.7%，而经常进行锻炼的老人样本则占总样本比例的31.2%，由此可知，近70%的老人在努力保持良好的日常行为方式，比较注重身体保健。

本章小结

本章主要介绍老人医疗服务需求的指标、模型和样本基本特征。首先，对医疗服务需求的评价指标进行了梳理，为本研究的需求指标提供理论依据。其次，对调查内容、数据质量等研究设计、研究假说进行了阐述。再次，回顾了常用的研究医疗保障与医疗服务需求关系的理论模型，及因变量和自变量的选取。最后，对调查数据进行整理与分析，如样本老人的个人特征、家庭与社会特征、风险与行为特征，以了解这些变量的分布特征及存在的差异，为下一章的实证检验作铺垫。

第五章　医疗保障对一般医疗服务
需求影响的实证检验

随着老龄化趋势的加速，我国老年人群的医疗服务需求面临着更大的挑战。本章主要运用 2014 年 CLHLS 数据，对医疗保障与家庭医疗负担、及时就医的关系进行了描述统计分析，然后将医疗保障作为分类变量（公费、合作、职工、居民四种医疗形式），分析了四种不同的医疗保障制度对老人医疗服务需求（降低医疗负担、提升及时就医）的影响。此外，还从家庭收入水平和城乡户籍分组检验了四种医疗保障制度对不同分组老人的医疗服务需求的影响差异，解决了本研究提出的前两个核心问题。

第一节　医疗保障与医疗服务需求的
描述统计分析

一、医疗保障与老人家庭医疗负担分析

医疗保障与医疗经济负担的研究在国内文献中较早出现的是在 20

世纪 90 年代以后，主要集中在 2000 年以后[1]。而国外早在 20 世纪
60-70 年代就已经开始了医疗经济负担的研究。

王龙兴（1998）指出疾病的经济负担是由于疾病、失能和早死给
患者、家庭与社会带来的经济损失以及为了防治疾病而消耗的卫生资
源。[2]胡善联（2005）指出疾病的经济负担是一种机会成本，显示患
病给社会带来的经济影响，它包括国家、雇主、家庭和个人支出的各
种医疗保健费用；且他认为如果能降低和消除疾病，就能降低疾病成
本从而获得社会效益。[3]李娟、于保荣（2007）研究后指出，一般研
究通常采用健康调整寿命年（HALE）、生存质量（HR-QoL）、减寿
年限（PYLL）、伤残调整寿命年（DALY）等能代表各种疾病负担共有
特点的指标来分析医疗经济负担，且一般主要应用两部模型法来测算
医疗经济损失。在疾病经济负担的测算方法上可以分为以患病率和发
病率为基础的两种计算方法。患病率主要用来研究评价某种疾病的医
疗经济负担，而发病率测算的医疗经济负担常用于评价医疗保障或其
他政府推行的政策与措施对降低医疗经济负担的影响程度。而西方学
者在 20 世纪 60-70 年代进行的大量疾病经济负担研究大都采用患病
率。[4]

通过以上相关文献研究，本研究中提出的老人家庭医疗负担主要
是指老人由于疾病、失能而给家庭带来的经济损失，以及为了防治疾
病而消耗的各种资源。

（一）老人家庭医疗负担分析

据表 5-1 可知，将家庭医疗负担分为四个层次，家庭医疗负担在

〔1〕 搜索中国期刊全文数据库、维普以及万方 3 个数据库的所有电子版文献，共
搜索到高度相关文献 26 篇，其中 2000 年以后出现的有 17 篇

〔2〕 王龙兴主编：“卫生经济学的理论与实践”，上海交通大学出版社 1998 年版，
第 90 页。

〔3〕 胡善联：“疾病负担的研究（上）”，载《卫生经济研究》2005 年第 5 期。

〔4〕 李娟、于保荣：“疾病经济负担研究综述”，载《中国卫生经济》2007 年第
11 期。

10％及以下的，东、中、西部地区所占比例相差不大；家庭医疗负担在 11％ - 50％ 及 51％ - 99％ 之间的，东部、西部地区所占比例均高于中部地区；但家庭医疗负担在 100％ 及以上的，中部地区所占比例最高，西部地区所占比例最低。总体而言，中部地区老人家庭医疗负担最重，东部地区次之，西部地区最轻。

表 5 - 1　不同地区老人家庭医疗负担情况（％）

	10％及以下	11％ - 50％	51％ - 99％	100％及以上	合计
东部	9.00	18.80	19.70	52.50	100.00
中部	11.20	14.70	17.30	56.80	100.00
西部	10.10	21.90	18.40	49.60	100.00
比例	10.03	18.07	18.50	53.40	100.00

此外，据图 5 - 1 可知，我国目前老人家庭总体医疗费用负担超过 70％。从年龄段分组的角度可以看出，随着老人年龄的增加其家庭医疗费用负担比重增大。由此可以推断，随着老人年龄增长其家庭医疗负担越来越重，是导致目前老人医疗有效需求降低的重要原因。此外，城镇家庭医疗负担明显低于农村家庭医疗负担，城镇家庭医疗负担最低为 70％ 以上，而农村家庭医疗负担最低也达到 93％ 以上。农村家庭收入水平低，但同时要承担 93％ 以上的老人医疗费用，因此农村老人医疗需求不能满足的情况相比城镇老人显得更为严重。另外，农村 90 岁以上老人的家庭医疗负担随着年龄的增长逐渐呈下降趋势，其原因可能是农村家庭无法负担医疗费用或老人已采取无为态度，致使 90 岁以上老人逐渐减少对医疗服务的需求。

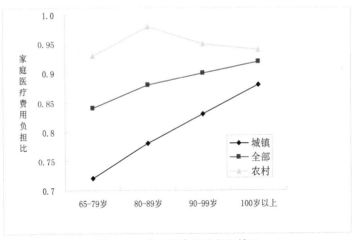

图 5 - 1   老人家庭医疗负担情况

(二) 医疗保障与家庭医疗负担的关系

医疗保障对老人家庭医疗负担的影响见图 5 - 2, 无论在城镇还是农村, 有医疗保障的老人家庭医疗负担都在全自费负担的 50% 以下。公费医疗和职工医疗的作用最为明显, 有公费医疗的老人家庭医疗负担在 30% 以下, 有职工医疗的老人家庭医疗负担在 30% 左右, 而合作医疗的老人家庭医疗负担仍然高达 40% 左右。此外, 从总体上看, 有医疗保障的城镇老人家庭医疗负担低于有医疗保障的农村老人, 如城镇和农村的有职工医疗的老人家庭医疗负担分别在 33% 和 35% 左右。

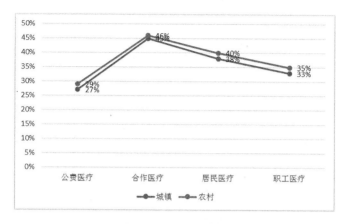

图 5 - 2　医疗保障与老人家庭负担的关系

二、医疗保障与老人及时就医分析

及时就医属于对就医行为或就医方式的研究，也是医疗服务需求的一种类型，是衡量其医疗需求"可得性"的一个重要指标。医疗保障与及时就医方面的研究极少[1]。

及时就医的实质是一种就医的意识选择，是针对患者就医的时机性而言的。本研究所指的老人及时就医，是指老人为维持自身健康需求时，对其疾病严重性、医疗支付能力、就诊时间、医疗质量要求、就医环境等综合因素考虑而作出的一种有效的思想判断，其思想判断直接决定了医疗行为。

（一）老人患病及时就医分析

从表 5 - 2 来看，在全部样本中，能及时就医的比例高达 94.3%，远远高于不能及时就医的比例，即绝大部分老人患病能实现及时就医；在城乡样本中，农村和城镇老人中患病能及时就医的比例分别为

---

〔1〕　搜索中国期刊全文数据库、维普以及万方 3 个数据库的所有电子版文献，共搜索到高度相关文献24篇

95.3%和94.1%，而不能及时就医的比例分别仅占4.7%和5.9%；从性别角度来看，女性和男性老人中患病能及时就医的比例分别95.9%和94.6%，而不能及时就医的比例分别为4.1%和5.4%；从地理位置来看，东部、中部、西部地区老人的及时就医率分别为96.1%、94.3%和94.1%，而不能及时就医的比率分别为3.9%、5.7%和5.9%，即东部、中部、西部地区老人及时就医率很均衡。此外，还依据老人年龄划分四个年龄段，年龄在65－79岁、80－89岁、90－99岁、100岁及以上的及时就医率分别为96.1%、95.4%、93.6%、91.9%。由此可知随着年龄的增长老人的及时就医率明显呈下降趋势。

总体而言，老人患病能及时就医的比例超过90%，这充分体现了我国医疗卫生服务的良好效果，但能及时就医的比例还可继续提升。一方面，农村老人的及时就医率和女性老人的及时就医率分别高于城镇老人和男性老人，表明我国医疗服务水平和服务对象存在不均衡的现象，可能的原因是新型农村合作医疗的覆盖面较广，就医程序、就医交通距离相比城镇更方便、更灵活。另一方面，女性老人比男性老人在日常生活中更懂得照顾自己的身体，且医疗机构每年也会定期推出"关爱女性"等检查活动，因此，在就医保健方面要注意提升男性老人的就诊意识。

表5-2   老人及时就医情况（%）

	能	不能	合计
城镇	94.1	5.9	100.00
农村	95.3	4.7	100.00
男性	94.60	5.40	100.00
女性	95.90	4.10	100.00
东部	96.10	3.90	100.00
中部	94.30	5.70	100.00
西部	94.10	5.90	100.00
65－79岁	96.10	3.90	100.00

	能	不能	合计
80－89 岁	95.40	4.60	100.00
90－99 岁	93.60	6.40	100.00
100 岁及以上	91.90	8.90	100.00
比例	94.30	5.70	100.00

（二）医疗保障与及时就医的关系

从表5-3可知，有医疗保障的老人比无医疗保障的老人的及时就医率要高出12.8%。有医疗保障的样本中，城镇和农村老人的及时就医率分别为54.5%和42.3%，无医疗保障的样本中，城镇和农村老人的及时就医率分别为48.2%和35.8%，对比分析可知，有医疗保障的城镇老人比无医疗保障的城镇老人的及时就医率高出6.3%，有医疗保障的农村老人比无医疗保障的农村老人的及时就医率要高出6.5%。因此医疗保障对于老人及时就医率的提升影响效应较大，且医疗保障在城镇老人及时就医需求上的影响程度大于农村老人。因此应更多关注农村老人的及时就医需求，完善农村的老人医疗保障制度。

表5-3　医疗保障与老人及时就医的关系（%）

	无医疗保障			有医疗保障		
	城镇	农村	合计	城镇	农村	合计
能	48.20	35.80	84.00	54.50	42.30	96.80
否	4.80	11.20	16.00	1.40	1.80	3.20
	53.00	47.00	100.00	55.90	44.10	100.00

第二节　医疗保障对老人家庭
医疗负担的影响分析

由第四章中的模型构建可知，本研究采用两部模型（two‑part model）重点分析医疗保障变量（公费、合作、职工、居民四种医疗形式）给老人家庭医疗负担带来的影响及其差异。本节将从模型整体回归和模型分组检验两方面来分析。因家庭医疗负担涉及医疗费用支出，所以主要从经济效应的角度分析其影响结果。此处需要特别说明的是，经济效应需要借用经济学中"挤入、挤出"的概念说法，再结合本文相关内容来定义，与经济学中的"挤入、挤出效应"有所区别。医疗保障对老人家庭医疗负担的经济效应分为两种，一是挤入效应，指老人参加医疗保障促使老人的家庭医疗支出增加，即医疗保障正向增加了家庭医疗负担；二是挤出效应，指老人参加医疗保障促使老人的家庭医疗支出减少，即医疗保障负向减轻了家庭医疗负担。

一、医疗保障对老人家庭医疗负担影响的总体回归分析

（一）两部（Two‑Part）模型估计结果

据表4‑2可知，此模型涉及的因变量为家庭医疗负担率，即 log 家庭自付医疗费与 log 总医疗费的比值，自变量进一步操作为"家庭年收入、子女供养费、医疗保障、户籍、省份"等12个自变量。此处医疗保障作为分类变量研究，家庭年收入采用去年全年总收入的对数值。研究的核心问题是检验上述4个层面12个自变量是否对老人家庭医疗负担产生经济效应（是挤入还是挤出）及其效应影响程度。医疗保障对老人家庭医疗负担的经济效应影响的回归结果显示，模型2在

模型 1 的基础上逐步引入风险变量后，模型的调整系数 R^2 从 0.354 上升到 0.587，说明模型整体拟合效果较好，模型非常显著（P = 0.000）。医疗保障对老人家庭医疗负担经济效应影响的两部模型回归结果，如表 5 – 4 所示。

表 5 – 4　医疗保障对老人家庭医疗负担的经济效应影响结果

自变量	模型 1				模型 2			
	第一部分		第二部分		第一部分		第二部分	
性别	– 0.121 ***	0.024	– 0.129 ***	0.021	– 0.141 **	0.017	– 0.131	0.012
年龄	0.012 **	0.037	– 0.013	0.040	– 0.064	0.034	– 0.111 ***	0.040
婚姻	0.034	0.038	0.120 ***	0.025	0.032	0.028	0.115 *	0.024
受教育程度	– 0.141 ***	0.027	0.055	0.010	– 0.131 ***	0.031	0.032 **	0.024
家庭年收入	– 0.028 **	0.014	0.149 ***	0.012	0.014 *	0.016	0.241 ***	0.010
子女供养费	– 0.161 ***	0.002	0.125	0.007	0.203 *	0.015	0.127 **	0.120
公费医疗	– 0.112 ***	0.104	0.013 **	0.004	– 0.113 ***	0.117	– 0.223 **	0.010
合作医疗	– 0.007 ***	0.003	– 0.062 ***	0.004	– 0.005 ***	0.002	– 0.118 ***	0.009
职工医疗	– 0.117 **	0.116	– 0.104 **	0.003	– 0.136 ***	0.121	– 0.169 ***	0.007
居民医疗	– 0.012 *	0.008	– 0.034	0.015	– 0.037 *	0.010	– 0.132 *	0.015
户籍	– 0.030	0.040	0.301 **	0.014	– 0.058 *	0.030	0.249 ***	0.210
所在地区	– 0.110 *	0.032	– 0.143 *	0.040	– 0.112	0.019	– 0.017 *	0.004
患慢性病数					0.019 ***	0.004	0.025 ***	0.003
两年患重病数					0.578 ***	0.030	0.643 ***	0.030
健康状况					– 0. **612 *	0.140	– 0.712 ***	0.030
N		2863				2863		
R^2			0.354			0.587		
P			0.000			0.000		

注：* p < 0.1，** p < 0.05，*** p < 0.01。

（二）结果分析与解释

鉴于模型 2 的整体拟合效果高于模型 1，选择模型 2 的回归结果进行分析。从模型 2 结果可知，第一部分和第二部分都通过了检验，回归总体是显著的。由两部模型中两个部分代表的意义可知，第一部分的概率模型是为第二部分的回归作铺垫，家庭医疗负担支出主要由第二部分的支出模型体现，因此重点分析第二部分的回归结果。

从第一部分来看，享受了公费医疗、合作医疗和职工医疗的老人比未享受这三种医疗保险的老人家庭医疗负担支出增加的概率要低。"年龄""受教育程度""家庭年收入""子女供养费""是否参加公费医疗、合作医疗和职工医疗"和"患慢性病""健康状况"等变量通过了显著性检验，是影响老人家庭产生医疗支出的主要因素。老人年龄越大，患病的可能性及种类越高，其医疗支出反而越低。变量"受教育程度"负向影响家庭医疗负担率，说明受教育水平低的老人产生家庭医疗负担概率较高，这可能是因为文化程度低的老人因生活条件更差而身体状况更差，更容易生病就诊。变量"家庭年收入""子女供养费"的系数为正，说明在其他情况不变的条件下，经济水平的提高可能会促进老人医疗消费。回归结果显示，患慢性病和患重病也是老人产生家庭医疗负担的主要影响因素，所患慢性病次数越多，老人就诊的概率越高，家庭医疗负担产生的概率也越高。另外，变量"性别""所在地区"未通过显著性检验，不是影响老人医疗负担产生的主要因素。

从第二部分来看，具体有以下几点结论：

第一，医疗保障对减轻老人家庭医疗负担的影响显著。医疗保障中合作医疗和职工医疗均在 1% 水平上显著，公费医疗在 5% 水平上显著，居民医疗仅在 10% 水平上显著。从影响方向来看，这三种医疗保险制度对老人家庭医疗负担均存在显著的负向影响，即对老人家庭医疗负担具有挤出效应，可以起到减轻其家庭医疗负担的作用。从影响程度来看，公费医疗、合作医疗、职工医疗及居民医疗分别可使老人家庭医疗负担降低 22.3%、11.8%、16.9% 及 13.2%。这与刘国恩、蔡春光、李林（2011）指出的医保制度对减轻中国老人家庭医疗负担具有非常显著的作用这一结论相一致。[1]此外，居民医疗在全国展开已近十年，其老人参与率逐步提升，使用居民医疗支付约为总样本的6.7%，因参保人群的医疗需求仅初步释放出来，其减轻家庭医疗负担的作用暂时还不如其他保险明显。

这一结果与假设二相符，医疗保障能降低老人获得医疗服务的成本，提升其医疗服务需求。但因其需求价格弹性很低，导致医疗保险所起的促进效果很有限。合作医疗对老人家庭医疗负担降低的作用很有限，但公费医疗和职工医疗对老人家庭医疗负担降低的作用很明显，这与假设二也有不符之处，可能的解释是不同的医疗保险制度对城乡家庭医疗负担所起的促进作用有显著差异，此处回归结果还无法体现出来，这一点将在后面的分组检验中详细说明。

此外，根据样本中老人家庭自付的年平均医疗费用2463.17元推算，公费医疗、合作医疗、职工医疗及居民医疗分别可使老人家庭自付医疗负担每年减少549元、291元、416元及325元。根据样本中老人家庭平均年总医疗费用3981元推算，公费医疗、合作医疗、职工医疗及居民医疗分别可使老人家庭总医疗每年负担减少887元、470元、673元及525元。

第二，个人特征对老人的家庭医疗负担具有显著影响。从影响方向与影响程度来看，老人的年龄通过了显著性检验。一般而言，随着老人的年龄越大，其健康状况变差而产生更多的医疗需求，但其自付医疗费在高龄阶段反而会呈降低趋势，医疗负担也随之减轻。调查统计结果也印证了这一点，以年总医疗费支出在0—2000元间为例，65—79岁年龄组占70.1%，80—89岁年龄组占72.4%，90—99岁年龄组占82.3%，100岁及以上年龄组占75.3%。此外，婚姻状况仅在10%水平上显著，因无偶和丧偶老人缺乏家庭和配偶的照顾，更容易产生医疗支出。受教育程度在5%的水平上显著，即受教育程度越高，老人看病就诊的意识越强，在医疗产品或服务上的支出越多，其家庭医

---

[1] 刘国恩、蔡春光、李林："中国老人医疗保障与医疗服务需求的实证分析"，载《经济研究》2011年第3期。

疗负担也越重，这些与实际生活情形也是相符的。

　　第三，家庭特征对老人家庭医疗负担具有显著影响。一方面，老人家庭年收入对家庭医疗负担具有显著影响，老人家庭年收入越高，越愿意给予老人更多医疗上的支持，且能降低家庭的医疗负担率；但是否能对不同的老年家庭都起到减轻作用还不太明确，此问题还有待进一步研究。另一方面，子女供养费对家庭医疗负担具有显著影响。理论上子女给予老人的经济医疗支持越多，老人承担医疗费的能力越强，医疗费支出相应增加，反而显示有促进家庭医疗负担的趋势。

　　第四，社会变量中的地区差异变量对老人家庭医疗负担影响不显著，据调查结果可知，目前东部、中部、西部地区的老人家庭医疗负担率（全部自付）分别为52.5%、56.8%、49.6%，西部地区的老人家庭医疗负担最低，东、中部地区一样，整体上医疗负担都很重，相差不大。

　　第五，风险变量中的健康状况、两年患重病及患慢性病次数都对老人家庭医疗负担具有显著影响。其中，老人的健康状况显著负向影响老人家庭医疗负担，老人健康状况越好，产生医疗支出的概率越低，其家庭医疗负担越轻，这与实际经验相符。两年患重病及患慢性病次数越多，所患疾病越严重，医疗支出就越多，家庭医疗负担也越重。

　　上述第三、第四、第五的结果很好地验证了假设一，即在医疗服务市场上，医疗保障、医疗服务的价格和质量、家庭收入状况、健康状况和疾病的严重程度等是老人家庭医疗负担的重要影响因素。

二、医疗保障对老人家庭医疗负担影响的分组检验

（一）回归模型估计结果

　　为了检验上述回归结果的稳健性，进行分组检验。在分析医疗保障对老人家庭医疗负担影响的分组差异时，我们将家庭年收入水平划

分为低收入与中高收入两个组。[1]同时，分城乡检验医疗保障对老人家庭医疗负担是否存在城乡差别，检验时使用多元回归模型方法，回归结果见表5-5。模型的调整系数 R^2 均在0.4左右，说明模型整体拟合效果较好，模型非常显著（P=0.000）。

表5-5　医疗保障对老人家庭医疗负担影响的分组检验结果

自变量	中高收入样本		低收入样本		城镇样本		农村样本	
性别	0.103	0.006	0.134	0.032	0.019	0.008	0.010	0.005
年龄	-0.103	0.014	-0.023 **	0.040	-0.003	0.000	-0.021 **	0.000
婚姻	0.103	0.006	0.113	0.023	0.005	0.005	0.012	0.005
受教育程度	0.015 *	0.003	0.017	0.112	0.017V *	0.004	0.014	0.008
家庭年收入					0.563 ***	0.000	0.690 ***	0.000
子女供养费	-0.029 **	0.005	-0.049 ***	0.012	0.701 ***	0.000	0.501	0.000
公费医疗	-0.202 ***	0.041	-0.213 ***	0.105	-0.269 ***	0.014	-0.169 ***	0.015
合作医疗	-0.125 ***	0.133	-0.098 **	0.007	-0.120	0.113	-0.158 ***	0.005
职工医疗	0.327 ***	0.010	-0.236 *	0.009	0.317 ***	0.105	-0.141	0.010
居民医疗	-0.156	0.010	-0.114 *	0.014	-0.108 ***	0.020	-0.075	0.027
户籍	0.148 *	0.117	-0.175 *	0.205				
所在地区	-0.123	0.015	-0.119	0.026	-0.114 *	0.028	-0.120 *	0.020
患慢性病数	0.139 *	0.007	0.124 **	0.015	0.142 *	0.013	0.158 *	0.014
两年患重病数	0.027 **	0.014	0.017 ***	0.010	0.027 ***	0.017	0.011 *	0.003
健康状况	-0.050	0.016	-0.013 ***	0.004	-0.017	0.002	-0.029 ***	0.002
N	1394		1469		1658		1205	
R^2	0.403		0.412		0.502		0.416	
P	0.000		0.000		0.000		0.000	

注：* p<0.1, ** p<0.05, *** p<0.01。

---

[1] 将调查对象中家庭年收入水平在2万元以下的划分为低收入者，占总样本的51.3%，其他为48.7%，下同。

（二）结果分析与解释

1. 家庭年收入分组结果

第一，医疗保障对减轻老人家庭医疗负担的影响在不同收入家庭中存在显著性差异。中高收入样本中，公费医疗、合作医疗和基本医疗均在 1% 水平上显著。从影响方向与影响程度上看，公费医疗、合作医疗对老人家庭负担有明显的负向影响，存在挤出效应，减轻了家庭医疗负担，可分别使其降低 20.2% 和 12.5%。但职工医疗对老人家庭医疗负担有明显的正向影响，即存在挤入效应，增加了家庭医疗负担，可使其增加 32.7%。因此，对中高收入家庭而言，依然是挤出效应小于挤入效应，即医疗保障最终增加了医疗负担。另外，居民医疗使中高收入家庭老人医疗负担有所降低但并不显著。

低收入样本中，除公费医疗在 1% 水平上显著外，职工医疗、合作医疗与居民医疗仅在 10% 水平上显著。即公费医疗对老人家庭负担有明显的负向影响，存在挤出效应，减轻了家庭医疗负担，可使其降低 21.3%。但其他三种保险对家庭医疗负担的挤出效应仅在 5% 和 10% 水平上显著，减轻的效果不明显。

总体来说，对于中高收入家庭而言，老人拥有医疗保障，子女提供的经济供养就越多，医疗保障对家庭医疗负担具有挤入效应。反之，对于低收入家庭而言，老人拥有医疗保障对家庭医疗负担无显著影响，即经济效应很微弱。这一结论既验证了假设一中的在医疗服务市场上，医疗保障、家庭收入状况是居民医疗服务需求的重要因素，也同时验证了假说二，医疗保障能降低老人获得医疗服务的成本，提升其医疗服务需求。但因其需求价格弹性很低，导致医疗保险所起的促进效果很有限。

第二，个人变量中老人年龄显著负向影响家庭医疗负担状况，低收入家庭倾向于给予低龄老人更多经济上的支持。但是对中高收入家庭而言，年龄这一变量未通过显著性检验。另外，婚姻和受教育程度也没有通过显著性检验。

第三，家庭变量中子女供养费显著影响家庭医疗负担状况。对中高收入和低收入样本而言，子女供养费对其家庭医疗负担产生的负向影响无显著差异。

第四，社会变量中户籍对家庭医疗负担具有显著的城乡差异。无论是低收入家庭还是中高收入家庭，城镇家庭倾向给予老人更多的医疗支持和经济支持，这与一般经验判断相吻合。此外，所在地区变量没有通过显著性检验。

第五，风险变量中健康状况是影响家庭医疗负担的重要因素，对中高收入和低收入家庭的影响具有显著的差异。回归结果显示，健康状况的好坏不会给高收入家庭医疗负担带来任何影响，但会给低收入家庭医疗负担带来显著负向影响，健康越差，家庭医疗负担越重。患重病和患慢性病对高低收入家庭的医疗负担存在显著的影响差异。在中高收入样本中，患重病与患慢性病分别在5%和10%水平上显著，但在低收入样本中，患重病与患慢性病分别在1%和5%水平上显著。即患重病和患慢性病都更容易使低收入家庭的医疗负担增重。

2. 城乡分组结果

第一，医疗保障对减轻城乡老人家庭医疗负担的影响存在显著性差异。城镇样本中，公费医疗、职工医疗和居民医疗均在1%水平上显著。从影响方向与影响程度上看，公费医疗与居民医疗对老人家庭负担有明显的负向影响，存在挤出效应，减轻了家庭医疗负担，分别可使其降低26.9%和10.8%。但职工医疗却对老人家庭负担有明显的正向影响，存在挤入效应，反而增加了家庭医疗负担，可使其提升31.7%。合作医疗使城镇老年人医疗负担有所降低但并不显著。由于挤出效应小于挤入效应，所以整体上医疗保障对城镇老人家庭负担仍存在挤入效应，增加了家庭医疗负担。

农村样本中，公费医疗和合作医疗均在1%水平上显著。从影响方向与影响程度来看，公费医疗和合作医疗对老人家庭负担存在明显的挤出效应，减轻了农村老人家庭负担，分别可使其降低16.9%和15.8%。此外，职工医疗和居民医疗影响不显著。据调查可知，农村老人参加合作医疗的比例高达 74.9%，结合以上分析也表明公费医疗和合作医疗是降低农村老人家庭医疗负担的主要形式。这与李明强、李志徽（2008）[1] 分析的新农合对医疗资源的利用和医疗花费未产生显著影响的观点相悖，但与之指出的城镇职工医疗保险对医疗花费等多项指标存在显著的正向影响的观点一致。同时，与刘国恩、蔡春光、李林（2011）[2] 指出的合作医疗可在一定程度上减轻老人家庭医疗费用自付比重，但对家庭医疗支出的影响没有统计显著性；城镇医保和公费医疗在减轻老人家庭医疗负担上所起的作用大于其他医疗保险形式的观点既有不同之处，也有相似之处。[3]

以上分析很好地验证了假设三，即不同的医疗保障水平，对老人的医疗服务需求的影响有显著性差异，导致老人存在差异化的医疗服务需求。不同的医疗保障形式代表了不同的医疗保障水平，其中，公费医疗保障水平最高，职工医疗、居民医疗保障水平次之，而合作医疗保障水平最低。因保障水平的差异，老人会根据家庭经济状况选择不同层次的医疗服务需求。此外，以上分析也与假设二相符，即医疗保障能降低老人获得医疗服务的成本，提升其医疗服务需求。但因其需求价格弹性很低，导致医疗保险所起的促进效果很有限。

第二，个体变量中年龄因素对老人家庭医疗负担具有显著城乡差异。在城镇，年龄这一变量没有通过显著性检验，即年龄对老人家庭医疗负担没有显著影响。在农村，年龄对老人家庭医疗负担的影响非常显著，家庭更倾向于给予低龄老人更多的医疗支持。此外，性别、婚姻和受教育程度三个变量均没有通过显著性检验，即性别、婚姻和

〔1〕 李明强、李志徽："中国社会医疗保险的推广对医疗资源使用和医疗花费的影响——应用 Propensity Score Matching 的方法"，载《保险、金融与经济周期》2010 年第 28 期。

〔2〕 刘国恩、蔡春光、李林："中国老人医疗保障与医疗服务需求的实证分析"，载《经济研究》2011 年第 3 期。

〔3〕 可能的原因有两点，一是数据时间点不同，本研究选取 2011 年数据，与 2005 年数据相比有一定变化，这近 6 年间新农合的覆盖面越来越广，其保障水平也有一定提升；二是两者选取变量、研究方法有区别。

受教育程度对老人家庭医疗负担不具有显著性差异。

第三，家庭变量中子女供养费显著影响老人家庭医疗负担，这一结果具有显著城乡差异。在城镇，子女收入越高，其给予老年人的经济支持越多，这与一般经验判断相吻合。相对于农村，城镇拥有更多资源、机会，城镇居民收入水平较高，其倾向于给予老人更多的经济供给。但是这一回归结果在农村并没有通过显著性检验。家庭年收入也显著影响老人家庭医疗负担，且影响结果无显著城乡差异。

第四，社会变量中所在地区变量对老人家庭医疗负担也存在一定的影响，但此影响无明显的城乡差异。

第五，风险变量中健康状况是影响家庭医疗负担的重要因素，这一影响因素也具有显著的城乡差异。回归结果显示，在农村，老人健康状况影响家庭医疗负担。若老人健康状况差，家庭倾向于为老人提供更多的医疗支持。可能的解释是，在经济收入状况相对较差的乡村，医疗支出是一项较大的支出，老人健康差，需要更多医疗支出，家庭会为其提供更多经济上的支持。但是在城镇，这一变量并没有通过显著性检验，即老人健康状况并不显著影响子女对老人的经济供养和医疗支持。患重病对老人家庭医疗负担存在显著的城乡差异，在城镇样本中，患重病在1%水平上显著，但是农村样本中，患重病仅在5%水平上显著。可能的原因是农村老人对于重病选择治疗的概率远小于城镇老人，这与老人的家庭条件、受教育程度及子女供养情况是密切相关的。而患慢性病变量对老人家庭医疗负担有影响，但不存在显著的城乡差异。

三、计量分析与结论

（一）计量分析

从总体回归结果看，本节所选择的4个层面的12个自变量中，有9个自变量显著影响老人家庭医疗负担。其中，医疗保障、性别及健康状况显著负向影响老人的家庭医疗负担，即参与医疗保障、年龄越大及健康状况好的老人其家庭医疗负担越轻；受教育程度、家庭年收入、子女供养费、户籍、患慢性病数及两年患重病数显著正向影响老人的家庭医疗负担，即受教育程度越高、家庭收入高、子女供养费高、城镇、患慢性病次数多及两年患重病次数多的老人的家庭医疗负担越重。此外，所在地区、婚姻变量仅在10%水平上显著影响老人的家庭医疗负担，而性别变量没有通过显著性检验。

从分组检验的回归结果看，本节所选择的4个层面的12个自变量中，有7个自变量显著影响不同群体的老人家庭医疗负担。其中，除医疗保障依然是显著影响的变量之外，年龄及健康状况显著负向影响老人的家庭医疗负担，家庭年收入、两年患重病数显著正向影响老人的家庭医疗负担。此外，所在地区、患慢性病数仅在10%水平上显著影响老人的家庭医疗负担，而性别、婚姻、子女供养费及受教育程度4个变量没有通过显著性检验。分组检验的结果充分显示了老人渴望降低家庭医疗负担的需求在高低收入家庭间、城乡间具有显著的差异。

从关键变量医疗保障看，医疗保障是减轻老人家庭医疗负担需求的重要变量，且老人家庭医疗负担的降低需求因医疗保障制度的不同、保障水平的不同而有所差异（如表5－6）。从影响方向与影响程度上看，公费医疗、合作医疗、职工医疗及居民医疗整体上分别可使老年人家庭医疗负担降低22.3%、11.8%、16.9%及13.2%，即医疗保障整体上对老人家庭医疗负担存在挤出效应；分组检验中，公费医疗与合作医疗分别可使中高收入家庭的医疗负担率降低20.2%和12.5%。但职工医疗可使中高收入家庭的医疗负担率增加32.7%，因此，医疗保障最终增加了中高收入家庭的医疗负担率，对其存在挤入效应；公费医疗可使低收入家庭医疗负担率降低21.3%，但其他三种保险对家庭医疗负担的挤出效应仅在5%和10%水平上显著，减轻的效果不明显。即医疗保障最终减轻了低收入家庭的医疗负担，对其存在挤出效应。公费医疗可使城镇老人家庭医疗负担降低26.9%，但职工医疗可使其提升31.7%，因此医疗保障整体上对城镇老人家庭负担仍存在挤人效应，增加了家庭医疗负担。公费医疗和合作医疗可使农村老人家庭医疗负担分别降低16.9%和15.8%，即医疗保障降低了农村老人的家庭医疗负担，存在挤出效应。总体而言，公费医疗和居民医疗在降低城镇老人的家庭医疗负担的需求上均发挥作用，而公费医疗和合作医疗则在降低农村老人家庭医疗负担的需求上起主要作用。职工医疗实质上增加了老人的家庭医疗负担，未起到减轻其医疗负担需求的作用。经过以上两个阶段的回归检验，最终得出的结论基本与上一章提出的前三个假设相符，其不符之处也总结了可能的原因加以解释。

表 5 - 6　医疗保障对老人家庭医疗负担影响的比较（%）

		公费医疗	合作医疗	职工医疗	居民医疗
整体回归		- 22. 30	- 11. 80	- 16. 90	- 13. 20
分组检验	中高收入	- 20. 20	- 12. 50	+ 32. 70	/
	低收入	- 21. 30	- 9. 80	- 23. 60	- 11. 40
	城镇	- 26. 90	/	+ 31. 70	- 10. 80
	农村	- 16. 90	- 15. 80	/	/

注："-"表示减轻了医疗负担，"+"表示增加了医疗负担，"/"表示无显著影响。

（二）结论

第一，医疗保障制度从整体上对老人家庭医疗负担存在负向影响，即存在挤出效应，减轻了老人家庭医疗负担。这是对我国医疗保障事业的肯定，表明医疗保障制度确实在减轻老人家庭医疗负担、提高老人医疗服务利用率等方面发挥了良好的积极作用，为正在完善发展中的医疗保障制度提供了宝贵的实证依据。

第二，医疗保障制度对老人家庭医疗负担的影响有显著的城乡差异，同时存在挤入和挤出两种效应。医疗保障制度对城镇老人家庭医疗负担具有挤入效应，但对农村老人家庭医疗负担具有挤出效应。因城镇家庭一般有相应的经济能力及意愿去支持老人购买更多的医疗服务。而在农村，老人及其家庭成员的经济能力相比城镇家庭较弱，合作医疗的保障程度比城镇医疗保险弱，因此老人会适当购买医疗卫生服务。所以，从家庭支出的角度来看，医疗保障制度的最终结果是增加了城镇家庭医疗支出，即增加了城镇家庭医疗负担，但减少了农村家庭医疗支出，即减轻了农村家庭医疗负担。

这源于不同的医疗保障制度在减轻老人家庭医疗负担方面发挥的作用程度不同。职工医疗作为主要的医疗保障形式的确提升了老人的医疗服务水平，但还未发挥其应有的效应，这是根源于医疗卫生制度自身的弊病，如不合理的收费方式、医患双方信息不对称等，我们迫切需要解决这些问题，促进老人有效的医疗需求。此外，政府部门在扩大新型农村合作医疗保险覆盖面的同时，应注意提升农村老人的医疗卫生服务水平，根据农村经济水平设置合理的医疗起付线，保证农村老人能得到与城镇老人相当水平的医疗卫生服务。

第三，医疗保障制度对老人家庭医疗负担具有群体性差异，对高收入家庭医疗负担具有显著的挤入效应，对低收入家庭医疗负担存在不太显著的挤出效应。同时，医疗保障制度对老人家庭医疗负担体现出非均衡性，即从城市到农村、从高收入家庭到低收入家庭，其对老人家庭医疗负担的挤入效应逐渐减小，挤出效应逐渐增大。此结论表明医疗保障制度对老人医疗卫生服务需求的释放效应主要体现在高收入群体和城镇家庭中，甚至已发出医疗资源滥用的信号，但低收入群体和农村老人对医疗卫生服务的需求在一定程度上依然受到抑制。

第三节　医疗保障对老人及时就医的影响分析

由第三章中的模型构建可知，本研究采用 Logistic 模型重点分析医疗保障变量（公费、合作、职工、居民四种医疗形式）给老人及时就医需求带来的影响及其差异。本节将从模型整体回归和模型分组检验两方面来分析。

一、医疗保障对老人及时就医影响的总体回归分析

（一）Logistic 模型估计结果

据表4-2可知，此模型涉及的因变量为患病能否及时就医，自变量进一步操作为"家庭年收入、子女供养费、居住方式、医疗保障、户籍、省份"等13个自变量。此处医疗保障作为分类变量研究，家庭年收入采用去年全年总收入的对数值。

为检验上述4个层面13个自变量是否对老人及时就医需求产生影响及其影响程度，本研究采用逐步回归方法进行定量研究。[1]首先引入老人个体变量、家庭变量及医疗保障为自变量得到模型1；再逐步加入社会层面的变量得到模型2，最后再逐步加入风险变量从而得到最终回归模型3。在逐步回归的过程中模型的调整系数 R^2 从0.309上升到0.495，说明模型整体拟合效果较好，模型非常显著（P = 0.000）。医疗保障对老人及时就医需求的 Logistic 模型回归结果，如表5-7所示。

表5-7　医疗保障对老人及时就医需求的影响结果

自变量	模型1		模型2		模型3	
性别	0.007	0.003	0.014	0.006	0.024	0.014
年龄	-0.016**	0.107	-0.057**	0.016	-0.017**	0.020
婚姻	0.034	0.036	0.042	0.023	0.046	0.040
受教育程度	0.051*	0.015	0.044***	0.028	0.039	0.053
家庭年收入	0.051***	0.031	0.050***	0.039	0.146***	0.026

---

〔1〕　逐步回归法的优点是能在一定程度上避免变量间的相互影响，并能更好地研究在控制其他变量的前提下所选自变量对因变量的影响程度和影响方向。同时在回归中新自变量的加入及其加入顺序都会对模型中其他自变量的系数值产生些许影响。为了解释的统一性，本文以模型3中自变量的系数值为解释依据。

自变量	模型 1		模型 2		模型 3	
子女供养费	0.103 **	0.026	0.139 ***	0.030	0.159 ***	0.014
居住方式	0.079 **	0.042	0.021 **	0.041	0.046 ***	0.039
公费医疗	0.065 **	0.008	0.076 **	0.017	0.069 ***	0.014
合作医疗	0.028 *	0.013	0.043 **	0.013	0.048 **	0.008
职工医疗	0.046 **	0.006	0.052 ***	0.015	0.055 ***	0.011
居民医疗	0.015	0.002	0.016	0.003	0.049 **	0.020
所在地区			-0.021 *	0.028	-0.105	0.018
户籍			-0.020 **	0.020	-0.030 *	0.004
患慢性病数					0.078 ***	0.014
两年患重病数					0.082	0.023
健康状况					-0.226 ***	0.103
N	2863		2863		2863	
R^2	0.309		0.406		0.495	
P	0.000		0.000		0.000	

注：* $p < 0.1$，** $p < 0.05$，*** $p < 0.01$。

(二) 结果分析与解释

第一，医疗保障中公费医疗和职工医疗在 1% 水平上显著，合作医疗与居民医疗在 10% 水平上显著，表明这四种医疗保障制度对提升老人及时就医需求具有显著性作用。从影响方向与影响程度上看，公费医疗、合作医疗、职工医疗与居民医疗分别可使老人及时就医率提升 6.9%、4.8%、5.5%、4.9%。

这一结果与假设二相符，即医疗保障能降低老人获得医疗服务的成本，提升其医疗服务需求。但因其需求价格弹性很低，导致医疗保险所起的促进效果很有限。我国医疗保险事业的发展已基本覆盖了全体居民，其平均及时就医率已高达94.3%，因此公费医疗、合作医疗、职工医疗和居民医疗仅能使老人及时就医率提升几个百分点。

第二，个体变量中性别、婚姻和受教育程度对老人的及时就医需求未产生显著影响。年龄变量在10%的水平上显著负向影响老人的及时就医需求，即年龄每增长1岁，老年人的及时就医率下降1.7%。据调查结果统计，老人及时就医率，年龄段在65－79岁之间的占96.1%，80－89岁占95.4%，90－99岁占93.6%，100岁以上仅占91.9%。即随着年龄的增长老人的及时就医率明显下降。

第三，家庭变量中家庭年收入、子女供养费和居住方式都在1%水平上显著，即家庭变量对老人及时就医具有非常显著的影响。从影响方向与影响程度上看，家庭年收入和子女供养费正向显著影响老人的及时就医率，分别使其提升14.6%和15.9%；而居住方式正向影响老人的及时就医率，即居住养老院的老人及时就医率最低，独居老人次之，与家人同居的老人及时就医率最高。以上分析表明家庭在老人医疗服务需求与利用中扮演着非常重要的角色，要解决老人的医疗服务问题，还需要家庭成员的积极配合与支持。

第四，社会变量中户籍仅在10%水平上显著，城镇老人的及时就医率低于农村老人的及时就医率。据调查数据显示，城镇老人的及时就医率比农村老人低1.2%。在重病未能就医的原因统计中，因经济原因无法就医的老人比例中城镇比农村高出4.8%。从所在地区来看，老人的就医及时率无明显地域差异，这与前面的调查统计结果也相符，东、中、西部地区老人的及时就医率相当。

第五，风险变量中两年患重病数没有通过显著性检验，但患慢性病数和健康状况都在1%水平上显著，表明健康需求变量也是影响老人及时就医需求的重要因素。其中，自评健康状况显著负向影响老人及时就医需求，老人及时就医率随着健康状况的恶化而上升。患慢性病数正向影响老人的及时就医需求，患慢性病次数越多，及时就医的可能性越大。

以上第二、三、四点正好验证了假设一，即在医疗服务市场上，医疗保障、医疗服务的价格和质量、家庭收入状况、健康状况和疾病的严重程度等是居民医疗服务需求的重要影响因素。

二、医疗保障对老人及时就医影响的分组检验

（一）Logistic 模型估计结果

为了检验上述回归结果的稳健性，根据家庭年收入和城乡户籍继续进行分组回归，检验各种医疗保障制度分别对不同家庭收入水平和城乡老人患病后及时就医需求的影响差异，其中家庭年收入划分为低收入与中高收入两组。检验时仍使用 Logistic 回归模型，模型的调整系数 R^2 均在 0.5 左右，说明模型整体拟合效果较好，模型非常显著（P =0.000）。回归结果见表 5－8。

表 5－8　医疗保障对老人及时就医需求的分组检验结果

自变量	中高收入样本		低收入样本		城镇样本		农村样本	
性别	0.037	0.103	0.044	0.009	0.047	0.023	0.060	0.117
年龄	-0.012	0.011	-0.024 ***	0.014	-0.016 *	0.103	-0.049 ***	0.104
婚姻	0.103	0.012	0.120	0.010	-0.146	0.102	0.051	0.003
受教育程度	0.047	0.119	-0.039	0.017	0.068	0.123	-0.022	0.057
家庭年收入					0.549 ***	0.044	0.597 ***	0.020
子女供养费	0.159 *	0.020	0.147 ***	0.013	0.140 ***	0.016	0.128	0.014
居住方式	0.321 ***	0.107	0.209 ***	0.129	-0.273 ***	0.104	0.172 ***	0.030
公费医疗	0.081 ***	0.026	0.059 ***	0.012	0.067 ***	0.010	0.041 **	0.011
合作医疗	0.052 ***	0.003	0.027 **	0.006	0.009	0.003	0.037 ***	0.005
职工医疗	0.062 ***	0.017	0.046 **	0.003	0.056 ***	0.012	0.013	0.004
居民医疗	0.059 ***	0.005	0.045 **	0.002	0.051 ***	0.005	0.002	0.003
户籍	0.154 *	0.130	-0.521 *	0.212				
所在地区	-0.121	0.010	-0.121 *	0.020	-0.240 *	0.126	-0.263 **	0.065
患慢性病数	0.137 **	0.005	0.119 **	0.013	0.137 ***	0.020	0.161	0.018

自变量	中高收入样本		低收入样本		城镇样本		农村样本	
两年患重病数	0.012	0.009	0.024	0.007	0.016	0.016	-0.139	0.043
健康状况	-0.059**	0.013	-0.034***	0.004	-0.547***	0.194	-0.428***	0.208
N	1394		1469		1658		1205	
R^2	0.409		0.503		0.482		0.505	
P	0.000		0.000		0.000		0.000	

注：*$p<0.1$，**$p<0.05$，***$p<0.01$。

（二）结果分析与解释

1. 家庭年收入分组结果

第一，医疗保障对老人及时就医需求的影响在不同家庭收入水平中存在显著性差异。高收入样本中，公费医疗、合作医疗、职工医疗及居民医疗均在1%水平上显著。从影响方向与影响程度上看，这四种医疗保障制度分别可使老人及时就医率提升8.1%、5.2%、6.2%和5.9%。低收入样本中，除公费医疗在1%水平上显著外，合作医疗、职工医疗和居民医疗仅在5%水平上显著。从影响方向与影响程度上看，这四种医疗保障制度分别可使老人及时就医率提升5.9%、2.7%、4.6%和4.5%。

总体来说，各种医疗保障制度对中高收入家庭老人的及时就医需求的影响更大。对于中高收入家庭而言，老人拥有医疗保障，子女提供的经济供养就越多，医疗保障越能提升老人的及时就医率。反之，对于低收入家庭而言，老人拥有医疗保障虽能在一定程度上提升老人的及时就医率，但其及时就医率的提升依然受家庭收入水平的制约。这一结论既验证了假设一中的在医疗服务市场上，医疗保障、家庭收入状况是居民医疗服务需求的重要因素，也同时验证了假说二：医疗保障能降低老人获得医疗服务的成本，提升其医疗服务需求。但因其需求价格弹性很低，导致医疗保险所起的促进效果很有限。

第二，个人变量中老人年龄显著影响其及时就医需求，低收入家庭倾向于给予低龄老人更多经济上的支持。但是对中高收入家庭而言，年龄这一变量未通过显著性检验。另外，婚姻和受教育程度也没有通过显著性检验。

第三，家庭变量中子女供养费和居住方式显著影响老人及时就医需求。对中高收入样本而言，子女供养费仅在10%水平上显著；但在低收入样本中，子女供养费在1%水平上显著，即子女供养费对低收入家庭老人的及时就医需求的影响更显著。此外，居住方式对不同家庭收入水平的老人及时就医需求的影响无显著差异。

第四，社会变量中户籍对老人及时就医需求的影响有显著的城乡差异，这将在下面的城乡分组中详细解释。此外，所在地区变量在中高收入家庭中没有通过显著性检验，在低收入家庭中也仅在10%水平上显著。

第五，风险变量中健康状况是影响老人及时就医需求的重要因素，对中高收入家庭和低收入家庭的影响具有显著的差异。回归结果显示，健康状况的好坏不会给中高收入家庭老人的及时就医需求带来任何影响，但会给低收入家庭老人的就医需求带来显著负向影响，健康越差，及时就医率越低。患慢性病数对高低收入家庭老人的及时就医需求无显著的影响差异。患重病数没有通过显著性检验。

2. 城乡分组结果

第一，医疗保障对城乡老人及时就医需求的影响存在显著性差异。城镇样本中，公费医疗、职工医疗和居民医疗均在1%水平上显著，表明这三种医疗保障制度对提升城镇老人及时就医率存在显著性作用，分别可使其提升6.7%、5.6%和5.1%。合作医疗使城镇老人及时就医率有所提升，但从统计意义上看并不显著。农村样本中，公费医疗仅在5%水平上显著，可使农村老人的及时就医率提升4.1%，而合作医疗在1%水平上显著，可使农村老人的及时就医率提升3.7%。表明合作医疗是提升农村老人及时就医率的主要形式。以上结论与刘国恩、蔡春光、李林（2011）指出的医保制度明显促进了老人的及时就医率的结论相一致，但具体的影响程度与之相比也有不符之处。[1] 其原因可能是数据时间点不同，刘国恩、蔡春光、李林采用的是 2005 年数据，此时新型农村合作医疗保险仅处于试点阶段，大部分居民还持观望态度，而本文采用的是 2014 年数据，此时新型农村合作医疗保险已在全国覆盖且在不断完善中，已取得了一定的成效，居民参保态度相当积极。因此合作医疗的参保率和使用支付率较 2011 年相比都有一定程度的提升。

第二，个体变量中年龄因素对老人及时就医需求具有显著的城乡差异。在城镇样本中，年龄这一变量仅在 10% 水平上显著，即年龄对城镇老人及时就医率的降低有影响，但影响并不特别明显。在农村样本中，年龄显著负向影响老人及时就医需求，即老人年龄越大其及时就医率越低。此外，性别、婚姻和受教育程度 3 个变量均没有通过显著性检验。

第三，家庭变量中家庭年收入和居住方式都显著正向影响老人及时就医需求，且这一结果无显著城乡差异。但子女供养费对老人及时就医需求的影响具有显著城乡差异。在城镇，因医疗服务价格较高，老人看病就诊的医疗费用很高，子女给予的供养费越高，老人及时就医率会越高。但是，此变量在农村并没有通过显著性检验。其原因可能是新型农村合作医疗的开展使老人就医相比城镇而言要方便很多，且就医成本也低很多。同时，农村家庭的子女因自身经济条件的限制能给予老人的供养费一般是固定的，无法因老人的就医需求增加而给予更多的供养费。

第四，社会变量中所在地区对老人及时就医也存在一定的城乡地域差异影响，即在不同省份的城镇和农村中，老人是否能够及时就医的情况也有所差异。

---

[1] 刘国恩等得出的结论中，公费医疗使农村和城镇老人的及时就医率分别提升 7.99% 和 2.96%、城镇医保使城镇老人及时就医率提升 3.5% 左右，合作医疗和大病补助对及时就医无显著影响。具体参见：刘国恩、蔡春光、李林："中国老人医疗保障与医疗服务需求的实证分析"，载《经济研究》2011 年第 3 期。

第五，风险变量中健康状况是影响老人及时就医需求的重要因素，但这一影响因素无显著的城乡差异。而患慢性病数对老人及时就医的影响具有显著的城乡差异。在城镇样本中，患慢性病数在1%水平上显著，但是农村样本中，患慢性病数没有通过显著性检验。其原因是农村老人对于慢性病的治疗一般选择常备药在家中，而非及时去医院就诊，也不会定期对慢性病进行复查，以节约时间与成本。

三、计量分析与结论

(一) 计量分析

从总体回归结果看，本节所选择的4个层面的13个自变量中，有8个自变量显著影响老人及时就医的需求。其中，年龄与健康状况显著负向影响老人的及时就医需求，即年龄越大及越健康的老人的及时就医率越低；家庭年收入、子女供养费、医疗保障及患慢性病数、居住方式显著正向影响老人的及时就医需求，即高收入、子女供养费高、参加医疗保障、患慢性病次数多及与家人同居的老人的及时就医率越高。此外，户籍变量仅在10%水平上显著负向影响老人的及时就医需求，而性别、婚姻、受教育程度及两年患重病数4个变量没有通过显著性检验。

从分组检验的回归结果看，本节所选择的4个层面的12个自变量中，有7个自变量显著影响不同群体的老人及时就医的需求。其中，除医疗保障仍然是显著影响的变量之外，子女供养费、居住方式及患慢性病显著正向影响老人的及时就医需求，年龄、健康状况显著负向影响老人的及时就医需求。此外，所在地区仅在5%-10%水平间显著负向影响老人的及时就医需求，而性别、婚姻、受教育程度及两年患重病数4个变量没有通过显著性检验。分组检验的结果充分显示了老人的及时就医需求在高低收入家庭间、城乡间具有显著的差异。

从关键变量医疗保障看，医疗保障是影响老人及时就医需求的重要变量，且老人及时就医的需求因医疗保障制度的不同、保障水平的不同而有所差异（如图 5 - 3 和图 5 - 4）。从影响方向与影响程度上看，公费医疗、合作医疗、职工医疗及居民医疗整体上分别可使老人及时就医率提升 6.9%、4.8%、5.5%、4.9%。分组检验中，公费医疗、合作医疗、职工医疗及居民医疗分别可使中高收入家庭老人的及时就医率提升 8.1%、5.2%、6.2% 和 5.9%，也分别可使低收入家庭老人的及时就医率提升 5.9%、2.7%、4.6% 和 4.5%；公费医疗、职工医疗和居民医疗分别可使城镇老人的及时就医率提升 6.7%、5.6% 和 5.1%；公费医疗和合作医疗分别可使农村老人的及时就医率提升 4.1% 和 3.7%。总体而言，公费医疗、职工医疗和居民医疗主要在提升城镇老人的及时就医需求上发挥作用，而合作医疗则是提升农村老人及时就医率的主要形式。经过以上两个阶段的回归检验，最终得出的结论基本与上一章提出的前三个假设相符，其不符之处也总结了可能的原因加以解释。

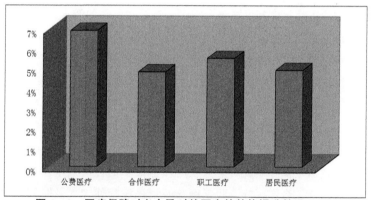

图 5 - 3　医疗保障对老人及时就医率的整体提升效果（%）

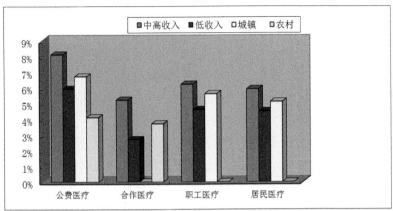

图 5 - 4   医疗保障对老人及时就医率的分组提升效果（%）

（二）结论

第一，医疗保障制度显著影响老人对及时就医的需求，公费医疗、合作医疗、职工医疗和居民医疗使老人的及时就医率得到显著提升。这是对我国现行医疗保障事业的肯定，但政府也应出台相应的激励措施，加快完善补充医疗保险，支持并鼓励商业保险公司推出更丰富的、专门针对老年群体的医疗保险，让更多的老人能享受到更丰富的补充医疗保险。同时要让老年群体能及时获得相关的信息，继续提升老人参与商业医疗保险的意愿。

第二，医疗保障制度对老人及时就医需求的促进效果基本是均匀的。公费医疗、合作医疗、职工医疗及居民医疗使老人及时就医率整体上分别提升6.9%、4.8%、5.5%、4.9%。由此可知，在提升老人及时就医率上，这四种医疗保障制度所起的作用基本是均匀的，公费医疗的效果最好，合作医疗与居民医疗发挥的效果稍差。

第三，医疗保障制度对老人及时就医需求的影响具有显著的群体性差异。公费医疗、合作医疗、职工医疗及居民医疗分别可使中高收入家庭老人的及时就医率提升8.1%、5.2%、6.2%和5.9%，也分别可使低收入家庭老人的及时就医率提升5.9%、2.7%、4.6%和

4.5%；公费医疗、职工医疗和居民医疗分别可使城镇老人的及时就医率提升6.7%、5.6%和5.1%；公费医疗和合作医疗分别可使农村老人的及时就医率提升4.1%和3.7%。总体而言，公费医疗和职工医疗主要在提升城镇老人的及时就医需求上发挥作用，而合作医疗则是提升农村老人及时就医需求的主要形式，且城镇老人及时就医需求的提升程度整体上高于农村老人及时就医需求的提升程度。

此结论表明各种医疗保障制度对老人医疗卫生服务需求的释放效应主要体现在高收入群体和城镇群体中，低收入群体和农村群体的老人对医疗卫生服务的需求在一定程度上依然受到抑制。因此，我国新型农村合作医疗保险制度需要继续完善与扩大，争取将更多的老人纳入其范围内并帮助他们解决缴费问题。同时，从调查访谈中可知，农村老人主要通过购买药物、自我控制等方式治疗各种长期的慢性疾病，如无需要不会主动就医，因此新型农村合作医疗保险应适度增加对慢性病方面的医疗保障服务，并逐步提升其保障水平，释放农村老人对医疗服务的需求，从而提升其医疗服务利用率。

总体而言，我国的各种医疗保障制度确实在提升老人及时就医需求方面发挥了良好的积极作用，为正在完善发展中的各项医疗保障制度提供了宝贵的实证依据。但各项医疗保障制度在完善的过程中还需要充分考虑不同群体间的差异性，适度增加医疗保障政策的灵活性，尽量确保提供均等化的医疗服务。

本章小结

本章为研究的实证检验部分，研究了前两个核心问题，医疗保障能否减轻老人家庭医疗负担需求和医疗保障能否提升老人及时就医需求以及其各自的影响程度。

首先利用问卷数据，从不同年龄、性别、城乡地区、家庭收入水平及医疗费用水平等方面对老人减轻家庭医疗负担的需求以及及时就医需求等情况进行了描述性统计分析。然后，利用两部模型、

Logistic 模型和多元回归模型对老人的家庭医疗负担和及时就医情况进行了总体回归和分组检验。最后，对检验结果进行了分析和讨论，为医疗保障制度相关政策的改进和提升老人医疗服务的有效需求提供依据。

第六章　医疗保障对过度医疗服务需求影响的实证检验

医疗保障制度除了是社会保障体系的重要组成部分外，还是国家公共医疗卫生体系的使用媒介。其作为医疗支出风险平滑的财务机制，能够起到提升医疗服务需求的可得性、促进患者对医疗服务需求的合理释放的作用，最终能改善老人的健康水平。但基于医疗保障也能同时降低就医成本，过低的医疗费用支出容易使医疗供需双方分别产生道德风险与逆向选择，从而导致过度医疗服务需求的产生。

本章主要运用 2014 年和 2011 年部分 CLHLS 数据，采用 Logistic 模型和 Probit 模型，将医疗保障作为整体变量，通过两步检验法（合理性检验、有效性检验）分析医疗保障制度是否导致老人产生过度医疗服务需求；此外，又单独研究了职工医疗和合作医疗分别在城镇和农村老人中是否存在过度医疗服务需求。解决本研究提出的第三个核心问题，为完善我国相应的医疗保障制度提供了参考依据。

第一节 过度医疗需求的提出

一、过度医疗需求的概念界定及相关研究

大部分研究者习惯从其所属学科的方向对过度医疗需求的定义进行阐释，但至今还未对过度医疗需求的定义达成一致。如 Leape（1989）研究后指出，过度医疗需求是指未对患者的健康起到促进改善作用的医疗，可以认为是一种无效的医疗行为。[1]文森特（2002）从社会学角度阐述过度医疗需求，认为过度医疗需求是指患者倾向于依靠社会与商业医疗险等方式来解决医疗费用问题，致使其就医选择受医疗机构的制约而引起的医疗需求。因此，他认为过度医疗需求主要是由医疗保障制度与医疗机构等外部因素共同引起的医疗行为，这种行为反而不利于患者健康水平的改善，也不利于医疗保障事业的健康发展。[2]张鲁忠（2003）曾指出过度医疗需求是由多种原因造成的一种在患者治疗过程内不是必需的部分医疗服务。[3]雷振之（2003）、杜治政（2005）也与上述学者观点相似，从医疗实践的角度指出过度医疗需求是指在就诊过程中产生的不被患者需要的部分治疗服务，对患者而言是一种无效的医疗服务行为。[4][5]而黄枫、甘犁（2010）指出由医疗保障引起的医疗成本的提升，若能显著提升患者健康水平

---

〔1〕 Lucian L. Leape, "A Study of Medical Injury and Medical Malpractice—An Over-View", *New English Journal of Medicine*, 1989, 7, pp. 480 – 484.

〔2〕 [美] 文森特·帕里罗：《当代社会问题》，华夏出版社 2002 年版，第 393 页。

〔3〕 张忠鲁："过度医疗：一个紧迫需要综合治理的医学问题"，载《医学与哲学》2003 年第 9 期。

〔4〕 雷振之："过度医疗之我见"，载《医学与哲学》2003 年第 9 期。

〔5〕 杜治政："过度医疗、适度医疗与诊疗最优化"，载《医学与哲学》2005 年第 7 期。

则属于有效与合理的医疗需求，反之则是过度与无效的医疗需求。[1]

总体而言，学者们基本都同意过度医疗需求对健康状况无改善作用甚至有害健康，是无效的医疗消费，但主要对过度医疗需求产生的原因存在争议，有学者认为是由医疗保障制度导致，也有学者认为由多种因素共同引起，还有学者直接将过度医疗需求描述成一种行为，即在定义中不明确指出引起行为的原因。

鉴于本研究是从医疗保障的角度研究医疗需求，因此将过度医疗需求定义为：医疗保障导致的医疗需求的增加，若无法显著地提升患者健康水平，则属于一种过度的、无效的医疗服务需求；反之，则属于一种合理的、有效的医疗需求。根据此定义，本研究将从需求变化和健康变化两个角度，深入研究我国的医疗保障制度是释放了合理的医疗服务需求还是导致了医疗服务的过度消费。对这个问题的研究直接关系我国医疗保障制度建设的侧重点。

二、过度医疗需求产生的原因分析

(一) 诱导需求

诱导需求被大部分研究者指出曾对过度医疗有显著影响效应。一种观点是从医疗需求的使用者分析，如 Arrow (1963) 曾指出在医疗服务市场上，患者所能掌握的医疗信息经常是不完整的，这使其对医疗服务的消费时间具有不确定性与预期结果的风险性，[2]其他学者

---

〔1〕 黄枫、甘犁："过度需求还是有效需求？——城镇老人健康与医疗保险的实证分析"，载《经济研究》2010 年第 6 期。

〔2〕 Arrow. K. J., "Uncertainy and the Welfare Economics of Medical Care", *American Economy Review*, 1963（53），pp. 941 –967.

(*Moy*[1]，1998；Fuchs[2]，1978）对此持相同看法。另一种观点是
从医疗需求的提供方分析，如 Evans（1974）认为在医生的收入和医疗
费用相挂钩的制度下，其很容易为了个人利益而不重视与患者签订的
委托代理协议，主动诱导患者消费更多不必要的医疗产品，直接导致
医疗资源的浪费与供给效率的降低。[3]David Hemenway（1998）曾通
过实证分析，对医生诱导患者需求过度服务的动机，及医生可能供给
过度服务的两种概率都进行了准确测算，因此过度的供给导致了患者
的过度需求。目前也有很多学者在研究供给者诱导对过度医疗需求的
影响，但是还未计算出医疗供给者提供过度医疗服务的具体程度。[4]

（二）医疗服务市场的特殊性

医疗服务市场具有信息不对称、不可选择及不可逆转性，它与其
他行业的服务相比具有的这种特殊性，在很大程度上影响了患者对医
疗需求消费的适度选择。再加之患者对医疗服务需求的产生本身也具
有一定的偶然性，这种特殊性和偶然性致使医疗供给方提供垄断性的
医疗服务。McGuire（2000）认为医疗服务市场是一个垄断与竞争并存
的代表市场，具有行医资格的医院有独特优势垄断医疗服务市场，患
者倾向选择较近的或者自己信任的医疗机构，使得医疗服务提供者之
间又有一定的竞争，因此医生的道德品质缺陷是引发过度医疗需求的
主要原因。[5]Newhouse（1970）认为非营利医院不仅要保障供应最大

〔1〕 Moy E, B B C Clancy and L Comelius, "Changes in Usual Sources of Medical Care
Between 1987 and 1992", *Journal of Health Care for the Poor and Undeserved*, 1998（9），
pp. 126 – 138.

〔2〕 Fuchs V R. , "The Supply of Surgeons and the Demand for Operations", *The Jour-
nal of Human Resource*, 1978, 13（1），pp. 35 – 36.

〔3〕 Evans Robert, "Supplier – induced Demand: Some Empirical Evidence and Implica-
tions", *The Economics of Health and Medical Care*, 1974,（4）.

〔4〕 David Hemenway, "Demand Inducement and the Physician – Patient Relationship",
Economic Inquiry, 1998（2），pp. 281 – 298.

〔5〕 McGuire. J. P. Newhouse, A. J. Culyer, *Handbook of Health Economies*, Amster-
dam: North Holland, 2000.

数量的医疗服务，更要保障供应最佳的质量。他还对非营利医院供给能力的最佳程度进行分析，表明其最佳供给能力高于患者的需求程度。[1] Farley（1986）则指出每位患者接受治疗的过程是独特的、无连续性的，导致医疗服务不能在其中间转接，更不能够进行转售，因此医疗供给方也倾向于根据患者支付购买能力的差异而提供不同价格水平的医疗服务。[2]

（三）防御性治疗

医患双方产生的防御性治疗措施和心理行为都会分别导致提供和消费过度医疗需求。Tancredi（2002）很早就曾指出医生通过对患者提供过多的诊疗即采取防御性医疗措施，来规避治疗过程中容易在患者身上产生的高风险。其选择的这种治疗方法在提升医疗服务成本的同时，也引致了过度医疗现象的产生。[3] 另外，也有学者如 Grossman（1972）从患者的防御性心理出发，通过分析居民的医疗需求及其对医疗保健的投资，指出保持身体健康的边际成本与医疗服务的价格有很大联系，健康投资中的较大部分都是用于医疗服务的支出，患者为获得最佳的健康状态而不断提升其医疗需求选择，盲目地接受医生的治疗方案，实际情况是其中一部分医疗需求超出了患者健康的需要，是无效的，对改善其健康状况无明显疗效。[4]

（四）医疗保障制度

医疗保障制度的完善与发展释放了患者的合理医疗服务需求，但

〔1〕 J P Newhouse, "Toward a Theory Nonprofit Institution: An Economic Model of a Hospital", *The American Economic Review*, 1970（3）, pp. 604 – 713.

〔2〕 Farley P J. , "Theories of the Price and Quantity of Physician Services", *Journal of Health Economics*, 1986, 5（4）, pp. 315 – 333.

〔3〕 Ferris J. Rithey, 张琳译："美国医师的职责"，载《医学与哲学》2002 年第 11 期。

〔4〕 Grossman. M. , "On the Concept of Health Capital and the Demand for Health", *Journal of Political Economy*, 1972, pp. 223 – 255.

同时在一定程度上也诱导了个人过度医疗服务需求的产生。如陈凯、汪晓凡（2007）指出医疗保障对医疗服务费用的承担方式、对患者的需求及医疗服务的供给行为产生了影响，使医疗服务需求的价格、数量及质量要求发生了改变。医疗保障制度的发展使患者的医疗费用负担得到了很大缓解，释放了患者过去被压抑的部分医疗需求。[1]但大部分学者（Feldstein, 1973[2]；Cauley, 1987[3]；Feldman and Dowd, 1991[4]；Carrol, 1992[5]）指出医疗保险制度的改革将显著提升患者的医疗服务需求量，最终引发患者的过度医疗需求，从而制约医疗保障制度的持续发展。王鸿勇、尹爱田、李伟等（2001），尹冬梅、王庆民（1999）也指出享有医疗保障会导致患者产生对医疗服务的过度需求。[6][7]此外，医疗保障的费用承担方式也容易导致患者产生败德行为。王锦锦、李珍（2007）认为道德风险来自医疗供给与医疗需求两方，并指出道德风险的存在不仅加剧了医疗费用的激增和医疗需求的增加，降低了卫生资源的有效配置程度，而且使医疗基金在管理与监督上面临严峻挑战。[8]

---

〔1〕　陈凯、汪晓凡："市场导向理论在医疗服务领域的适用性研究"，载《当代经济管理》，2007 年第 3 期。

〔2〕　Feldstein, M. , "Welfare Loss of Excess Health Insurance", *Journal of Political Economy*, 81 (2), Part I, March – April, p. 25 – 80.

〔3〕　Cauley, S. D. , "The Time Price of Medical Care", *Review of Economics and Statistics*, 1987, 69 (1), pp. 59 – 60.

〔4〕　Feldman. R and Dowd. B. , "A New Estimation of the Welfare Loss of Excess Health Insurance", *American Economic Review*, Vol. 81, No. 1, Mar. , pp. 297 – 301.

〔5〕　Carrol, L. C. D. , "The Buffer – Stock Theory of Savings: Some Macroeconomic Evidence", *Economic Activity*, 1992 (2), pp. 61 – 156.

〔6〕　王鸿勇等："医疗保健制度对卫生服务需求行为影响的比较研究"，载《卫生经济研究》2001 年第 10 期。

〔7〕　尹冬梅等："论有效医疗服务需求"，载《中国卫生事业管理》1999 年第 2 期。

〔8〕　王锦锦、李珍："社会医疗保险中的道德风险及其制度消解"，载《河南社会科学》2007 年第 1 期。

（五）制度设计

Mooney and Ryan（1993）等指出在医生的薪金与其提供医疗服务量相关的制度前提下，医生为使自己利益最大化极易产生道德风险，如尽量给患者提供更多高价格的医疗服务。但是不合理的、无效的医疗服务对患者健康水平无改善效果，实际上浪费了医疗资源，也使医院从中赚取了大量保险费用，一旦被保险监管机构发现，其会被削减支付的费用，医生与保险机构间的代理问题也由此而生。[1]美国卫生经济学家泰斯伯格（2003）分析发现，不科学的制度规范也是引发过度医疗需求行为的重要原因。比如医生的收入水平与其提供的医疗服务量、设施使用次数等相关的规定，使其倾向于为患者安排更多的治疗检查和提供更多的医疗产品来获取更多的佣金。[2]胡宏伟、高敏、赵英丽等（2013）对过度医疗行为的相关文献进行了客观评价，指出在政府对医疗资源投入资金不足的情况下，医疗机构内部人员会组成利益联盟，对医生故意造成患者更多的医疗成本的行为采取默认态度，甚至内部规定了医生每年必须完成的任务指标。以我国目前医疗领域的薪酬制度来看，医生的工资水平完全与其为患者提供的医疗服务量相关，这使过度医疗行为的产生很难避免。[3]

三、过度医疗需求的两步检验法提出

（一）两步检验法的研究基础

回顾以往与本研究相关的文献，主要由两部分组成：一部分是医疗保险对医疗服务需求的影响，大量的文献研究（Arrow，1963；

---

〔1〕 Mooney G. and Ryan M.， "Agency in Health Care: Getting Beyond First Principles"，*Journal of Health Economics*，1993，pp. 125 – 135.

〔2〕 ［美］泰斯伯格，王旭东等译：《医疗保健业》，中国人民大学出版社2003年版，第9 – 10页。

〔3〕 胡宏伟等："过度医疗行为研究述评"，载《社会保障研究》2013年第1期。

Bunker，1995；Manning et al，1987；Cheng&Chiang，1997；顾大男，2002；刘国恩、蔡春光、李林，2011；胡宏伟、栾文敬、杨睿等，2012）已证明医疗保障对医疗服务需求的提升有显著作用，具体影响在前文的文献综述中已详细介绍，在此不再赘述。另一部分是医疗保险对健康的影响。目前国内外文献中关于医疗保险对健康影响效应的研究暂无一致结论。Polsky et al（2006）将老年群体的健康医疗计划当成是一项严格的实验来考察，发现老人加入健康保险计划后，其自评健康良好或好的概率明显增加；[1]而 Card et al（2008）利用不连续回归法考察后指出，死亡率在健康医疗计划中的起点年龄即 65 岁左右并未产生明显的起伏阶段，表明老年医疗保险计划没有对老人死亡率产生重要效应。[2]Levy and Meltzer（2008）曾指出医疗保险计划对健康影响程度的相关研究应通过较大型的健康实验来分析，才能保证其结论的权威性。[3]国内相关研究如赵忠、侯振刚（2005）利用 2000 年 CHNS 数据，采用 Grossman 模型对我国城镇居民的健康需求影响因素进行分析。研究后发现健康需求并未显著受到医疗保险的影响，反而受收入水平影响更大，其解释是由于我国城镇的医疗体系较高程度上是福利性质，由政府掌控，这与 Grossman 模型是基于完全市场的假设有相冲突的地方。[4]罗楚亮（2008）使用 2002 年城镇住户调查资料，研究医疗费用的支出与居民健康水平之间的关系，分析后指出由医疗保障制度带来的医疗成本降低并未对居民健康水平产生显著效应，

〔1〕 Polsky, Daniel, Doshi, Jalpa, Escarce, Jose, Manning, Willard G. , Paddock, Susan M. , Cen, Liyi and Rogowski, Jeannette A. , "The Health Effects of Medicare for the Near - Elderly Uninsured", NBER Working Paper No. W12511.

〔2〕 Card D. , Dobkin C. and MaestasN. , "The Impact of Nearly Universal Insurance Coverage on Health Care Utilization: Evidence from Medicare", *American Economic Review*, 98: 5, 2242 - 2258.

〔3〕 Levy, H and Meltzer, D. O. , "The Impact of Health Insurance on Health", *Annual Review of Public Health*, Vol. 29.

〔4〕 赵忠、侯振刚："我国城镇居民的健康需求与 Grossman 模型——来自截面数据的证据"，载《经济研究》2005 年第 10 期。

也未对其主观健康水平产生明显的影响。[1]黄枫、甘犁（2010）利用
2002－2005 年 CLHLS 数据，通过实证风险模型，研究显示参保老年群
体的死亡风险与无保老年群体相比要低出 19％，之后又利用扩展的
Kaplan－Meier 生存函数估计老年群体的平均生存时间，发现参保老年
群体的平均生存时间与无保老年群体相比要多出 5 年。[2]

　　以上两部分的相关文献基本是遵循这样一条线路：医疗保障带来
医疗支出增加——医疗服务需求变化——健康水平的变化（如图 6－
1）。其中，医疗需求的变化是通过医疗支出的增加来体现的。

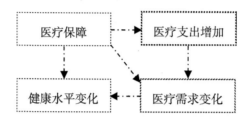

图 6－1　医疗保障与医疗需求、健康水平的关系

　　在以上研究线路中，医疗保障带来医疗费用支出增加（即医疗需
求增加）是研究的前提，前提是否成立可从医疗保障与医疗费用支出
的相关性中得到证实（见表 6－1）。参照第二章中老人的医疗服务需
求水平即年总医疗费用支出，将其划分为低、中、高三个等级。参保
老人在低、中、高三个等级的医疗费用支出比例分别为 60.3％、
26.9％、12.8％；未参保老人在低、中、高三个等级的医疗费用支出
比例分别为 76.5％、17.3％、6.2％。由两组数据对比可知，有医疗保
障的老人比无医疗保障的老人在低费用区间所占比例少 16.2％，在中、
高费用区间所占比例分别高 9.6％和 6.6％，即有医疗保障的老人的医
疗费用倾向于需求中、高水平的医疗服务。由此可推断医疗保障在增

　　〔1〕罗楚亮："城镇居民健康差异与医疗支出行为"，载《财经研究》2008 年第
10 期。
　　〔2〕黄枫、甘犁："过度需求还是有效需求？——城镇老人健康与医疗保险的实证
分析"，载《经济研究》2010 年第 6 期。

加老人医疗服务需求的同时，也引起了相应的医疗支出，使老人在低等区间的医疗费用支出减少，在高等区间的医疗费用支出增加，即医疗保障是引起老人医疗费用上涨的重要因素。

表 6 - 1　医疗保障与医疗费用支出关系

	低费用水平 0 - 2000 元	中费用水平 2001 - 10 000 元	高费用水平 10 000 元以上	合计
参保	60. 30	26. 90	12. 80	100. 00
未参保	76. 50	17. 30	6. 20	100. 00
全部	73. 40	22. 60	4. 00	100. 00

（二）两步检验法介绍

本研究的调查对象是我国 65 岁及以上的老人，由于他们享受的医疗保险都是计划经济体制下以劳动关系为基础的公费医疗或职工劳保医疗，其医疗保险状态基本稳定不变，无法根据其健康需求来自由选择参保类型。因此，这种体制下的医疗保险制度可以作为理想的、排除逆向选择的、研究其对医疗需求和健康水平影响的准社会实验。本研究将基于前文过度医疗需求的定义及上述研究，分两步从需求和健康的变化角度检验我国的医疗保障制度是引起了过度的医疗服务消费还是释放了合理的医疗服务需求。这一问题的回答直接关系到我国医疗保障制度建设的侧重点。

第一步是基于医疗保障与医疗服务需求的相关性，即检验医疗保障是否能带来医疗服务需求的增加，如果医疗保障使部分群体（低健康、低收入）的医疗服务需求增加，则是合理的医疗需求；如果医疗保障使所有群体（还包括高健康、高收入）的医疗服务需求增加，则是不合理的医疗需求。

第二步是基于医疗保障与健康风险的相关性，即检验医疗保障最终能否带来健康水平的提升，如果医疗保障使所有群体健康水平得以提升，则是有效的医疗需求；反之则是无效的或部分无效的医疗需求。

经过以上两步检验，如果医疗保障带来的是合理的、有效的医疗需求，则不存在过度需求；反之则存在过度医疗需求或过度医疗需求倾向。

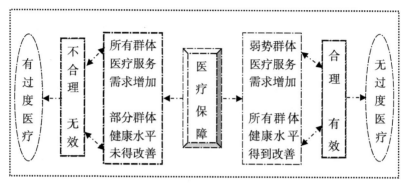

图6－2　两步检验法研究路线

第二节　医疗服务需求的合理性检验

一、老人医疗服务需求合理性的总体回归分析

（一）Logistic 模型估计结果

据表6－2可知，此模型选取的因变量是老人医疗服务需求即医疗服务利用情况（包括小病是否就诊和重病是否住院。[1]），与此医疗服务需求有关的自变量涉及"家庭年收入、子女供养费、医疗保障、户籍、省份"等15个自变量。此处医疗保障作为整体变量研究，家庭年收入采用去年全年总收入的对数值。为检验上述5个层面15个自变

---

〔1〕　分别采用2011年全国老年人口健康状况调查问卷中"您60岁时，如果生了病能及时得到治疗吗？"和"两年内患重病是否住院"两个问题代表。

量（重点是检验医疗保障变量）是否导致老人医疗服务需求的增加，本研究仍采用逐步回归方法进行定量研究。在逐步回归的过程中模型的调整系数 R^2 从0.3左右上升到0.5左右，说明模型整体拟合效果较好，模型非常显著（P=0.000）。医疗保障对老人医疗服务需求影响的 Logistic 模型回归结果，以模型3中自变量的系数值为解释依据，如表6-2所示。

表6-2　医疗保障对老人医疗服务需求影响的结果

自变量	小病是否就诊			重病是否住院		
	模型1	模型2	模型3	模型1	模型2	模型3
性别	-0.030	-0.013	-0.007	-0.010	-0.013	-0.010
年龄	-0.005*	-0.006**	-0.014**	-0.005**	-0.007**	-0.014**
婚姻	0.049	0.037	0.018	0.008	0.014	0.002
受教育程度	0.051	0.059	0.040	0.029	0.052	0.037
家庭年收入	0.034***	0.048***	0.027***	0.043***	0.037***	0.043***
子女供养费	0.039**	0.045***	0.023***	0.030***	0036**	0.020***
居住方式	0.010**	0.013**	0.024**	0.021**	0.020**	0.019**
医疗保障	0.107**	0.202*	0.257***	0.102*	0.118**	0.163***
所在地区	-0.364*	-0.422*	-0.406**	-0.425*	-0.508**	-0.395**
户籍	0.204*	0.317*	0.234**	0.273*	0.304*	0.250**
患慢性病数		0.209**	0.146**		0.129**	0.138**
健康状况		-0.012***	-0.124***		-0.018***	-0.012***

续表

自变量	小病是否就诊			重病是否住院		
	模型1	模型2	模型3	模型1	模型2	模型3
抽烟			-0.037***			-0.052***
喝酒			-0.049**			-0.063***
锻炼			0.058**			0.050***
N			2863			2863
R^2	0.323	0.423	0.504	0.495	0.427	0.502
P			0.000			0.000

注：① $^*p<0.1$，$^{**}p<0.05$，$^{***}p<0.01$；②模型1至模型3分别表示控制不同变量的模型，模型2在模型1的基础上增加了控制个人的主观健康的风险变量，模型3再在模型2的基础上加入了控制个人的抽烟喝酒锻炼等行为变量；③限于篇幅，未列出标准误差。

此外，为验证总体回归的结果是否稳定，采用2014年和2011年数据进行稳健性检验，稳健性检验回归结果见表6-3。

表6-3 医疗保障对老人医疗服务需求影响的稳健性检验

总体回归结果 因变量	模型1		模型2		模型3	
小病是否就诊	0.108**	0.003	0.202*	0.001	0.237***	0.013
重病是否住院	0.104*	0.010	0.121**	0.014	0.150***	0.012
N	2863		2863		2863	
小病是否就诊	0.112	0.023	0.182**	0.005	0.201***	0.016
重病是否住院	0.108*	0.014	0.116**	0.002	0.107**	0.005
N	5307		5307		5307	

注：① $^*p<0.1$，$^{**}p<0.05$，$^{***}p<0.01$；②模型1至模型3分别表示控制不同变量的模型，模型2在模型1的基础上增加了控制个人的主观健康的风险变量，模型3再在模型2的基础上加入了控制个人的吸烟喝酒锻炼等行为变量；③因重点研究与分析医疗保障变量，其他变量结果受篇幅影响而未详尽列出。

（二）结果分析与解释

第一，医疗保障对老人小病就诊和重病住院均在1%水平上显著，且正向促进了老人对医疗服务的需求。享受医疗保障的老人比未参保老人的医疗服务需求更高。其中，参加医疗保障人群的小病就诊概率明显较高，小病就诊的概率提升了25.7%，这与调查统计结果一致，如有医疗保障与无医疗保障的老人进行小病就诊的比例分别占总样本的91.2%和78.9%，两者相差12.3%。参加医疗保障人群的重病住院概率也明显较高，重病住院的概率提升了16.3%。

第二，老人医疗服务需求除受医疗保障变量的影响外，还与年龄、家庭年收入、健康状况、患慢性病等15个变量有关，其中5个变量显著负向影响医疗服务需求，7个变量显著正向影响医疗服务需求，还有3个自变量未通过显著性检验。这与上一章得出的结论大致相符，在此不再赘述。

第三，以医疗服务利用率代表的医疗服务需求（就诊和住院）都与医疗保障的关系显著。另外对2011年的医疗保障情况与2014年的老人需求情况作深入分析，研究发现它们之间也具有显著相关性，且结果与总体回归的非常相近。因此两者之间的相关性是很稳健的。

以上结论表明医疗保障显著增加了老人对小病就诊和重病住院的医疗服务需求，有可能会导致老人产生过度需求，这符合医疗保障导致过度需求的第一个假设，但医疗保障是否促进了所有群体的医疗需求，这将在下一步分组检验中等待验证。

二、老人医疗服务需求合理性的分组检验

（一）Logistic 模型估计结果

为检验医疗保障促进医疗服务需求的增加是否属于合理的医疗需求释放，继续进行分组检验。在分组时考虑了主要利用人群的特征，

根据家庭年收入和健康状况分成两个组,[1]检验时仍使用回归模型方法,回归结果见表6-4。模型的调整系数 R^2 均在0.5左右,说明模型整体拟合效果较好,模型非常显著（P=0.000）。

此外根据医疗保障对医疗服务需求（小病就诊和重病住院）的回归模型结果（表6-4），剔除不太显著的变量，分组检验中仅保留10个自变量。

表6-4 医疗保障对老人医疗服务需求影响的分组结果

自变量	小病是否就诊				重病是否住院			
	低收入	中高收入	低健康	中高健康	低收入	中高收入	低健康	中高健康
年龄	-0.003 **	-0.005 ***	-0.007 ***	-0.002	-0.005 **	-0.007 ***	-0.010 **	-0.005
居住方式	0.026 *	-0.029	0.041 *	-0.034	0.029 *	-0.040	0.038 *	-0.024
家庭年收入			0.029 ***	0.053			0.051 ***	0.038
子女供养费	0.015 ***	0.013	0.016 ***	0.022	0.014 ***	0.018	0.023 ***	0.017
医疗保障	0.272 **	0.203	0.312 ***	0.107	0.143 ***	0.115	0.174 ***	0.118
所在地区	-0.264	-0.309	-0.403	-0.327	-0.273	-0.314	-0.440 *	-0.469
患慢性病	0.128 **	0.132	0.165 **	0.212	0.112	0.216	0.156 **	0.240
健康状况	-0.020 **	-0.018 ***			-0.014 ***	-0.023 ***		
抽烟	-0.048 **	-0.053 ***	-0.044 **	-0.050 ***	-0.46	-0.051	-0.049 **	-0.054
喝酒	-0.060 **	-0.068 ***	-0.046 **	-0.069 ***	-0.063	-0.072	-0.056 **	-0.070
锻炼	0.047 **	-0.049	0.062 **	0.059	0.060	0.068	0.063 **	0.055
N	1469	1394	1360	1503	1469	1394	1360	1503
R^2	0.503	0.495	0.462	0.521	0.501	0.485	0.493	0.521
P	0.000	0.000	0.000	0.000	0.000	0.000	0.000	0.000

注: ① * $p<0.1$, ** $p<0.05$, *** $p<0.01$; ②限于篇幅, 未列出标准误差。

（二）结果分析与解释

第一，以小病是否就诊作为因变量，进一步分组考察医疗保障对

---

[1] 将调查对象健康状况为不好及一般的划分为低健康者，占总样本的47.5%，其他为中高健康者，下同。

各组群体医疗服务需求的影响。从影响方向与影响程度来看，医疗保障对老人小病就诊的影响存在显著的人群分组差异，主要表现在医疗保障对中高收入和中高健康老人的医疗服务需求无显著性影响，但对低收入和低健康老人的医疗服务需求却存在显著的正向促进作用，分别使其小病就诊率提升27.2%和31.2%，这与医疗保障的保障目标也是相符的。总的来看，医疗保障并没有显著而稳定地促进所有老人对小病就诊服务的需求，仅提升了部分老人利用医疗卫生服务的能力。可能的原因是使用医疗保障卡支付医疗费用时，还要受医疗机构类型和医疗服务项目的限制，中高收入者有一定的经济能力去选择适合的、优质的医疗服务，不必受医疗保障制度的制约，而中高健康者可直接利用医疗保障卡在药店购买日常保健品和普通药品，无必要使用门诊服务。

第二，以重病是否住院为因变量，考察医疗保障对各组群体医疗服务需求的影响。从影响方向与影响程度来看，与总体回归结果一致，医疗保障对中高收入和中高健康老人在重病住院上呈正向影响，表明医疗保障具有增加老人重病住院的可能，但是这种影响有的没有通过显著性检验。在低收入和低健康组中，医疗保障显著增加了重病住院的服务需求，即医疗保障使低收入和低健康者重病住院的发生概率分别显著提升了14.3%和17.4%。这表明在全部样本人群中，低收入和低健康老人在参加医疗保障后重病住院服务的可及性得到显著提升，其他参保人群还未从住院服务中受益。这也表明医疗保障制度可能并未显示出对医疗卫生服务资源的过度利用和浪费。

第三，老人医疗服务需求除受医疗保障变量的影响外，还与其他9个变量相关，这与总体回归的结果基本吻合。其中有5个变量显著负向影响老人的医疗服务需求，有4个变量显著正向影响老人的医疗服务需求，1个自变量未通过显著性检验。

以上分组检验结论表明医疗保障显著增加了低收入和低健康者即弱势群体的医疗服务需求，未显著增加中高收入和中高健康群体的医疗服务需求。这体现出由医疗保障引起的医疗服务需求的增加是一种合理的释放。但这种医疗需求的合理释放能否同时显著地促进健康状况的改善，即由医疗保障增加的医疗服务需求是否有效，这将在下一步得到验证。

三、计量分析与结论

从总体回归结果看，本节所选择的 5 个层面的 15 个自变量中，有 12 个自变量显著影响老人小病就诊和重病住院的需求。其中，年龄、所在地区、抽烟、喝酒及健康状况显著负向影响老人的医疗服务需求，即年龄越大、西部省份、抽烟多、喝酒多及健康差的老人的小病就诊和重病住院的概率越低；家庭年收入、子女供养费、医疗保障、居住方式、户籍、锻炼及患慢性病数等显著正向影响老人的医疗服务需求，即高收入、子女供养费高、参加了医疗保障、与家人同居、城镇、锻炼多及患慢性病次数多的老人的小病就诊和重病住院的概率越高。此外，性别、婚姻和受教育程度 3 个变量没有通过显著性检验。稳健性回归结果与总体回归结果基本一致。

从分组检验的回归结果看，本节所选择的 5 个层面的 10 个自变量中，有 9 个自变量显著影响不同群体的老人医疗服务需求。其中，除医疗保障仍然是显著影响的变量之外，子女供养费、居住方式、患慢性病及锻炼显著正向影响老人的及时就医需求，年龄、健康状况、抽烟及喝酒显著负向影响老人的医疗服务需求。此外，居住方式仅在10% 水平上显著，而所在地区这一变量没有通过显著性检验。分组检验的结果充分显示了老人的小病就诊和重病住院需求在高低收入者和高低健康者间具有显著的差异，见下节表6－10。

从关键变量医疗保障来看，医疗保障是影响老人医疗服务需求的重要变量，且医疗保障对不同收入、不同健康状况的老人群体产生的需求影响有所差异（如表6－10）。从影响方向与影响程度上看，医疗保障对低收入和低健康老人的小病就诊存在显著的正向促进作用，分别使其小病就诊率提升27.2%和31.2%，对低收入和低健康者重病住院也存在显著的正向促进作用，分别使其发生概率显著提升了14.3%

和 17.4%。但医疗保障对中高收入和中高健康老人的医疗服务需求无显著影响。

经过以上两个阶段的回归检验，最终得出的结论基本与上一章的结论相符。总体而言，医疗保障主要促进了低收入和低健康者即弱势群体的医疗服务需求，没有明显促进中高收入和中高健康者对医疗服务的过度使用，因此，医疗保障引起的医疗服务需求的增加是一种合理的医疗资源的释放。

第三节　医疗服务需求的有效性检验

根据两步检验法可知，要研究参保老人增加的医疗服务需求属于过度还是合理的需求，需要继续考察医疗保障与老人健康改善状况的相关程度。若参保老人增加的医疗服务需求能够显著改善其健康状况，则其增加的医疗服务需求是有效的，否则是无效的。

一、老人医疗服务需求有效性的总体回归分析

（一）Probit 模型估计结果

此模型的目的主要是检验医疗保障和健康结果之间的关系，即检验老人医疗服务需求的有效性。选取的因变量为健康状况，考虑到老人自评健康状况与其客观健康状况可能有一定程度的差异，原因有以下两点：首先，老人因自身参保情况容易低估或夸大其健康问题；其次，老人参与了医疗保险这个事实使其心理上的安全状态高。因此，仅仅考虑老人主观性的自评健康状况是否改善作为检验医疗需求的有效性不准确，需要从主观和客观两个方面来衡量。

主观健康状况以问卷中"过去一年来您觉得您的健康状况有没有改变？"来表示，客观健康状况以患慢性病数、两周是否患病、两年是否患重病 3 个指标来表示。与此有关的自变量涉及"家庭年收入、子

女供养费、医疗保障、户籍、抽烟、喝酒"等13个自变量。此处医疗保障作为整体变量研究,家庭年收入采用去年全年总收入的对数值。为检验上述5个层面13个自变量(重点是检验医疗保障变量)是否显著改善老人的健康状况,本研究仍采用逐步回归方法进行定量研究。

在逐步回归的过程中模型的调整系数 R^2 从0.4左右上升到0.5左右,说明模型整体拟合效果较好,模型非常显著(P=0.000)。医疗保障对老人健康状况影响的 Probit 模型回归结果,如表6-5和表6-6所示,以模型3中自变量的系数值为解释依据。

表6-5 医疗保障对老人健康状况影响的回归结果(一)

自变量	近一年健康改善			患慢性病数		
	模型1	模型2	模型3	模型1	模型2	模型3
性别	0.015	-0.023	-0.030	-0.018	-0.030	-0.023
年龄	-0.031	-0.062*	-0.070*	-0.059*	-0.071*	-0.075**
婚姻	0.038	0.059	0.059	0.062	0.048	0.0474
受教育程度	0.036	0.046	0.029	0.050	0.051	0.058
家庭年收入	0.048	0.036**	0.054**	0.067	0.052**	-0.061**
子女供养费	0.028**	0.043**	0.024**	-0.033**	-0.028**	-0.020***
居住方式	0.204**	0.186**	0.119**	-0.314*	-0.215*	-0.124**
医疗保障	0.183**	0.230***	0.274***	-0.115**	-0.092**	-0.085**
所在地区		-0.403	-0.323		-0.475	-0.413
户籍		0.217*	0.119*		-0.146	-0.120**
抽烟			-0.008***			0.102*
喝酒			-0.072***			0.066*
锻炼			0.101**			-0.105**
N	2863	2863				
R^2	0.475	0.492	0.481	0503	0.498	0.517
P			0.000			0.000

注:① *p<0.1,**p<0.05,***p<0.01;②模型1至模型3分别表示逐步加入不同变量的模型,模型2在模型1的基础上增加了社会变量,模型3再在模型2的基础上增加了行为变量。③限于篇幅,未列出标准误差。

表 6 - 6　医疗保障对老人健康状况影响的回归结果（二）

自变量	两周是否患病			两年是否患重病		
	模型 1	模型 2	模型 3	模型 1	模型 2	模型 3
性别	- 0.267	- 0.217	- 0.018	- 0.212	- 0.274	- 0.016
年龄	- 0.053	- 0.048 **	- 0.073 **	- 0.062	- 0.049 **	- 0.053 **
婚姻	0.051	0.049	0.048	0.049	0.069	0.055
受教育程度	0.039	0.043	0.061	0.053	0.057	0.038
家庭年收入	- 0.028	- 0.051	- 0.048 **	- 0.060	- 0.069	- 0.059 **
子女供养费	- 0.016 **	- 0.030 **	- 0.024 ***	- 0.021	- 0.040 **	- 0031 **
居住方式	- 0.214 *	- 0.216 **	- 0.130 **	- 0.136	- 0.236 *	- 0.148 **
医疗保障	- 0.287 **	- 0.304 **	- 0.249 ***	- 0.107 ***	- 0.104 **	- 0.137 **
所在地区		- 0.503	- 0.473		- 0.527	- 0.495
户籍		- 0.139 **	- 0.126 **		- 0.204 *	- 0.30 *
抽烟			0.112 *			0.120 **
喝酒			0.067 *			0.057 **
锻炼			- 0.008 **			- 0.116 **
N			2863			2863
R²	0.410	0398	0.483	0.450	0.507	0.534
P			0.000			0.000

注：① * p < 0.1，** p < 0.05，*** p < 0.01；②模型 1 至模型 3 分别表示逐步加入不同变量的模型，模型 2 在模型 1 的基础上增加了社会变量，模型 3 再在模型 2 的基础上增加了行为变量。③限于篇幅，未列出标准误差。

此外，为验证总体回归的结果是否稳定，采用 2014 年和 2011 年数据进行稳健性检验，稳健性检验回归结果见表 6 - 7。

表 6 - 7　医疗保障与老人健康状况的稳健性检验

总体回归结果 因变量	模型 1		模型 2		模型 3	
近一年健康改善	0. 184 **	0. 012	0. 229 **	0. 010	0. 235 ***	0. 113
患慢性病数	- 0. 117 **	0. 007	- 0. 085 **	0. 015	- 0. 065 **	0. 007
两周是否患病	- 0. 216 **	0. 013	- 0. 303 **	0. 017	- 0. 260 ***	0. 114
两年是否患重病	- 0. 105 ***	0. 037	- 0. 105 **	0. 023	- 0. 125 **	0. 012
N	2863		2863		2863	
近一年健康改善	0. 205 **	0. 012	0. 305 **	0. 008	0. 216 ***	0. 022
患慢性病数	- 0. 129 **	0. 016	- 0. 106 **	0. 012	- 0. 104 **	0. 014
两周是否患病	- 0. 207 *	0. 020	- 0. 342 **	0. 003	- 0. 234 **	0. 020
两年是否患重病	- 0. 151 *	0. 013	- 0. 214 *	0. 018	- 0. 142 **	0. 046
N	5307	5307	5307			

注：① * p < 0. 1，** p < 0. 05，*** p < 0. 01；②模型 1 至模型 3 分别表示逐步加入不同变量的模型，模型 2 在模型 1 的基础上增加了社会变量，模型 3 再在模型 2 的基础上增加了行为变量；③因重点研究与分析医疗保障变量，其他变量结果受篇幅影响而未详尽列出。

（二）结果分析与解释

第一，医疗保障对老人主观健康和客观健康状况都有显著的促进作用。从影响方向与影响程度来看，医疗保障对主观健康状况（近一年健康改善）在 1% 水平上显著，且正向促进老人主观健康水平，使其提升 27. 4%；医疗保障对客观健康状况（患慢性病数、两周是否患病、两年是否患重病）分别在 5%、1% 和 5% 的水平上显著，均负向降低了老人患病的概率，即分别使老人的客观健康水平提升 8. 5%、24. 9% 和 13. 7%。

第二，老人健康状况除受医疗保障变量的影响外，还与年龄、家庭年收入、抽烟、喝酒及锻炼等 13 个变量有关，其中 3 个变量显著负向影响和 6 个变量显著正向影响老人的主观健康状况；2 个变量显著正向影响和 7 个变量显著负向影响老人的客观健康状况；还有 4 个自变量未通过显著性检验。

第三，老人的主观健康状况（近一年健康改善）和客观健康状况（患慢性病数、两周是否患病、两年是否患重病）都与医疗保障的关系显著。另外对 2014 年的医疗保障与 2011 年的老人健康情况作深入分析，研究发现它们之间也具有显著相关性，且结果与总体回归的非常相近。因此两者之间的相关性是很稳健的。

以上结论表明医疗保障显著提升了老人的主观健康水平和客观健康水平，即老人因医疗保障增加了医疗服务需求，引起了医疗费用支出的增加，但最终改善了老人的健康状况，所以老人的医疗服务需求极有可能是有效的。但医疗保障是否能显著提升所有老年群体的健康水平，这在下面的分组检验中有待证实。

二、老人医疗服务需求有效性的分组检验

（一）Probit 模型估计结果

为检验医疗保障促进医疗服务需求增加的同时是否也促进了老人健康水平的改善，即老人医疗服务需求是否有效，继续进行分组检验。在分组时考虑了主要利用人群的特征，根据家庭年收入和健康状况分成两个组，检验时仍使用回归模型方法，回归结果见表 6 - 8 和表 6 - 9。模型的调整系数 R^2 均在 0.4 - 0.5 左右，说明模型整体拟合效果较好，模型非常显著（P = 0.000）。

此外根据医疗保障对老人健康状况影响的总体回归结果（表 6 - 5 和表 6 - 6），剔除未通过显著性检验的变量，分组检验中仅保留 9 个自变量。

表 6 - 8 医疗保障对老人健康状况影响的分组回归结果 （一）

自变量	近一年健康是否改善				患慢性病数			
	低收入	中高收入	低健康	中高健康	低收入	中高收入	低健康	中高健康
年龄	-0.049*	-0.065***	-0.063**	-0.043***	-0.079**	-0.065***	-0.064*	-0.050**
家庭年收入	0.048***	0.059**	0.036***	0.025*	-0.049**	-0.061**	-0.060***	-0.036*
子女供养费	0.024**	0.020***	0.018***	0.014*	-0.020**	-0.036***	-0.030**	-0.021**
居住方式	0.137**	0.138**	0.126***	0.139*	-0.133**	-0.117**	-0.149***	-0.105**
医疗保障	0.231**	0.283***	0.314***	0.206*	-0.073*	-0.082**	-0.093***	-0.008
户籍	0.118*	0.120**	0.114**	0.008	-0.102**	-0.126**	-0.152**	-0.140
抽烟	-0.116**	-0.112***	-0.119***	-0.107***	0.107*	0.113***	0.108***	0.117***
喝酒	-0.062**	-0.058**	-0.091***	-0.084**	0.069**	0.105***	0.057**	0.105***
锻炼	0.113**	0.115**	0.120**	0.006**	-0.113**	-0.117**	-0.127***	-0.003
N	1469	1394	1360	1503	1469	1394	1360	1503
R²	0.503	0.472	0.576	0.446	0.475	0.492	0.528	0.448
P	0.000	0.000	0.000	0.000	0.000	0.000	0.000	0.000

注：① * p<0.1, ** p<0.05, *** p<0.01；②限于篇幅，未列出标准误差。

表 6 - 9 医疗保障对老人健康状况影响的分组回归结果 （二）

自变量	两周是否患病				两年是否患重病			
	低收入	中高收入	低健康	中高健康	低收入	中高收入	低健康	中高健康
年龄	-0.024*	-0.018***	-0.034*	-0.038***	-0.016**	-0.027***	-0.029**	-0.028**
家庭年收入	-0.040*	-0.039*	-0.050***	-0.028*	-0.058**	-0.042***	-0.060***	-0.062*
子女供养费	-0.015***	-0.014**	-0.021**	-0.020*	-0.029**	-0.024*	-0.031***	-0.018
居住方式	-0.122***	-0.139**	-0.135***	-0.125**	-0.142***	-0.107**	-0.117***	-0.124**
医疗保障	-0.204**	-0.237**	-0.267**	-0.221	-0.117**	-0.133**	-0.152**	-0.136
户籍	-0.132*	-0.148**	-0.320**	-0.234	-0.147*	-0.169**	-0.148**	-0.214
抽烟	0.118**	0.121***	0.216***	0.247***	0.168**	0.148***	0.183***	0.130***
喝酒	0.012**	0.068**	0.109***	0.020**	0.073**	0.036**	0.069**	0.123***
锻炼	-0.114**	-0.165***	-0.141***	-0.139**	-0.120**	-0.118***	-0.137**	-0.137*
N	1469	1394	1360	1503	1469	1394	1360	1503
R²	0.405	0.512	0.460	0.563	0.320	0.417	0.486	0.509
P	0.000	0.000	0.000	0.000	0.000	0.000	0.000	0.000

注：① * p<0.1, ** p<0.05, *** p<0.01；②限于篇幅，未列出标准误差。

(二) 结果分析与解释

第一，以主观健康状况（近一年健康是否改善）作为因变量，进一步分组考察医疗保障对各组群体主观健康状况的影响。从影响方向来看，医疗保障对分组老人的主观健康水平都有一定程度的正向促进作用。但从影响程度来看，其影响存在一定的人群分组差异，主要表现在医疗保障对中高健康老人的主观健康状况仅在 10% 水平上显著，而对低收入、中高收入和低健康老人的主观健康状况却在 5% 和 1% 水平上显著，分别使其主观健康水平提升 23.1%、28.3% 和 31.4%。总的来看，医疗保障基本上稳定地促进了所有分组老人主观健康水平的提升，只是中高健康老人健康水平的提升显著度不是很高，其原因应该是中高健康群体的自身健康水平就很高，因此使用医疗保障化解健康风险的几率相对更低。

第二，以客观健康状况（患慢性病数、两周是否患病、两年是否患重病）为因变量，考察医疗保障对各组群体客观健康状况的影响。从影响方向来看，医疗保障负向影响分组老人的患病情况，即正向促进了老人客观健康水平的提升。但从影响程度来看，医疗保障对中高健康老人在各种患病情况上呈负向影响，表明医疗保障具有降低各种患病率的可能，但对老人患慢性病和患重病的影响没有通过显著性检验，原因可能是老人的慢性病和重病都是长期积累而成的，受多种因素的影响，医疗保障很难在短期内降低患病率，即很难快速提升其健康水平。但在低收入、中高收入和低健康组中，医疗保障显著提升了老人的客观健康水平，即医疗保障使低收入老人患病的概率分别降低了 7.3%、20.4% 和 11.7%，使中高收入老人患病的概率分别降低了 8.2%、23.7% 和 13.3%，且使低健康老人患病的概率分别降低了 9.3%、26.7% 和 15.2%。这表明医疗保障制度基本提升了所有分组老人的客观健康水平，低健康老人客观健康的改善程度最高，因此老人并未显示出对医疗卫生服务资源的过度利用和浪费。

第三，老人健康状况改善除受医疗保障变量的影响外，还与其他

9 个变量基本相关，这与总体回归的结果基本吻合。

以上分组检验结论表明医疗保障显著促进了除中高健康者外所有分组老人的客观健康状况，基本显著提升了所有分组老人的主观健康水平。这体现出由医疗保障引起的医疗服务需求的增加、医疗费用的增长使老人整体健康水平得到提升，即老人的医疗服务需求是有效的。

与上一节老人医疗服务需求的合理性检验相结合，可知老人的医疗服务需求是合理的、有效的，由此可得出医疗保障并未使老人医疗服务需求出现过度使用的结论。这与第三章提出的假设四不相符，即医疗保障降低老人获得医疗服务的成本，导致老人存在过度医疗服务需求。其原因可能是目前医疗市场上可能确实存在某些群体对医疗资源的过度使用，但这种过度使用除了由医疗保障引起外，还可能是医疗供给方的道德风险所致。

三、计量分析与结论

从总体回归结果看，本节所选择的 5 个层面的 13 个自变量中，有 13 个自变量显著影响老人小病就诊和重病住院的需求。其中，年龄、抽烟及喝酒显著负向影响老人的主观健康状况，即年龄越大、抽烟多及喝酒多的老人的主观健康水平越差；家庭年收入、子女供养费、医疗保障、户籍、居住方式及锻炼显著正向影响老人的主观健康状况，即高收入、子女供养费高、参加了医疗保障、城镇、与家人同居及锻炼多的老人的主观健康水平越高。年龄、居住方式、家庭年收入、子女供养费、医疗保障、户籍及锻炼显著负向影响老人的患病情况，即年龄越小、与家人同居、家庭收入高、子女供养费高、有医疗保障、居住在城镇及注重锻炼的老人的患病率越低，亦即客观健康水平越高。抽烟、喝酒显著正向影响老人的患病情况，即抽烟多、喝酒多的老人患病率越高，亦即客观健康水平越低。稳健性回归结果与总体回归结果基本一致。

从分组检验的回归结果看，本节所选择的 5 个层面的 9 个自变量中，有 9 个自变量显著影响不同群体的老人健康状况。其中，除医疗保障仍然是显著影响的变量之外，家庭年收入、子女供养费、居住方式、户籍及锻炼显著正向影响老人的主观健康状况，年龄、抽烟及喝酒显著负向影响老人的主观健康状况。年龄、居住方式、家庭年收入、子女供养费、医疗保障、户籍及锻炼显著负向影响老人的患病情况，即正向促进老人客观健康水平的提升，抽烟、喝酒显著正向影响老人的患病情况，即负向促进老人客观健康水平的提升。此外，户籍仅在 10% 和 5% 水平上显著。分组检验的结果充分显示了老人的主观健康和客观健康状况在低收入、中高收入和低健康老人间无显著性差异，但对中高健康老人的健康状况基本没有显著性影响。

从关键变量医疗保障来看，医疗保障是影响老人健康状况的重要变量，且医疗保障对不同收入、不同健康状况的老人群体产生的健康影响有所差异（如表 6 - 10）。从影响方向与影响程度上看，医疗保障使低收入、中高收入和低健康老人的主观健康状况分别提升 23.1%、28.3% 和 31.4%。总的来看，医疗保障基本上稳定地促进了所有分组老人主观健康水平的提升，只是中高健康老人客观健康水平的提升不是非常显著。此外，医疗保障显著提升了低收入、中高收入和低健康组老人的客观健康水平，使低收入老人患病的概率分别降低了 7.3%、20.4% 和 11.7%，使中高收入老人患病的概率分别降低了 8.2%、23.7% 和 13.3%，且使低健康老人患病的概率分别降低了 9.3%、26.7% 和 15.2%。这表明在全部样本人群中，低健康老人的健康提升程度最高，中高收入老人的健康提升程度次之，低收入老人的健康提升程度最低。医疗保障制度基本提升了所有分组老人的主观健康水平。

表6-10　医疗保障对老人医疗服务需求的合理性与有效性影响比较（%）

	合理性		有效性			
	小病是否就诊	重病是否住院	近一年健康改善	患慢性病数	两周是否患病	两年是否患重病
整体回归	+25.70	+16.30	+27.40	-8.50	-24.90	-13.70
分组检验　低收入	+27.20	+14.30	+23.10	-7.30	-20.40	-11.70
中高收入	/	/	+28.30	-8.20	-23.70	-13.30
低健康	+31.20	+17.40	+31.40	-9.30	-26.70	-15.20
中高健康	/	/	+20.60	/	/	/

注："-"表示降低影响，"+"表示提升影响，"/"表示无显著影响。

　　总体而言，医疗保障显著促进了除中高健康者外所有分组老人的客观健康状况和所有分组老人的主观健康水平，即医疗保障主要促进了不同收入和低健康老人的健康状况的改善，因此，医疗保障引起的医疗服务需求的增加是有效的。

第四节　城乡老人过度医疗服务需求的分类检验

　　基于以下两方面考虑，此章医疗保障作为分类变量时剔除公费医疗和居民医疗两种形式。一是因拥有居民医疗的老人占总样本的比例仅为8.2%，且与居民医疗在全国开展的时间相比其他几种医疗形式还很短；二是因公费医疗在过去很长时间内已被证实容易导致过度医疗现象，且考虑到公费医疗正逐渐退出历史舞台，我国已有部分省份将其合并到城镇职工基本医疗保险之中。所以，城镇老人过度医疗需求的检验主要参考城镇职工基本医疗保险对其产生的效应，而农村老人过度医疗需求的检验则只参考新型农村合作医疗保险对其产生的影响效应。

一、城镇老人医疗服务需求的合理性检验

（一）Logistic 模型估计结果

参考前两节的研究方法与研究步骤可知，合理性检验选取的因变量仍然是城镇老人医疗服务需求即医疗服务利用情况（包括小病是否就诊和重病是否住院），共涉及"家庭年收入、子女供养费、医疗保障、户籍、省份"等5个层面的自变量，此处医疗保障仅作为分类变量（职工医疗）研究。

首先根据 Logistic 模型进行总体回归，其次，采用2014年和2011年数据进行稳健性回归，检验总体回归的结果是否稳定，仍采用逐步回归方法进行定量研究。在逐步回归的过程中模型的调整系数 R^2 从0.4上升到0.5，说明模型整体拟合效果较好，模型非常显著（P = 0.000）。最后根据家庭年收入和健康状况继续进行分组回归，检验职工医疗保险促进的医疗服务需求的增加是否属于合理的医疗需求释放。总体回归与稳健性检验回归结果见表6 – 11，分组检验回归结果见表6 – 12，以模型3中自变量的系数值为解释依据。

表6 – 11　职工医疗对城镇老人医疗服务需求影响的
总体回归与稳健性检验

总体回归结果 因变量	模型 1		模型 2		模型 3	
小病是否就诊	0.292 **	0.141	0.218 ***	0.003	0.302 ***	0.118
重病是否住院	0.227 ***	0.162	0.179 **	0.012	0.185 ***	0.110
N	1658		1658		1658	
R^2	0.398		0.476		0.503	
小病是否就诊	0.317 **	0.140	0.279 **	0.103	0.258 ***	0.236
重病是否住院	0.243 **	0.053	0.324 **	0.118	0.221 ***	0.104
N	2988		2988		2988	
R^2	0.319		0.467		0.412	

注：① * $p < 0.1$，** $p < 0.05$，*** $p < 0.01$；②模型1至模型3分别表示控制

不同变量的模型，模型2在模型1的基础上增加了控制个人的主观健康的风险变量，模型3再在模型2的基础上加入了控制个人的吸烟、喝酒、锻炼等行为变量。③因重点分析职工医疗变量，其他变量结果受篇幅影响而未详尽列出。

表6-12 职工医疗对城镇老人医疗服务需求影响的分组回归结果

因变量	低收入		中高收入		低健康		中高健康	
小病是否就诊	0.259**	0.030	0.243	0.104	0.327***	0.026	0.009	0.103
重病是否住院	0.193***	0.012	0.157**	0.010	0.208***	0.008	0.104*	0.006
N	680		978		482		1176	
R^2	0.412		0.485		0.502		0.394	

注：① * p<0.1，**p<0.05，***p<0.01；②因重点分析职工医疗变量，其他变量结果受篇幅影响而未详尽列出。

(二) 结果分析与解释

第一，职工医疗对城镇老人医疗服务需求（小病就诊和重病住院）在5%和1%水平上显著，且正向促进了城镇老人对医疗服务的需求。因此，参与职工医疗的城镇老人比未参保老人的医疗利用率更高。参加职工医疗人群的小病就诊概率提升了30.2%；重病住院的概率也提升了18.5%。

第二，以医疗服务利用率代表的医疗服务需求（小病就诊和重病住院）与职工医疗的关系显著。另外对2011年的职工医疗情况与2014年的老人需求情况作深入分析，研究发现它们之间也具有显著相关性，且结果与总体回归的非常相近。因此两者之间的相关性是很稳健的。

第三，以小病是否就诊作为因变量，进一步分组考察职工医疗对各组群体医疗服务需求的影响。从影响方向与影响程度来看，职工医疗对老人小病就诊的影响存在显著的人群分组差异，对中高收入和中高健康老人的医疗服务利用无显著性影响，而对低收入和低健康老人的医疗服务利用却存在显著的正向促进作用，分别使其小病就诊率提升25.9%和32.7%。总的来看，职工医疗并没有显著而稳定地促进所有城镇老人对小病就诊服务的需求，仅提升了部分城镇老人利用医疗卫生服务的能力。

第四，以重病是否住院为因变量，考察职工医疗对各组群体医疗服务需求的影响。从影响方向与影响程度来看，在低收入和低健康组中，职工医疗在1%水平上显著增加了重病住院的服务需求，即职工医疗使低收入和低健康者重病住院的概率分别显著提升了19.3%和20.8%。同时职工医疗对中高收入和中高健康老人在重病住院上也呈正向影响，但仅在5%和10%水平上显著，分别使其重病住院率提升了15.7%和10.4%。

以上结论表明职工医疗虽然显著增加了城镇低收入和低健康者即弱势群体的医疗服务需求，同时也使城镇中高收入和中高健康者增加了医疗服务需求，但其对弱势群体的促进作用更大。这表明职工医疗引起的城镇老人医疗服务需求的增加在弱势群体中是一种合理的释放，在中高健康者中可能存在不太合理的倾向。但这种医疗需求的合理释放能否同时显著地促进城镇老人健康状况的改善，即由职工医疗保险增加的医疗服务需求是否有效，还有待验证。

二、城镇老人医疗服务需求的有效性检验

(一) Probit 模型估计结果

参考前两节的研究方法与研究步骤可知，有效性检验选取的因变量为健康状况，分为主观健康状况（近一年健康改善）和客观健康状况（患慢性病数、两周是否患病、两年是否患重病），共涉及"家庭年收入、子女供养费、医疗保障、户籍、省份"等5个层面的自变量，此处医疗保障仅作为分类变量（职工医疗）研究。

首先根据Probit模型进行总体回归，其次，采用2014年和2011年数据进行稳健性回归，检验总体回归的结果是否稳定，仍采用逐步回归方法进行定量研究。在逐步回归的过程中模型的调整系数R^2从0.3

上升到 0.5，说明模型整体拟合效果较好，模型非常显著（P = 0.000）。最后根据家庭年收入和健康状况继续进行分组回归，分析职工医疗保险能否促进城镇老人健康状况的改善，即检验城镇老人医疗服务需求的有效性。总体回归与稳健性检验回归结果见表 6 - 13，以模型 3 中自变量的系数值为解释依据，而分组检验回归结果见表 6 - 14。

表 6 - 13　职工医疗对城镇老人健康状况的
总体回归与稳健性检验

总体回归结果 因变量	模型 1		模型 2		模型 3	
近一年健康改善	0. 304 **	0. 013	0. 223 ***	0. 038	0. 306 ***	0. 059
患慢性病数	− 0. 148 **	0. 004	− 0. 194 **	0. 014	− 0. 125 **	0. 013
两周是否患病	− 0. 187 **	0. 035	− 0. 235 **	0. 017	− 0. 276 ***	0. 108
两年是否患重病	− 0. 197 ***	0. 024	− 0. 210 **	0. 032	− 0. 174 **	0. 027
N	1658		1658		1658	
R^2	0. 376		0. 513		0. 536	
近一年健康改善	0. 384 **	0. 020	0. 313 **	0. 086	0. 326 ***	0. 102
患慢性病数	− 0. 148 **	0. 038	− 0. 275 **	0. 020	− 0. 125 **	0. 003
两周是否患病	− 0. 305 *	0. 035	− 0. 209 **	0. 073	− 0. 202 ***	0. 115
两年是否患重病	− 0. 218 **	0. 012	− 0. 204	0. 020	− 0. 152 *	0. 079
N	2988		2988		2988	
R^2	0. 417		0. 346		0. 493	

注：① $^* p<0.1$，$^{**}p<0.05$，$^{***}p<0.01$；②模型 1 至模型 3 分别表示逐步加入不同变量的模型，模型 2 在模型 1 的基础上增加了社会变量，模型 3 再在模型 2 的基础上增加了行为变量；③因重点分析职工医疗变量，其他变量结果受篇幅影响而未详尽列出。

表 6 - 14　职工医疗对城镇老人健康状况
影响的分组回归结果

因变量	低收入		中高收入		低健康		中高健康	
近一年健康改善	0. 245 ***	0. 052	0. 298 ***	0. 114	0. 324 ***	0. 118	0. 207	0. 034
患慢性病数	- 0. 137 **	0. 006	- 0. 124 **	0. 006	- 0. 145 ***	0. 012	- 0. 127	0. 010
两周是否患病	- 0. 226 ***	0. 021	- 0. 278 ***	0. 027	- 0. 305 ***	0. 028	- 0. 129	0. 014
两年是否患重病	- 0. 156 ***	0. 018	- 0. 169 **	0. 060	- 0. 193 ***	0. 113	- 0. 132	0. 009
N	680		978		482		1176	
R²	0. 418		0. 508		0. 539		0. 437	

注：① * p < 0.1，** p < 0.05，*** p < 0.01；②因重点分析职工医疗变量，其他变量结果受篇幅影响而未详尽列出。

(二) 结果分析与解释

第一，职工医疗对城镇老人健康状况都有显著的促进作用。享受职工医疗的城镇老人的总健康状况相比未参保老人有明显改善。从影响方向与影响程度来看，职工医疗对主观健康状况（近一年健康改善）在1%水平上显著，正向促进老人主观健康水平提升30.6%；职工医疗对客观健康状况（患慢性病数、两周是否患病、两年是否患重病）分别在5%、1%和5%的水平上显著，均负向降低了老人患病的概率，即分别使其客观健康水平提升了12.5%、27.6%和17.4%。

第二，老人的主观健康状况（近一年健康改善）和客观健康状况（患慢性病数、两周是否患病、两年是否患重病）都与职工医疗的关系显著。另外对2011年的职工医疗情况与2014年的老人健康状况作深入分析，研究发现它们之间也具有显著相关性，且结果与总体回归的非常相近。因此两者之间的相关性是很稳健的。

第三，以主观健康状况（近一年健康是否改善）作为因变量，进一步分组考察职工医疗对各组群体主观健康的影响。从影响方向来看，职工医疗对分组老人的主观健康水平都有一定程度的正向促进作用。但从影响程度来看，其影响存在一定的人群分组差异，职工医疗对中高健康老人的主观健康状况无显著影响，但对低收入、中高收入和低健康老人的主观健康状况却在1%水平上显著，分别使其主观健康水平提升24.5%、29.8%和32.4%。总的来看，职工医疗基本上稳定地促进了除中高健康者以外其他分组老人主观健康水平的提升，对中高收入老人的促进作用最大，只是中高健康老人健康水平的提升不太显著，原因可能是中高健康群体的自身健康水平就很高，因此使用职工医疗化解健康风险的几率相对很低。

第四，以客观健康状况（患慢性病数、两周是否患病、两年是否患重病）为因变量，考察职工医疗对各组群体客观健康的影响。从影响方向来看，职工医疗均负向影响分组老人的患病情况，即正向促进了老人客观健康水平的提升。但从影响程度来看，职工医疗对中高健康老人在各种患病情况上呈负向影响，表明其具有降低各种患病率的可能，但是这种影响均没有通过显著性检验，原因可能是老人的慢性病和重病都是长期积累而成的，受多种因素的影响，职工医疗很难在短期内降低患病率，即很难快速提升其健康水平，而且中高健康老人因身体状况良好，日常就诊率相对很低。但在低收入、中高收入和低健康组中，职工医疗显著提升了老人的客观健康水平，即使低收入老人患病的概率分别降低了13.7%、22.6%和15.6%，使中高收入老人患病的概率分别降低了12.4%、27.8%和16.9%，且使低健康老人患病的概率分别降低了14.5%、30.5%和19.3%。通过对比可知，职工医疗对低健康者客观健康水平的促进作用最大，对低收入老人健康水平的促进作用最小。这表明职工医疗基本提升了除中高健康者外其他分组老人的客观健康水平。

以上结论表明城镇职工基本医疗保险制度同时显著提升了低收入、中高收入和低健康分组老人的主观和客观健康水平，但中高健康老人的健康水平没有得到提升。这体现出由城镇职工基本医疗保险引起的医疗服务需求的增加、医疗费用的增长带来的是城镇中除中高健康老人以外的其他老人整体健康水平的改善，即中高健康老人的医疗需求是无效的，但其他老人的医疗需求是有效的。

与上一节城镇老人医疗服务需求的合理性相结合，可知城镇老人中仅部分群体的医疗服务需求既是合理的，也是有效的。由此可得出城镇职工基本医疗保险制度基本上没有使城镇老人医疗服务需求出现过度使用的结论，但城镇中高健康老人可能存在过度医疗使用的倾向。这与第三章提出的假设四相符，即医疗保障降低老人获得医疗服务的成本，导致老人存在过度医疗服务需求。

三、农村老人医疗服务需求的合理性检验

（一）Logistic 模型估计结果

参考前两节的研究方法与研究步骤可知，合理性检验选取的因变量仍然是农村老人医疗服务需求即医疗服务利用情况（包括小病是否就诊和重病是否住院），共涉及"家庭年收入、子女供养费、医疗保障、户籍、省份"等5个层面的自变量，此处医疗保障仅作为分类变量（合作医疗保险）研究。

首先根据 Logistic 模型进行总体回归，其次采用 2014 年和 2011 年数据进行稳健性回归，检验总体回归的结果是否稳定，研究中仍采用逐步回归方法进行定量研究。在逐步回归的过程中模型的调整系数 R^2 从 0.3 左右上升到 0.5 左右，说明模型整体拟合效果较好，模型非常显著（$P = 0.000$）。最后根据家庭年收入和健康状况继续进行分组回归，检验合作医疗促进的医疗服务需求的增加是否属于合理的医疗需求释放。总体回归与稳健性检验回归结果见表 6 - 15（以模型 3 中自变量的系数值为解释依据），分组检验回归结果见表 6 - 16。

表 6 – 15　合作医疗对农村老人医疗服务需求影响的
总体回归与稳健性检验

总体回归结果 因变量	模型 1		模型 2		模型 3	
小病是否就诊	0.221**	0.009	0.217**	0.007	0.263**	0.013
重病是否住院	0.105	0.013	0.106**	0.001	0.126**	0.005
N	1205		1205		1205	
R^2	0.312		0.435		0.487	
小病是否就诊	0.215	0.004	0.214*	0.006	0.212**	0.014
重病是否住院	0.036*	0.027	0.217*	0.013	0.045*	0.020
N	2319		2319		2319	
R^2	0.309		0.436		0.487	

注：① $*p<0.1$，$**p<0.05$，$***p<0.01$；②模型 1 至模型 3 分别表示控制不同变量的模型，模型 2 在模型 1 的基础上增加了控制个人的主观健康的风险变量，模型 3 再在模型 2 的基础上加入了控制个人的吸烟、喝酒、锻炼等行为变量。③因重点分析合作医疗变量，其他变量结果受篇幅影响而未详尽列出。

表 6 – 16　合作医疗对农村老人医疗服务
需求影响的分组回归结果

因变量	低收入		中高收入		低健康		中高健康	
小病是否就诊	0.237**	0.017	0.212	0.019	0.277***	0.010	0.013	0.069
重病是否住院	0.085***	0.013	0.147*	0.010	0.162***	0.013	0.106	0.004
N	747		458		572		632	
R^2	0.504		0.565		0.493		0.337	

注：① $*p<0.1$，$**p<0.05$，$***p<0.01$；②因重点分析合作医疗变量，其他变量结果受篇幅影响而未详尽列出。

(二) 结果分析与解释

第一, 合作医疗对农村老人医疗服务需求 (小病就诊和重病住院) 均在 5% 水平上显著, 且正向促进了农村老人对医疗服务的需求。参与合作医疗的农村老人比未参保老人的医疗利用率更高。其中, 参加合作医疗人群的小病就诊概率提升了 26.3% ; 重病住院的概率也提升了 12.6% 。

第二, 以医疗服务利用率代表的医疗服务需求 (小病就诊和重病住院) 都与合作医疗的关系显著。另外对 2011 年的合作医疗情况与 2014 年的老人需求情况作深入分析, 研究发现它们之间也具有显著相关性, 且结果与总体回归的非常相近。因此两者之间的相关性是很稳健的。

第三, 以小病是否就诊作为因变量, 进一步分组考察合作医疗对各组群体医疗服务需求的影响。从影响方向与影响程度来看, 合作医疗对老人小病就诊的影响存在显著的人群分组差异, 对中高收入、中高健康老人的医疗服务利用无显著性影响, 而对低收入和低健康老人的医疗服务利用却存在显著的正向促进作用, 分别使其小病就诊率提升 23.7% 和 27.7% , 这与合作医疗的保障目标也是相符的。总的来看, 合作医疗并没有显著而稳定地促进所有农村老人对小病就诊服务的需求, 仅提升了部分农村老人利用医疗卫生服务的能力。

第四, 以重病是否住院为因变量, 考察合作医疗对各组群体医疗服务需求的影响。从影响方向与影响程度来看, 合作医疗对中高健康老人在重病住院上呈正向影响, 表明合作医疗提升了老人重病住院的可能, 但是这种影响没有通过显著性检验。在低收入、中高收入和低健康组中, 合作医疗显著增加了重病住院的服务需求, 即合作医疗使低收入、中高收入和低健康者重病住院的概率分别显著提升了 8.5% 、14.7% 和 16.2% 。这表明在全部样本人群中, 低收入和低健康老人在参加合作医疗保险后重病住院服务的可及性得到显著提升, 只是中高收入老人的重病住院率仅在 10% 水平上显著, 显著程度不及低收入和低健康老人，其原因很可能是中高收入群体本来就有一定承担疾病风险的经济能力，其住院服务需求受合作医疗保险的制约程度较低。

以上结论表明合作医疗保险制度显著增加了农村低收入和低健康者即弱势群体的医疗服务需求，农村中高收入群体需求增加不太显著，中高健康群体未显著增加医疗服务需求。这体现出由合作医疗保险引起的农村老人医疗服务需求的增加是一种合理的释放。但这种医疗需求的合理释放能否同时显著地促进农村老人健康状况的改善，即由合作医疗保险增加的医疗服务需求是否有效，这将在下一步得到验证。

四、农村老人医疗服务需求的有效性检验

（一）Probit 模型估计结果

参考前两节的研究方法与研究步骤可知，有效性检验选取的因变量为健康状况，分为主观健康状况（近一年健康改善）和客观健康状况（患慢性病数、两周是否患病、两年是否患重病），共涉及"家庭年收入、子女供养费、医疗保障、户籍、省份"等 5 个层面的自变量，此处医疗保障仅作为分类变量（合作医疗保险）研究。

首先根据 Probit 模型进行总体回归，其次，采用 2014 年和 2011 年数据进行稳健性回归，检验总体回归的结果是否稳定，研究中仍采用逐步回归方法进行定量研究。在逐步回归的过程中模型的调整系数 R^2 从 0.4 左右上升到 0.5 左右，说明模型整体拟合效果较好，模型非常显著（$P = 0.000$）。最后根据家庭年收入和健康状况继续进行分组回归，分析合作医疗保险能否促进农村老人健康状况的改善，即检验农村老人医疗服务需求的有效性。总体回归与稳健性检验回归结果（以模型 3 中自变量的系数值为解释依据）见表 6 - 17，分组检验回归结果见表 6 - 18。

表 6-17　合作医疗对农村老人健康状况的总体回归与稳健性检验

总体回归结果 因变量	模型 1		模型 2		模型 3	
近一年健康改善	0.243 **	0.015	0.203 ***	0.017	0.236 ***	0.024
患慢性病数	-0.119 *	0.016	-0.087 **	0.012	-0.117 **	0.004
两周是否患病	-0.173 **	0.020	-0.204	0.019	-0.214 ***	0.015
两年是否患重病	-0.210	0.034	-0.294 **	0.042	-0.174 **	0.006
N	1205	1205	1205			
R²	0.386	0.453	0.567			
近一年健康改善	0.341 **	0.024	0.339 *	0.052	0.263 **	0.020
患慢性病数	-0.118	0.026	-0.114 **	0.012	-0.103 *	0.010
两周是否患病	-0.274 **	0.020	-0.169 *	0.017	-0.191 **	0.014
两年是否患重病	-0.204	0.016	-0.359	0.017	-0.180 *	0.025
N	2319	2319	2319			
R²	0.393	0.446	0.487			

注：① * $p<0.1$，** $p<0.05$，*** $p<0.01$；②模型 1 至模型 3 分别表示逐步加入不同变量的模型，模型 2 在模型 1 的基础上增加了社会变量，模型 3 再在模型 2 的基础上增加了行为变量；③因重点分析合作医疗变量，其他变量结果受篇幅影响而未详尽列出。

表 6-18　合作医疗对农村老人健康状况影响的分组回归结果

因变量	低收入		中高收入		低健康		中高健康	
近一年 健康改善	0.203 ***	0.013	0.257 ***	0.026	0.274 ***	0.009	0.139	0.008
患慢性 病数	-0.112 **	0.015	-0.067 **	0.008	-0.132 ***	0.016	-0.153	0.020
两周是 否患病	-0.176 ***	0.020	-0.201 ***	0.016	-0.246 ***	0.019	-0.119	0.014

续表

因变量	低收入		中高收入		低健康		中高健康	
两年是否患重病	-0.132***	0.009	-0.168**	0.013	-0.187***	0.120	-0.118	0.002
N	747		458		572		632	
R^2	0.408		0.564		0.518		0.409	

注：① * p<0.1, **p<0.05, ***p<0.01；②因重点分析合作医疗变量，其他变量结果受篇幅影响而未详尽列出。

（二）结果分析与解释

第一，合作医疗对农村老人健康状况有显著的促进作用，享受合作医疗的农村老人的总健康状况有显著改善。从影响方向与影响程度来看，合作医疗对主观健康状况（近一年健康改善）在1%水平上显著，正向促进老人主观健康水平提升23.6%；合作医疗对客观健康状况（患慢性病数、两周是否患病、两年是否患重病）分别在5%、1%和5%的水平上显著，均负向降低了老人患病的概率，即分别使其客观健康水平提升了11.7%、21.4%和17.4%。

第二，老人的主观健康状况（近一年健康改善）和客观健康状况（患慢性病数、两周是否患病、两年是否患重病）都与合作医疗的关系显著。另外对2011年的合作医疗情况与2014年的老人健康状况作深入分析，研究发现它们之间也具有显著相关性，且结果与总体回归的非常相近。因此两者之间的相关性是很稳健的。

第三，以主观健康状况（近一年健康是否改善）作为因变量，进一步分组考察合作医疗对各组群体主观健康的影响。从影响方向来看，合作医疗对分组老人的主观健康水平都有一定程度的正向促进作用。但从影响程度来看，其影响存在一定的人群分组差异，合作医疗对中高健康老人的主观健康状况无显著影响，而对低收入、中高收入和低健康老人的主观健康状况却在1%水平上显著，分别使其主观健康水平提升20.3%、25.7%和27.4%。总的来看，合作医疗基本上稳定地促进了除中高健康者以外其他分组老人主观健康水平的提升，对低健康老人的促进作用最大，只是中高健康老人健康水平的提升不显著，原因可能是中高健康群体的自身健康水平就很高，因此使用合作医疗化解健康风险的概率相对很低。

第四，以客观健康状况（患慢性病数、两周是否患病、两年是否患重病）为因变量，考察合作医疗对各组群体客观健康的影响。从影响方向来看，合作医疗均负向影响分组老人的患病情况，即正向促进了老人客观健康水平的提升。但从影响程度来看，合作医疗对中高健康老人在各种患病情况上呈负向影响，表明其具有降低各种患病率的可能，但是这种影响在患慢性病和患重病上没有通过显著性检验，原因可能是老人的慢性病和重病都是长期积累而成的，受多种因素的影响，合作医疗很难在短期内降低患病率，即很难快速提升其健康水平。但在低收入、中高收入和低健康组中，合作医疗显著提升了老人的客观健康水平，即使低收入老人患病的概率分别降低了11.2%、17.6%和13.2%，使中高收入老人患病的概率分别降低了6.7%、20.1%和16.8%，且使低健康老人患病的发生概率分别降低了13.2%、24.6%和18.7%。通过对比可知，合作医疗对低健康者客观健康水平的促进作用最大，对低收入老人健康水平的促进作用最小。这表明合作医疗基本提升了除中高健康者以外其他分组老人的客观健康水平。

以上结论表明合作医疗保险制度显著促进了除中高健康者外所有分组老人的主观健康状况和客观健康水平。这体现出由合作医疗保险引起的医疗服务需求的增加、医疗费用的增长带来的是农村老人整体健康水平的改善，即农村老人的医疗服务需求是有效的。

与上一节农村老人医疗服务需求的合理性相结合，可知农村老人的医疗服务需求既是合理的，也是有效的，由此可得出合作医疗保险制度并未使农村老人医疗服务需求出现过度使用的结论。这与第三章提出的假设四不相符，即医疗保障降低老人获得医疗服务的成本，导致老人存在过度医疗服务需求。其原因是我国农村医疗保障较少的缴费金额、较高的风险规避性、较低的医疗支出倾向和政府财政补贴导致逆向选择问题较小。即新型农村合作医疗的本质属性确实能在很大程度上避免过度需求。但是这种制度是否会因为缺乏第三方机构的有效监督和管理而导致将来产生医疗费用上涨、提供过度治疗等问题，还有待后续观察和对新型农村合作医疗实施效果的研究。

五、计量分析与结论

（一）计量分析

第一，关键变量职工医疗对城镇老人医疗服务需求的影响（如表6－19）。

总体回归中职工医疗对城镇老人医疗服务需求（小病就诊和重病住院）在5%和1%水平上显著，使城镇老人的小病就诊概率提升了30.2%，重病住院率也提升了18.5%，且总体回归结果与稳健性回归结果基本一致。分组检验中，职工医疗主要对城镇低收入和低健康老人的医疗服务利用具有显著影响，分别使其小病就诊率提升25.9%和32.7%，同时使其重病住院的概率分别显著提升了19.3%和20.8%；对中高收入和中高健康老人而言，职工医疗对其在小病就诊需求上无影响，但使其重病住院率分别提升了15.7%和10.4%。

总体回归中职工医疗对城镇老人对主观健康状况在1%水平上显著，使其主观健康水平提升30.6%；对客观健康状况分别在5%、1%和5%的水平上显著，分别使其客观健康水平提升了12.5%、27.6%和17.4%；且总体回归结果与稳健性回归结果基本一致。分组检验中，职工医疗对城镇中高健康老人的主观健康状况无显著影响，而对城镇低收入、中高收入和低健康老人的主观健康状况在1%水平上显著，分别使其主观健康水平提升24.5%、29.8%和32.4%。同时使城镇老人的客观健康水平在低收入组中分别提升了13.7%、22.6%和15.6%，在中高收入组分别提升了12.4%、27.8%和16.9%，在低健康组分别提升了14.5%、30.5%和19.3%。

表6-19 职工医疗对城镇老人过度医疗服务
需求影响比较 (%)

		合理性		有效性			
		小病是否就诊	重病是否住院	近一年健康改善	患慢性病数	两周是否患病	两年是否患重病
整体回归		+30.20	+18.50	+30.60	-12.50	-27.60	-17.40
分组检验	低收入	+25.90	+19.30	+24.50	-13.70	-22.60	-15.60
	中高收入	/	+15.70	+29.80	-12.40	-27.80	-16.90
	低健康	+32.70	+20.80	+32.40	-14.50	-30.50	-19.30
	中高健康	/	+10.40	/	/	/	/

注:"-"表示降低影响,"+"表示提升影响,"/"表示无显著影响。

总体而言,职工医疗对低收入、低健康老人的医疗需求有显著的正向影响,但仅对中高收入、中高健康老人的部分医疗需求有影响;此外,职工医疗虽对低收入、低健康、中高收入老人的健康都有显著促进作用,但对低健康老人的促进效应最大。因此,城镇老人中大部分群体(低收入、中高收入和低健康)的医疗服务需求既是合理的,也是有效的,不存在过度需求。但是城镇老人中小部分群体(中高健康)的医疗服务需求是不合理的、无效的,存在过度需求的倾向。

第二,关键变量合作医疗对农村老人医疗服务需求的影响(如表6-20)。

总体回归中合作医疗对农村老人医疗服务需求(小病就诊和重病住院)均在5%水平上显著,使农村老人的小病就诊概率提升了26.3%,重病住院率也提升了12.6%,且总体回归结果与稳健性回归结果基本一致。分组检验中,合作医疗主要对农村低收入和低健康老人的医疗服务利用具有显著影响,分别使其小病就诊率提升23.7%和27.7%,同时使其重病住院的概率分别显著提升了8.5%和16.2%;使农村中高收入家庭老人的重病住院率提升14.7%,而对农村中高健康老人的影响不显著。

总体回归中合作医疗对农村老人的主观健康状况在1%水平上显

著，使其主观健康水平提升 23.6%；对客观健康状况分别在 5%、1% 和 5% 的水平上显著，分别使其客观健康水平提升了 11.7%、21.4% 和 17.4%；且总体回归结果与稳健性回归结果基本一致。分组检验中，合作医疗对农村中高健康老人的主观健康状况无显著影响，而对农村低收入、中高收入和低健康老人的主观健康状况却在 1% 水平上显著，分别使其主观健康水平提升 20.3%、25.7% 和 27.4%。同时使农村老人的客观健康在低收入组中水平分别提升了 11.2%、17.6% 和 13.2%，在中高收入组分别提升了 6.7%、20.1% 和 16.8%，在低健康组分别提升了 13.2%、24.6% 和 18.7%。

表 6 - 20　合作医疗对农村老人过度医疗服务
需求影响比较（%）

		合理性		有效性			
		小病是否就诊	重病是否住院	近一年健康改善	患慢性病数	两周是否患病	两年是否患重病
整体回归		+ 26.30	+ 12.60	+ 23.60	- 11.70	- 21.40	- 17.40
分组检验	低收入	+ 23.70	+ 8.50	+ 20.30	- 11.20	- 17.60	- 13.20
	中高收入	/	+ 14.70	+ 25.70	- 6.70	- 20.10	- 16.80
	低健康	+ 27.70	+ 16.20	+ 27.40	- 13.20	- 24.60	- 18.70
	中高健康	/	/	/	/	/	/

注："-"表示降低影响，"+"表示提升影响，"/"表示无显著影响。

　　总体而言，合作医疗主要显著增加了农村低收入和低健康者即弱势群体的医疗服务需求，农村中高健康群体未显著增加医疗服务需求；同时显著促进了除中高健康者外其他分组老人的主观健康状况和客观健康水平。因此，合作医疗引起的农村老人对医疗服务的需求既是合理的，也是有效的，即农村老人的医疗服务需求不存在过度需求。

　　第三，职工医疗与合作医疗因保障水平与保障对象的不同，其分别在城镇和农村中扮演的角色且所起的作用有所差异，在人群分组中所起的作用也有显著差异。

整体而言，职工医疗对城镇老人的医疗服务需求提升的程度显著高于合作医疗对农村老人的医疗服务需求提升的程度；另外，职工医疗对城镇老人健康水平改善的程度也高于合作医疗对农村老人健康水平改善的程度，只是健康水平改善差距较小。具体对比可知，总体回归中，职工医疗与合作医疗相比，对老人医疗服务需求的促进作用相差近4%，对老人整体健康水平的提升作用相差很小。这也间接说明了职工医疗与合作医疗相比，对城镇老人医疗需求的提升效应虽很显著，但对其健康改善度很小。分组检验中，职工医疗对城镇低健康老人主观和客观健康水平的促进作用最大，对低收入老人主观和客观健康水平的促进作用最小；合作医疗也是对农村低健康老人主观和客观健康水平的促进作用最大，对低收入老人客观健康水平的促进作用最小。这也从侧面反映出老人虽在医疗保障制度保障范围内，但低收入老人的医疗需求仍然受经济条件的制约，低收入老年群体从医疗保障制度中获益较小。

（二）结论

第一，城镇职工基本医疗保险与新型农村合作医疗保险制度对老年群体的医疗需求效应均具有显著的群体性差异。

城镇职工基本医疗保险与新型农村合作医疗保险主要对低收入、低健康老人的医疗服务需求具有显著影响，对中高收入老人的部分医疗服务需求有影响，但对中高健康老人的影响不太显著。且其对低健康老人的作用最显著，对中高收入老人的作用次之，对低收入老人的作用最低。

第二，城镇职工基本医疗保险制度引致中高健康老年群体的过度需求倾向。

城镇职工基本医疗保险仅对中高收入、中高健康老人的部分医疗需求有影响，且其对中高健康老人的客观健康状况无促进效应。因此，老人中小部分群体（中高健康）的医疗需求是不合理的、无效的，存在过度需求的倾向。这与李明强、李志徽（2010）得出城镇职工基本医疗保险体现出医疗资源滥用的信号的结论相一致。[1]同时也与尹冬梅、王庆民（1999）指出医疗服务需求存在的有效和无效两个部分的结论相一致。[2]但与黄枫、甘犁（2010）得出我国城镇老人医疗服务需求暂且是有效的，不存在过度需求的结论不相符。[3]

第三，合作医疗保险制度暂未引起老年群体的过度医疗需求问题。

合作医疗保险主要显著增加了农村低收入和低健康者的医疗服务需求以及中高收入者的部分医疗服务需求，农村中高健康群体未显著增加医疗服务需求。同时显著促进了除中高健康者外其他分组老人的主观健康状况和客观健康水平，因此，农村老人对医疗服务的需求既是合理的，也是有效的，即不存在过度医疗需求。这与高梦滔（2010）指出的新农合的制度设计似乎没有出现医疗保险制度通常存在的逆向选择问题这一结论相一致。[4]

本章小结

本章是研究的实证检验部分，研究的是第三个核心问题，即医疗保障是否导致老人医疗服务存在过度需求。

首先对过度需求问题的提出、定义、过度需求的原因以及过度需求的两步检验法进行了分析。然后，利用 Logistic 模型和 Probit 模型，将医疗保障作为整体变量对老人医疗服务需求的合理性和有效性情况进行了总体回归、稳健性检验和分组检验；又将医疗保障作为分类变量，分别对城镇老人和农村老人的医疗服务需求的合理性和有效性进

---

〔1〕 李明强、李志徽："中国社会医疗保险的推广对医疗资源使用和医疗花费的影响——应用 Propensity Score Matching 的方法"，载《保险、金融与经济周期》2010 年第28 期。

〔2〕 尹冬梅等："论有效医疗服务需求"，载《中国卫生事业管理》1999 年第 2 期。

〔3〕 黄枫、甘犁："过度需求还是有效需求？——城镇老人健康与医疗保险的实证分析"，载《经济研究》2010 年第 6 期。

〔4〕 高梦滔："新型农村合作医疗与农户卫生服务利用"，载《世界经济》2010 年第 10 期。

行了总体回归、稳健性检验和分组检验。最后，进行结果分析和讨论，得出新型农村合作医疗保险制度暂未引起农村老人过度医疗需求的问题，但城镇职工基本医疗保险制度引致中高健康老年群体的过度需求倾向等结论，为医疗保障制度的政策改进和老人医疗服务需求的发展提供依据。

第七章　国外相关制度政策及其借鉴

伴随着人口老龄化趋势而产生的医疗服务价格持续上涨、医护人员短缺、医疗资源结构不均衡及利用率低等老年医疗问题，使世界各国的医疗卫生服务体系都面临巨大的压力。为解决上述问题，各国开始将着眼点放在医疗卫生服务体制改革、开展社区医疗卫生服务、建立老年医疗服务保障体系等方面，试图降低医疗服务成本、增加医疗服务供给、解决医疗资源配置不均衡及利用率低的问题。本章通过对美国、英国、澳大利亚、新加坡以及日本在这三方面经验的总结，为我国老人医疗服务需求提供有益的借鉴。

第一节　医疗卫生服务体制改革

医疗卫生服务体制改革（简称"医改"），是指对现行的医疗卫生服务体制进行调整、改革、创新的一系列理论探索和实践举措。虽然医改是个世界性难题，但世界上大部分国家的改革探索从未间断。当前，医疗卫生服务体制改革似乎已成为各国政府的重要任务，如2009年我国国务院发布《关于深化医药卫生体制改革的意见》，启动"新医改"方案；2010年美国总统奥巴马签署了医改法案；2011年英国卡梅伦政府公布了《健康与社会保健法案》，提出了一系列医疗服务体系改革计划。医疗卫生服务体制改革是与国家、社会的和谐稳定密切相关的重大民生问题。其改革直接反映出这样一个事实：无论是哪种类型的医疗保障制度与卫生服务模式，都必须根据各国的经济发展状况、居民医疗服务需求等现实来实施，如此才能实现可持续发展。

一、美国医疗卫生服务体制改革的背景与内容

美国是世界上唯一没有全民医疗保健体系的发达国家。2010 年，全国有 4990 万人没有医疗保险，约占总人口的 16.3%。同时，美国医疗成本居世界之首，每年医疗花费达 2.2 万亿美元，在各项财政支出中居首，占到总支出的 1/4，并以难以接受的速度上涨。奥巴马针对美国医疗体系中存在的高支出、低效率、欠公平三大积弊，推出了美国近 70 年来规模最大的医疗改革新政，围绕美国医改三大政策目标：为无医保的居民提供优质低价的医疗保险；为有医保的居民提供保障程度更高的医疗保险；降低家庭、企业和政府医疗费用的上涨速度。奥巴马政府在过去 4 年里，推出一系列改革措施，其中有关医疗保障与医疗服务改革的主要内容如下：[1]

（一）扩大医疗保险覆盖面与可及性

美国政府计划在今后 10 年内投入 9400 亿美元，扩大 Medicaid 和 SCHIP 计划的覆盖范围，使 3200 万没有医疗保险的美国人得到医疗保险，使医保覆盖率从 85% 升至 95% 左右，接近全民医保。例如让子女可以享用父母的医保服务至 26 岁，为被拒保 6 个月以上的健康高风险人群提供州或联邦"高风险保险者保险计划"，保费不因健康、职业、性别和收入状况有异，而只受所在州的标准的影响。为各类组织中 55 - 65 岁提前退休人员及其配偶、遗属和抚养人建立筹资总额为 50 亿美元的再保险计划，帮助其减免保费，并为 15000 美元至 90000 美元的高额医疗费用提供补偿。扩大免费预防保健服务，共有 5400 万美国人享受到免费的癌症、糖尿病、高血压筛查等。

---

〔1〕 孙东雅："美国新医改法案解析"，载《中国医疗保险》2010 年第 4 期。

（二）改进医疗服务供给

医疗服务提供方面，目前最主要的改革成果是建立了自愿加盟的责任保健组织（Accountable Care Organizations，ACO），由医生、医院、长期护理机构、医药供应商等服务提供者组成一个协作网络，为 Medicare 参保人提供不同病程中的无缝衔接的医疗保健服务，以改进服务质量、减少费用。据估计，未来 3 年，ACO 通过整合服务将为医疗保险节约 9.6 亿美元。此外，推广标准化的医疗信息系统，对病历信息深入研究，在不影响医疗服务质量的前提下减少医疗开支。要求医疗机构为患者提供更好的医疗服务，包括疾病预防和慢性病管理服务。允许食品和药物管理局从其他国家以更低价格购买安全和有效的药物。对于福利不足的老年人，购买品牌药时给予优惠。防止医疗体系内的浪费、欺诈和渎职等行为。

（三）降低医疗成本与提升医疗服务质量并重

在降低企业、个人和社会的医疗费用方面，一是降低小企业的参保成本，对拥有 25 名以上雇员且人均年薪少于 5 万美金的参保小企业给予 35% 的所得税减免。二是为老年人处方药超支自付部分提供补贴，并取消预防保健服务的起付线和共付比例。据统计，2010 年美国已为 400 万老年人提供人均 250 美元的处方药补贴；2011 年对购买品牌处方药的老人提供 50% 的折扣；为 530 万老人提供每年至少一次的免费预防保健服务。三是严格管理保险公司所收保费的用途，降低管理费用。法案要求保险公司收取大企业的保费中，至少 85% 要用于医疗保健服务及其质量改善；对个人或小企业投保者，这一比例至少为80%。在提高服务质量方面，健康和人类服务部负责制定国家医疗卫生质量战略，提出减少医疗伤害促进患者安全、以患者个人及其家庭为中心、促进有效沟通和服务整合、促进主要死因疾病的有效预防和治疗、鼓励社区居民选择健康生活方式、提高质量优良服务的可负担性，定期对全国医疗服务质量进行系统评估。

（四）加大初级卫生领域投入

吸引更多人才（包括医生和各种有专长的护士）服务初级卫生领域。为在不发达地区服务的初级医生提供奖学金或者贷款，资助他们接受进一步培训。联邦政府计划投入 110 亿美元用于创建更多以社区和学校为基础的社区医疗中心。联邦政府向各州政府提供资金，帮助他们改革医疗事故处理体系，并鼓励更多的医生和医院结盟成为"可信赖医疗组织"。

（五）保障医改资金来源

美国政府预计今后 10 年内将为新医改法案投入 9380 亿美元，主要是为新增的 3200 多万 65 岁以上老年人和贫困的穷人提供医疗保险费用。对此，奥巴马政府提出医改所需的大部分费用将来自对现有联邦医疗保险体系的节约挖潜，同时政府将对高收入群体加征个人所得税并对高额保单加征消费税。政府对年收入超过 20 万美元的个人和年收入超过 25 万美元的家庭加征个人所得税，税率从原来的 1.45% 提高至 2.35%；对保单超过 1.02 万美元的个人和超过 2.75 万美元的家庭征收 40% 消费税，这一规定暂定从 2013 年开始执行。

美国新医改法案的主要目标是全民医保、降低成本和削减赤字，改革采取的是渐进方式，大多数措施将在 2014 年完成，但有些措施需到 2018 年才能全部落实。由于新医改法案刚刚步入实施阶段，还需更详细、更具体的实施细则，未来之路尚存在许多不确定因素。

二、英国医疗卫生服务体制改革的背景与内容

英国的国民医疗保健制度（NHS）是其福利国家制度的重要内容，代表着英国的一整套"从摇篮到坟墓"的社会福利。NHS 的创立有效解决了一直困扰世界各国的医疗问题，这种覆盖全民的免费医疗模式在国际上也是享有盛誉。但 NHS 系统也因其效率低下、机构臃肿而给

政府带来庞大的医疗开支，面对 NHS 的困境，自撒切尔夫人以来，英国政府对 NHS 的改革从未中断，但都仅限于"小修小补"，虽不断加大对 NHS 的投资，其年度医疗拨款平均增加 7%，导致英国医疗开支从占 GDP 的 6.8% 一直上升到占 GDP 的 9%，但改革效果也不尽人意。

据英国卫生部门统计，患者从进社区诊所到最终上医院看病，最长要等待 9 个月，效率高的也要等上半个月。据统计，2007 年平均每个病人从预约到手术的等待时间是 41 天。这种情况导致不少病人选择退出。越来越多的英国人为了躲避 NHS 的体制，选择去其他国家就医，外出就医的病人数量创历史新高。数据显示，英国的医疗效率在欧盟国家中仅排名第 17 位。但在 2012 – 2013 年中，NHS 的年预算为 1080 亿英镑，约占国内生产总值的 9.4%，远超其他欧盟国家水平。同时由于人口老龄化问题日益严重和药品价格上涨，本已负担很重的英国医保预算又为此额外增加了 125 亿英镑，另外还投入 70 亿英镑用来提高其运行效率。

因此，英国政府必须采取措施减少 NHS "官僚层级"和"资源浪费"，以提高医疗体系工作效率。2011 年底，英国政府提出了以《健康与社会保健法案》为核心的国家医疗服务体系改革计划，旨在减少对"国民医疗保健制度（NHS）"的行政干预，通过提高 NHS 体系内部竞争程度来提高效率并削减医疗开支，让患者获取更多资源和最大限度的救助。此次英国医改的核心是转变政府职能，建立政府购买医疗服务的组织和机制，将医疗服务购买者与医疗服务提供者分开。其医疗保障与医疗服务改革的主要内容如下：[1]

第一，医疗费用风险承担。现行的医疗风险完全由英国政府直接承担，改革后的医疗风险移交给全科医生。全科医生可以组成"全科医生联盟"，由全科医生代表病人购买所有的医疗服务。这一点与美国的医生公司（医疗团队）运行模式相似，不同的是在美国，支付方含保险公司，英国则由政府与其签约。而我国香港特别行政区是将所有

---

〔1〕 吴传俭："英国卡梅伦政府医疗服务体系改革评述"，载《中国卫生经济》2012 年第 12 期。

公立医院的运行风险交由医院管理局承担。

第二，初级卫生信托机构被全科医生联盟取代。目前由英国政府负责的 152 家初级卫生信托机构在此次医疗卫生服务体制改革中将逐渐被全部取消，而由全科医生联盟来发挥这些机构的作用。

第三，全科医生掌管大部分医疗资金。英国改革后的国民健康服务体系，将其年度医疗拨款中 70% 至 80% 的医疗预算资金完全交给全科家庭医生来负责运行，同时也要求全科家庭医生对这部分医疗预算资金承担相应的医疗责任和费用风险。

第四，引入内部市场化机制。英国的国民医疗保健制度一直由政府统包统揽，其机构服务人员也属于政府公务人员。但此次医疗卫生服务体制改革中，在 NHS 内部引入市场化机制，将所有公立医疗机构和社区医疗机构变成独立的组织。虽然其公有制性质暂时保留不变，但这些医疗服务组织将不再直接受英国卫生部领导。此外，社区医疗服务机构也改革成为非营利性的社会机构，机构的工作人员将不再是国民健康服务体系的公务员。

三、澳大利亚医疗卫生服务体制改革的背景与内容

澳大利亚的医疗卫生体系一直以来备受指责，其体系存在两方面突出的问题，一方面是公立医疗体系的基础设施建设因资金缺乏而严重滞后，无法满足国内居民增长的医疗服务需求。据澳洲医学协会的公开的年度报告数据显示，澳大利亚的公立医院的病床数量相当稀缺，造成的缺口高达 3750 张，且每年约有 1500 人因无法住院或预约不上手术，得不到及时救治直接濒临死亡。以澳大利亚南部城市墨尔本博喀斯希尔地区一家医院的调查资料为例，患者在预约就诊后的平均等待时间能够长达 187 天。近 1100 名患者门诊服务需要等待一年左右时长，近 85 人等待两年多时长。澳大利亚国民就医及时率低下给社会带来了严重的不良影响。另一方面是国内居民的医疗服务均等化程度较低。因地区经济发展差距的原因，医疗基础设施、医疗技术水平也是

参差不齐，国内居民可以获取的医疗资源数量很少，医疗事故的发生率也是居高不下。

2010 年，澳大利亚国家卫生和医院改革委员会等部门明确指出，国内的相关政府部门之间因权责不清而致医疗体系运行受阻，澳大利亚总理凯文·迈克尔·拉德也明确批评，其医疗保健系统已陷入"一片混乱"，高达 33% 的急诊患者在医院候诊的时间远远高于官方政府规定的等候时间，且公立医疗系统无法满足国内居民的就医需求。早已病入膏肓的公立医疗系统整体呈现出支离破碎、积重难返的症状。因此，医疗体系的改革是必然的。

2011 年，澳大利亚政府相关部门在经过长达 18 个月的协商后，描绘了一份全面改革公立医疗体系的远景（含 123 项改革建议，约 300 页），为全面改革医疗体系的方案出台提供了基础。主要改革内容如下：

其一，加强对公立医疗体系的投资管理。澳大利亚以后在公立医院基础设施的建造、医疗服务和医学研究中所需要的 60% 经费，将直接由联邦政府出资，而不再要求各地方政府自行出资。其二，扩大全国范围内的公立医院及医疗网络，以直接管理和经营公立医院的方式，取代联邦政府向地方政府拨款管理。其三，建立一个单独的监管机关，负责管理和监督联邦政府下拨给各地公立医院的经费，并对地方公立医院所获联邦政府的补贴进行核算，以防止滥用款项和浪费医疗资源等行为的产生。其四，对基础医疗护理服务，即医院制度以外的基础医疗服务给予全部资助。其五，成立"全国医院基金"，并围绕相关协议，募集 900 亿澳元资金主要用于医院前 5 年的基础建设，而在未来 10 年内，联邦财政将拨款 150 亿澳元用于医院的后期建设。

根据澳大利亚推出的全面改革公立医疗体系的计划，澳大利亚国家卫生和医院改革委员会预估其整个医疗改革的成本将高达 500 亿澳元以上，且该计划的实施会牵扯多方利益主体，可能形成"一着不慎，满盘皆输"的局面。因此，其医疗改革计划在推出初期也是众说纷纭，引起了社会各界的热烈关注。

这是澳大利亚自20世纪80年代推行全民性医疗保险体制以来最大的一次改革，也是澳大利亚历史上的一次重大改革。澳大利亚医疗改革方案通过大额投资，试图弥补现有医疗制度的"耽误治疗"缺陷，整体呈现出以下三个改革特点：

第一，超大的投资规模与强大的医改决心。新的联邦医疗服务改革方案计划将西澳联邦人民政府对国家医疗系统的建设开支由目前的35%大幅提高至60%，并从2011年开始每年向联邦医疗系统建设投入110亿澳元。全澳所有公立医院未来的基本医疗保健服务、基础医疗设施、科技开发等各个方面的补助资金，将由联邦特区政府负责承担60%。

第二，依托网络建设实现高效配置。澳大利亚政府表示，将在国内建立公立医院信息网，按统一标准管理、运营，提高医疗资源的配置效率。政府采取了财政鼓励措施，促使民众到收费较低的社区医院就诊。全国医疗网络的成立将基本上解决人们因现有医疗制度缺陷而无法得到医疗保障的现象，彻底解决医疗制度问题的困境。

第三，提升医疗治理及时率，并给予公费报销。根据澳大利亚政府的医改计划，一旦新的治疗系统建立起来，患者的非紧急手术情况就会得到很大程度的改善。若患者不能在其本地医院进行手术，也可以选择至公立医疗系统内的其他医院进行手术。公立医院无法开展的手术，患者可直接选择私立医院就诊，并享受全部医疗费用的报销。这是此次医改的最大亮点，即尽量弥补澳大利亚医疗系统中最突出的"耽误治疗"短板。

四、新加坡医疗卫生服务体制改革的背景与内容

新加坡的医疗保障制度与医疗卫生服务体系一直以来以高质量和低成本两大优势享誉全球。但随着人口老龄化形势愈发严峻，新加坡的医疗保障制度与医疗卫生服务体系也面临着三项威胁：一是医疗费用支出日益增加；二是医疗卫生服务的供给方式与运营模式迫切需要

改革；三是医疗卫生系统的生产能力受到巨大挑战。因此，2011 年，新加坡卫生部颁布了 2020 年医疗保健宏观计划，其规划的目的是在 2020 年前为全国人民提供高质量、可接受和可负担的医疗保健服务。为保障该目标的实现，新加坡从两方面提出了具体措施：

（一）提升医疗卫生服务的可及性

第一，加强基础建设工作。近几年来，新加坡的医疗机构不断地创新，提升了患者出入医疗的便利性。如建立出院等候室方便患者家属等待；再如新加坡中央医院将其行政办公厅搬迁至商业办公区域，优化管理空间后为医院增设了 50 张床位以及 20 个门诊咨询室，以提升患者办理住院的效率与病床周转效率。未来也将继续保持并加大医疗保健基础设施的建设规模。此外，加强国家大学医疗中心与国家大学癌症研究所的合作，重视医院专科门诊能力的建设与提升。

第二，允许私营医疗机构参与医疗改革。新加坡通过提升公立与私营医疗机构的合作，让私营医疗机构也成为社会医疗卫生服务的主体之一。如允许公立医疗机构的医务人员在私立医院为患者提供诊疗服务，且这类患者也可以获得与入住公立医院相同的医疗补助。

第三，打造一支高技术的医疗人才队伍。一方面，新加坡医疗部门计划将医疗人才的数量提升 50%，预计在 2020 年能增至 2 万人。具体通过以下措施实现：重点培养本土的医疗人才、扩大高校医疗卫生专业的招生规模、聘任更多具有海外留学经历的医疗人才、通过增设奖学金以激励普通的医学人员出国进修，等等。另一方面，提升医疗人才的技术能力。如为基层的医务人员提供丰富的职业训练，让他们逐步承担更多、更复杂的诊疗工作；同时，提升医务人员的薪酬福利待遇和社会地位。

（二）提供可负担的医疗卫生服务

新加坡政府一直通过提高医疗保险基金、医疗津贴数额，以及实施乐龄保健、健保双全等计划，为国内居民负担部分医疗费用，但主要是减轻居民的住院医疗费，试图建立一个既能保障健康，又能可持续发展的医疗筹资体系。但随着新加坡老年人口的剧增，老年人慢性病治理成为日益突出的医疗问题，政府部门在改革中尝试从以下两方面展开调整：一方面是提升老年人中长期护理补贴，以及慢性病预防与治理的费用待遇。2013 年 3 月，新加坡政府提高了健保双全计划的缴费额度，支持国民根据自身健康的费用支出水平，选择合适的缴费水平。如 65 岁及以上与 65 岁以下参保者的缴费水平，分别每月最少要提升 21 新元与 10 新元。为配合该政策推行，新加坡政府同时也为所有新加坡公民提供 400 新元的一次性补贴，将其记录在个人的保健储蓄账户之中。此外，新加坡政府还为老年群体专门提供了高达 450 新元的医疗费用补贴。2016 年，新加坡政府计划提升中长期护理计划的补贴数额，达到 2011 年的补贴数额的 2 倍。另一方面是直接提高对药物的补贴标准。2011 年，新加坡政府根据公民的健康医疗需求，对药物补贴进行了重新调整，进一步扩大了基本药物的目录，并提升了基本药物目录中的药物补贴数额，尽量为公民减轻医疗负担。

五、日本医疗卫生服务体制改革的背景与内容

1970 年以后，日本开始进入人口老龄化社会。近年来其老龄化形势愈发严重。2017 年人口总数为 1.26 亿，65 岁以上人数占总人口数量的 27.7%，75 岁以上人数占总人口数量的 13.8%，因此，平均每 2 位公民需要赡养 1 位老人。日本总务省 2020 年 9 月 21 日公开的数据显示，65 岁以上的老年人数量达到 3617 万，占总人口的 28.7%，70 岁以上的老年人数量为 2791 万人，80 岁以上老年人数量为 1160 万人，90 岁以上老年人数量为 244 万人，100 岁以上老年人数量为 80450 人。预计至 2025 年，平均每 1.8 位公民需要赡养 1 位老年人。同时，联合国的调查报告也显示日本的老年人占国内总人口比例已位列世界第一。

日本国内统计数据显示，预计 2025 年，日本超过 75 岁的公民大约有 800 万，85 岁及以上的老年人口数量也会大幅增加。为应对形势

严峻的老龄化问题，日本政府既需要提升护理机构的医疗服务水平，同时也需要强化医疗机构的基本护理职能，建立社区综合性的医疗和护理系统，在社区内为老年人提供高水平的医疗和护理服务。

日本政府近几年一直努力尝试在医疗改革过程中建立社区性的综合性护理制度。如在医疗保险体系改革实践中，通过对病床进行分化合作，有效提升了居家医疗服务水平；在护理保险体系中引入了两种新的护理形式：上门护理以及复合护理；在住宅政策改革实践中，为老年人建立附带服务功能的住宅。改革前的社区医疗计划与社区福利计划重点在于提供完善的护理设施，而改革后的社区综合护理系统，则是从使用者的角度出发考虑各种因素。[1]

日本患者产生的医疗费用中，10%需要自付。老年群体的医疗、护理费用中50%为公共费用，对目标财政的依赖性很强。据厚生劳动省统计，2018年，日本的社会保障支出达121.3万亿日元，占国内GDP总量的30%。预计2040年左右，日本老龄化程度将相当严重，社会保障支出将比现在多出1.6倍（医疗费用将多增1.7倍，护理费用将多增2.4倍）。与此同时，日本政府开展的劳动力调查报告中的数据显示，2019年日本的老年劳动者数量为892万人，已占劳动者总人数的13.3%，其老年劳动者人数在近16年间处于持续增长状态。另据日本厚生劳动省预计，2025年日本老年痴呆病患者数量将上升至470万，需要采取加强的防痴呆措施，且男性与女性居民的平均寿命也将延长至81岁与87岁左右。[2]因此，日本国内大多数居民都会提升对医疗卫生服务的需求，预估2025年时日本的医疗卫生体系将面临以下挑战：

第一，日本公民需要承担的医疗费用负担、护理费负担将分别上升至61－62兆日元、21兆日元，分别占国内GDP比重的10%与

---

〔1〕　田香兰：“日本医疗护理供给制度改革与医疗护理一体化”，载《日本问题研究》2017年04期。

〔2〕　日本厚生劳动省："国立社会保障统计资料（2017年版）"，https://www.mhlw.go.jp/wp/hakusyo/kousei/17－2，最后访问日期：2020年3月5日。

3.5%左右。日本政府亟需通过税收改革来确保资金有稳定的来源。

第二，对医疗护理、医疗照顾人员以及相关医疗工作人员产生大量需求，日本政府亟需进行大量医疗护理人才的培养。

第三，高龄老人的居家护理服务供给受到制约。日本国内的老年人接受护理时，需要从居住地转移至相关护理机构，但在社区综合性护理系统建造中，老年人可以通过改造居住环境以及家庭医疗护理，在自己熟悉的生活区域内接受护理服务。这种正在完善中的社区综合护理系统，实质是将以往分散的医疗服务、护理服务、保健预防以及生活服务等相结合，为老年人提供综合、多样化的服务。

人口老龄化程度的严重性使日本国内经济、医疗与卫生的发展面临巨大挑战，同时也让日本财政支出面临巨大压力。因此，日本政府决定进行政策变革，以解决上述困境。从 2019 年 10 月开始，增加消费税。消费税的比例在原来 8% 的基础上上升到 10%。同时，开展费用效果比评价。对已正式纳入基本医保的新一代药品和相关医疗卫生技术，除考虑安全性、效果等因素外，还将费用效果比与经济性也纳入评估范围，剔除评估结果较差的医保药品和医疗技术。

具体改革内容如下：

（一）区域化的医疗保险制度改革

日本的医疗保险制度主要由医疗制度与照护保险制度两部分组成。其中，医疗制度又分为医疗保险制度与医疗提供体制。日本政府为积极应对 2025 年到来的人口老龄化高峰期，在面临财政负担沉重、少子老龄化、家庭支持功能不断弱化等问题的挑战时积极推进医疗制度与照护制度的改革，具体改革内容如下：

第一，建立地区医疗。鼓励并支持各道府县，在二级医疗圈内将医疗护理、预防保健、生活居住等有机融合在一起，建立满足老年群体需求的地区养护系统，将医院终结型转向具备整区医治特点的地区终结型。

第二，调整医院床位规模。根据构建的地区医疗设想，以及患者的实际需求，推算出各层次医疗需要及所必需的床位数，讨论并调整各功能医院所需的病床数量，以促进这部分医疗资源的有效整合与高效配置。从 2014 年至 2025 年，日本计划将床位的总数从 123.4 万个缩减到 120 万个左右。其中，高度急性期医院的床位减少至 13 万，急性期医院的床位减少至 40.1 万，慢性期医院的床位减少至 26 万左右，但会进一步扩充康复机构和居家疗养机构中的床位数量。

第三，提升护理与医疗服务的融合。日本农村的医疗护理保险引入了定期巡回、随时应对型上门和复合型等护理服务。在农村医疗保险管理体系结构改革中，通过合理分化医院病床、开展医疗合作，促进了农村居家综合医疗服务水平的提升，也提升了农村老年人在社区内及时接受各类医疗保理服务的便捷性。

（二）精细化的医院运营管理

日本的医疗机构分为公立医院与民营医院两种，其中，公立医院由日本厚生劳动省全额拨款支撑运行，而民营医院则需要自负盈亏。日本政府依据医院的功能将其划分为四种类型：一是高度急性期医院，负责进行急救、集中治疗等；二是急性期医院；三是恢复期医院，主要用于医疗康复与居家疗养；四是慢性期医院，主要治疗慢性病及疑难病症。为实现精细化的医院运营管理，日本政府制定相关配套政策，引导、鼓励医院进行内部改革，如细化完善医疗职能、积极推进设施合作、扩大居家医疗覆盖范围、组建并培养医务人员队伍等。

（三）均质化癌症治疗水平

日本人死亡原因中排名首屈一指的是癌症。2007 年，日本政府将"癌症对策"定为法律，并在厚生劳动省成立了"癌症对策推进协议会"，专门负责癌症问题的研究与推进工作，其主要思想是通过癌症研究促进、提升癌症治疗的均质化水平，在尊重患者意愿的前提下进行癌症治疗，并完善相关制度。癌症治疗的均质化目的是让患者在全国各地均能获取标准的医疗，并着力降低不同地区之间因医学技术而带来的差距。[1]

2016年,日本国会通过并实施新的《癌症对策基本法》,以癌症治疗后仍能长期存活的现况为基础,营造出一种能让患者安心生活的社会氛围,帮助患者缓解在长期治疗过程中面临的身心痛苦,以提高患者的生活质量。"新癌症对策"的实施一方面是为了提升癌症的预防程度,另一方面也要提升不同地区癌症治疗的均等化水平。

因此,日本政府在全国共设立了47家癌症诊疗合作定点医院,且每个县均设立一所癌症诊疗合作医院,或者地域癌症诊疗合作据点医院。如静冈县立静冈癌症中心,既是都道府县肿瘤诊疗联合定点医院,也是专科医院的药物临床试验基地。

(四) 信息化创新应用发展

日本政府一直对医疗、管理以及服务三方面较为重视,很早就启动了医疗信息化建设。至2006年,60%以上的大中型医院以及普通诊所均已采用了电子病历系统,能够依据各种疾病的设计,自动选择与各种疾病类型相匹配的电子书写格式,极大提升了病历的质量和医疗信息的利用率。

目前,日本依据疾病的产生与发展情况,对医疗中心、后方支持医院以及疗养院等不同医疗机构之间的职责进行了明确划分,并借助信息技术对其功能进行分化与组合。同时,为提升人工智能在医学领域的广泛应用,日本政府着手建立国民健康数据库(含电子病历卡、体检状况、医疗护理费开支情况等),通过人工智能医疗管理系统记录每位患者的诊疗信息,并分配独特的患者标识,以便医疗机构人员可以随时从数据库中获取每位患者的完整就诊资料和各种检查结果。在日本未来的健康管理中,将借助网络化的医疗、护理数据减轻医疗工作人员的负担,并依托网络大数据库,运用人工智能技术为日本各地区制定医疗开发规划,完善医疗服务,提升医疗质量。

---

[1] 日本为防治癌症立法,全面普及"癌知识教育": http://www.farmer.com.cn/404.html, 最后访问日期:2020年4月8日。

第二节　社区医疗卫生服务

社区卫生服务是不分性别、疾病等情况向社区人群提供连续、综合和协调的第一级接触卫生服务。而我国卫生部曾明确指出，社区卫生服务是在政府领导、社区参与、上级卫生机构指导下，以基层卫生机构为主体，全科医师为骨干，合理使用社区资源和适宜技术，以人的健康为中心、家庭为单位、社区为范围、需求为导向，以妇女、儿童、老年人、慢性病人、残疾人等为重点，以解决社区主要卫生问题、满足基本卫生服务需求为目的，融预防、医疗、保健、康复、健康教育、计划生育技术服务功能等为一体的有效、经济、方便、综合、连续的基层卫生服务。[1]

一、国外社区医疗卫生服务的发展现状

社区医疗卫生服务一直以来被政府作为社会公益事业的一项福利政策，最早从英国引入，在保障国民基本医疗需求、提升国民生活质量上起到了很好的作用。主要体现在以下两方面：一是促进医疗服务的公平分配提升其医疗服务效率，二是有效地抑制了医疗费用的增长。因此，20 世纪 70 年代末，世界卫生组织吸取了英美等国在发展社区卫生服务中的有效做法来鼓励各国加以推行，并要求各国分享其探索中积累的各种方法与途径，以保障人人享有医疗服务。

在世界卫生组织的号召与全球日益增长的老年医疗服务需求下，各国的社区医疗服务机构也相继成立并迅速发展，有效缓解了医疗机构提供医疗服务的困境。经过各国 40 多年的探索与实践，社区卫生服务已被评价为解决基层医疗卫生服务最有效的模式。但由于各国的历

---

[1]　卫生部：1999 年《关于发展城市社区卫生服务的若干意见》，http：//wsb. moh. gov. cn，最后访问日期：2014 年 8 月 14 日。

史背景和文化的差异，社区卫生服务的内容与特色有所差异。[1]

二、美国社区医疗卫生服务的特色

美国是高度市场自由化的发达资本主义国家，与其高度自由的市场经济体制相匹配，建立了以家庭医生、医院和商业保险为基础的社区医疗服务。其社区医疗服务坚持以市场调节为主，对特殊群体辅以社会医疗救助，以此来弥补自由化带来的社会不公现象。美国的医疗卫生服务模式可概括为由市场承担基本医疗服务、政府承担公共卫生服务。[2]

其公共卫生服务体系由联邦政府、州政府和地方卫生部门共同组成。联邦政府卫生部门的主要任务是负责全体国民的健康，并对特殊人群，尤其是无自主能力的人群提供重要服务。但是它一般通过法律授权，设定医疗目标、制定医疗政策、发布医疗服务标准等手段发挥作用，而非直接提供公共卫生服务。目前美国有 50 个州、1 个特区（哥伦比亚）和 4 个属地均设立了承担当地卫生工作的卫生局，但各州开展公共卫生工作的组织形式又有所差异。美国约有 3000 个地方性公共卫生机构、卫生委员会和卫生部门遍布各地，这是美国公共卫生服务最基本的执行机构，它们直接与民众联系，负责最为具体的公共卫生事务。

美国社区医疗服务的特色主要体现在以下三点：

第一，社区医疗的主要力量是家庭医生。居民患病就医时一般也只能先看家庭医生，如需专科服务则必须由家庭医生转诊。每个家庭在医疗保险公司的建议下自由选择其最信任的医生（如一般全科医生或有一定专长的内科、儿科等医生）作为家庭医生。患者与家庭医生

---

〔1〕 卢祖洵等："英国社区卫生服务的特点与启迪"，载《中华医院管理杂志》2001 年第 8 期。

〔2〕 学术杂志网："美国社区医疗服务带给中国的影响"，http://www.zhazhi.com，最后访问日期：2019 年 10 月 14 日。

的关系完全建立在信任的基础上，如果患者对家庭医生的医疗水平或服务态度产生质疑或不满，还可自由更换家庭医生，而这也会直接影响家庭医生的经济收入。

第二，社区中护士比医生地位更重要。美国的患者在就诊时必须先由注册护士进行初步的判断和病情记录，再与患者的家庭医生商讨后决定就诊时间和相关检查。

而护士在社区医疗机构中还承担着更多职责，如护士在医生的指导下负责患者治疗计划、护理及管理等主要日常工作。同时护士也是社区公共卫生和保健知识的主要宣传者和咨询者。其专业的技术和良好的沟通能力使护士这个岗位在社区医疗机构中受到了患者的认同，不少人甚至认为护士的工作比医生更重要。此外，社区医疗服务中使用护士也是节约医疗服务成本的有效手段，这也是护士受到广泛认同的一个重要原因。

第三，医疗保险调节医疗资源及医疗成本。医疗保险公司在医疗服务系统中的地位相当重要。其利用市场原理合理配置医疗资源，规范制约医院的价格标准。如它不仅建立了完善的系统，还制定了评判合理使用医疗资源的准则及医疗成本的承担范围，这对医院产生了很大的制约性。此外，美国通过立法强制设立了医生同行评议组织，组建医院监控部门，他们将通过统一的标准衡量患者入院及住院治疗过程的合理性。若保险公司觉察到不合理情况则有权减付或拒付患者的医疗费。保险公司通过减少患者住院天数、要求病人一旦进入恢复期就必须转到费用相对更便宜的护理院或家庭护理中心或直接由家庭医生随诊等手段来控制昂贵的医疗费。

美国以市场化为基础的医疗服务体系在供需双方的博弈下，能够最大限度地满足居民的医疗服务需求，同时在医疗质量安全方面也有较好的保证。而这些正是美国政府在公共卫生服务的各个环节中通过强有力的管制条件来实现的。

三、英国社区医疗卫生服务的特色

英国是较早建立全民免费医疗保险的国家，其卫生保健系统主要由社区卫生服务和医院服务两部分组成，英国法律规定：居民就医时只能就近选择社区内的全科医生，由其注册登记并提供连续性服务。非急诊患者就医时只能先找自己注册的全科医生就诊，有转诊必要才能被推荐给医院治疗。社区卫生中心的服务工作主要由全科医生和护士承担。而其人员数据主要依据社区卫生服务规划中规定的在全科医生名下的注册居民数量来确定。而且全科医生受雇于政府卫生部门，是正规的公共服务人员，他们的工资水平由其所在社区服务的人员数量和提供的医疗服务量两方面决定。英国政府近几年来非常重视社区医疗服务，在服务社区的目标下，提供种类繁多的医疗服务，如校园公共卫生服务、家庭护理、老人康复护理、医疗保健教育、医疗服务人员训练等。其社区服务中心也从管理机制到服务设施等都形成了非常完善的系统。

英国社区医疗服务的特色：有效配置医疗资源，看病实行按需诊疗，[1]主要体现在以下两点：

第一，使有限的医疗卫生资源实现了合理且有效的分配，按患者需求诊疗。其典型实践是在全民保健和疾病预防的基础上，坚持小病就近社区解决，大病再找医疗诊断。这样可以防止专家看小病的现象，节约医疗卫生资源。

第二，将疾病预防和基本保健作为控制医疗成本的重点。社区基层医疗机构对社区内注册居民的身体健康状况作详细记录，如注册时护士会仔细询问个人与家族的各种疾病史，是否有抽烟、吸毒、酗酒等不良生活习惯，等等，而且居民有多种途径免费查阅丰富的保健知识或保健项目。此外，社区服务机构会根据其服务居民的实际医疗需

---

〔1〕 医疗商务网：《国外如何健全社区医疗服务体系》，http://www.ylsw.net，最后访问日期：2020年3月8日。

求，配备与其需求相符合的各种专业医疗人员，如助产士、心理咨询师、康复理疗师等。总之，英国的社区医疗卫生服务早已成为其国家医疗服务体系的重要组成部分，而且是其服务体系持续发展的支撑点。

四、澳大利亚社区医疗卫生服务的特色

澳大利亚的社会卫生保险人群覆盖范围很广，国家和地方卫生部门设置部分专门的社区卫生服务机构，私人医生与社会国家的健康保险部门通过签署相关服务协议为所在社区提供医疗卫生服务。澳大利亚政府为解决农村医疗力量薄弱的问题，实施大量的国家培养项目弥补农村地区社区医疗、预防保健等资源配置问题。澳大利亚也非常重视发展社区医疗辅助服务，将医疗保健服务与社区一体化作为其主要发展方向，并逐渐应用至各个医疗卫生服务领域之中，科学、有效地将公立医院提供的综合类、专业性医疗服务与社区辅助性、普及性的医疗服务有机融合。

社区医疗服务机构类型多样。澳大利亚未曾明确界定社区医疗服务机构的定义，从广义角度来看，社区医疗服务机构是指不包括医院在内的其他类型的医疗机构。其中，全科医生诊所主要提供基本的医疗服务，社区卫生服务中心主要承担疾病预防、医疗保健等工作，而大型的综合医院则既要承担重症住院患者的医疗救治管理工作，也要负责对该行政地区内所有的社区医疗服务机构进行管理监督。众多分散设立的社区医疗服务管理机构，在具体的服务内容、服务范围上虽然有重复交叉，但可以为居民提供全方位、多领域的健康医疗服务。丰富的社区医疗服务内容能有效满足居民的健康需求。澳大利亚的社区医疗服务供给内容相当广泛，既提供基本的医疗服务，也提供了大量的预防与保健类服务、康复治理服务以及健康教育服务等。澳大利亚政府根据当地社区居民的需求专门设立了家庭护理服务、残疾康复服务、老年日间看护服务、物理疗法服务、心理咨询服务以及酒精和毒品服务等以提高居民的健康程度。

医务工作人员的分工精细。社区医疗服务机构的工作人员根据各自的专业进行分工合作，整体呈现分工精良、专业程度高等特点。虽然有助于为整个社区居民提供各种专业的医疗管理服务，但精细的管理工作难以让社区形成一个整体，无法提供综合多样的服务。

澳大利亚的社区医疗服务中心以社区保健为主题，其社区保健中心采取复合的补偿方式：一是由地方政府或由公立卫生保健网络集团提供资金用于该中心修建房屋、设备等。二是州政府卫生部门针对具有明显社会效益的公共物品进行拨款，专门用于解决照顾贫困老人、促进健康等问题。拨款项目首先是在开展调研的基础上寻找主要的问题需求，再制定具体的实施方案、评估指标及经费保障措施，具体拨款金额依据项目的性质和州政府财政情况确定。三是居民的医疗服务筹资经费来源于公立健康保险与患者两方缴费，且公立健康保险承担主要医疗费用。如澳大利亚政府为社区服务中心承担的建设和业务等经费每年大约是1万澳元。此外，澳大利亚政府还为社区医疗服务中心设立了专项基金，若有特殊情况发生，该中心可根据工作需要申请资助，经政府同意后再将资助基金拨付给中心。

澳大利亚社区医疗服务具有两个重要特点：

一是建立了完善的双向转诊制度，对社区与医院等专业医疗机构的工作职责进行了明确划分，政府同时承担和控制医疗费用的开支，为双向转诊制度的建立奠定了基础。其社区卫生服务中心、医院、全科医疗诊所以及家庭护理等机构之间可以根据患者情况相互转诊，让患者根据自身健康状况选择更加经济、有效的医疗机构就诊，一方面可以节约医疗总费用，另一方面也可以让居民享受到可持续的综合医疗服务。

二是医疗和预防保健的医疗机构适度分离。社区内的基础临床医疗卫生服务由医院提供，而社区卫生健康服务管理中心则主要提供疾病预防、疾病康复、保健以及心理咨询等服务，无法同时提供社区临床基础医疗服务。收费按服务项目分期收费，这种分期付款服务方式可能鼓励社区医疗机构提供过多的疾病治疗服务，不利于预防性和保健性服务工作的开展。

五、新加坡社区医疗卫生服务的特色

新加坡社会保障制度与西方国家不同，是因为其实施政府强制储蓄的完全积累模式。新加坡推行的社会保障制度以中央公积金为主体，雇主和员工按照法定公积金缴费比率缴纳公积金，并存入员工的公积金账户，专门用于员工教育、养老、医疗、住房和保险等各方面的开支。在公积金制度的基础上，发展延伸出独特的新加坡医疗保险制度。其医疗保险系统主要包括三个部分：保健储蓄计划，健保双全以及保健基金。其中，保健储蓄计划是新加坡政府强制实施的储蓄计划，在医疗保险系统中占据主导地位，健保双全计划和保健基金项目对医疗保险系统起辅助支撑作用。

其中，新加坡政府于1990年开始基于强制储蓄实施的健保双全计划不具有强制性，采取自愿参与的原则，其实质是作为保健存款计划的补充。计划目的主要是保障慢性病患者和重病患者的医疗需求，帮助他们支付大额医疗费。根据病种差异与缴费率高低，政府每年为患者支付从几千新元至上万新元不等的医疗赔偿金。同时，计划还规定了起付线以及共付比例，但该计划没有规定支付上限，投保人超过起付线部分的医疗费可直接按比例报销，保费每年可从保健储蓄账户中直接扣除。

保健基金是由政府资助设立的一项医疗救助基金，专门用于帮助贫穷的国民，即将个人捐献的医疗基金所获的利息收入分配给国立医院，由国立医院直接负责向那些无力自行支付基本医疗保健费用的贫困家庭提供医疗救助，从而有效确保所有国民都能真正享有基本的医疗保健服务。需要获取特殊医疗救助的患者，依据流程可直接向公立医院的医务工作人员提出资助申请，公立医院保健援助基金管理委员会则会根据当前相关的医疗援助政策和申请人自身经济能力条件两方面因素，确定是否资助以及具体的资助金额。

尽管新加坡医疗保障模式强调个人进行纵向的自我积累，但政府也在整个医疗保障体系中发挥了重要作用。其职责具体体现在以下环节中：如强制实施保健储蓄计划、对公立医院给予财政补助、制定和实施医院重组计划等。新加坡政府通过多种手段，从供应者开始控制医疗成本，并对公立医院实行财政补助，从而有利于控制总体的医疗费用，同时保证医疗服务质量与医疗水平达到最高效率。正是政府补助、保健储蓄、健保双全及保健基金四者的结合，将纵向自我积累、横向社会共济保障，以及政府兜底的救助相结合，让每位新加坡国民都可以获取基本的医疗服务。

新加坡社区医疗卫生服务重在增强医疗卫生服务的质量，促进其质量提升的重点是从以下两方面打造优势：

第一，实现医疗资源的优化配置。即以地区为单位，组织建立将患者置于首位的医疗卫生服务体系。如在每一个社区建立集综合医院、社区医院、养老机构、日间照料中心以及私人全科医生诊所等为一体的医疗系统，该社区的患者可以享受疾病咨询、诊疗、住院、康复等一系列完整、系统的医疗服务。同时，该体系允许不同社区之间的患者在不同的医疗机构之间进行转诊，以保障医疗卫生服务质量的提升。

第二，引入基础的医疗保健卫生服务机制。该机制的核心内容是以全科医生与基层的医疗资源为基础，为社区内居民提供更低价、更便捷与更高效的医疗卫生服务。该机制具有以下特征：一是鼓励全科医生成立家庭诊所或依托社区卫生服务中心，为社区内患者提供团队医疗服务或个人具体的医疗卫生服务；二是建立正规的医疗中心，主要为社区提供基础的专科诊疗、日间手术等服务；三是通过社区卫生援助项目，为患者在私家医生、家庭诊所等机构就医时提供医疗补助。在新的机制中，患者省去了医院就诊的麻烦，可以直接享受社区内全科医生提供的诊疗和护理服务，也可以通过全科医生团队提供的护理来控制并缓解症状，降低并发症的可能性。

六、日本社区医疗卫生服务的特色

社区综合护理体系，是在满足老年人住房需求的基础上，在其日常生活区域内，提供住房、生活照顾、医疗、护理及预防服务等综合性福利，以确保老年人生活稳定，并拥有安全与健康。社区内提供的住房、生活照顾、医疗、护理及预防服务是密切联系的整体，共同保障社区内老年人稳定的日常生活。住房即保护老年人的居住场所，能起到为老年人保护尊严、保护隐私的重要作用。老年人根据自己的意愿和经济能力来选择居住场所，这也是社区综合性护理制度实施的前提。生活照顾包括生活支持服务和福利服务两部分。生活支持服务，使老年人在身体机能下降、经济贫困以及家庭关系恶化的情境下，依然可以过上有尊严的生活。生活支持服务包括每日助餐、家居照料等非正式服务，主要面向生活困难的老年群体提供，是社会福利的一部分。医疗、护理与预防则是指专业人员提供的护理、康复、看护、预防等系列服务。[1]

社区综合护理研究会曾经将居所和生活方式形容为花盆，将生活支持服务和福利服务比喻为土壤，花盆中种植的护理、医学和预防服务在没有土壤的保护下无法发挥其基本的功能。日本政府2006年建立的小型多功能居家护理，以及2012年建立的定期巡回护理、复合医疗护理服务等使社区服务具备了多样性特征。小型多功能居家护理是以日托为服务特色，提供即时上门、留宿照顾以及居家护理等多种类型的服务工作；定期巡回护理服务一般可以细分为24小时的全天上门贴心护理和上门看护两种服务类型；复合医疗服务护理是泛指由一个医疗服务复合提供者为居民提供日常生活照料、上门医疗护理及短期看护等多种服务。[2]

---

〔1〕　田香兰："日本社区综合护理体系研究"，载《社会保障研究》2016年06期。
〔2〕　田香兰："日本医疗护理制度改革与社区综合护理体系建设"，载《南开日本研究》2016年00期。

日本社区医疗卫生服务的特色主要体现在以下四个方面：

（一）市町村发挥主导作用，促进综合护理体系建设

在社区综合护理系统建设过程中，市町村扮演着重要角色，一是对社区老年人的需求进行调查，对存在的问题进行了解；二是对居民的医疗、护理、生活支持和住宅相关服务的需求进行分析；三是拟定切实有效的护理保险计划。护理、医疗、防治等专业服务与居住和生活支持服务之间互相关联和影响，交错地支撑着老年人的居家生活。为了建立社区综合护理系统，市町村采取了五项专门的举措，即对医疗和护理进行整合；扩增老年护理设施；推进护理预防；保证生活支持服务和权利的维护；提升老年生活配套设施，使老人居家即可享受全面护理服务。

第一，整合护理医疗和家庭护理资源，为一些需要进行家庭多项护理的患病老人提供综合式医疗及家庭护理服务，24 小时即可提供这种小型的多功能复合式综合护理服务，比如允许家庭护理人员对疾患老人进行吸痰等专业操作。

第二，扩增老年护理设施（3 年内确保 20 万张床位），严格把控入住老年特护中心的资格。原则上将入住资格范围限定在：需要保持护理水平在 3 级以上的老年人。对于老年痴呆或失能、居家深受虐待等情况的老人，也可入住。

第三，鼓励老年群体自立生活，积极参与社会活动，推迟老年人进入护理状态的时间。强化康复培训和护理预防，让护理中间人的作用得到充分发挥。把原属于保险制度中的上门护理、通所护理嫁接到社区护理当中。

第四，加强生活支持等各项服务的管理，例如照顾、配餐、老年人财产等权益的维护。针对阿尔茨海默病患者增多的事实，要加强监护人制度，确保患者权益。

第五，改进老人居住配套设施，让老人在居所即可享受综合性护理服务。通过《老年人居住法》，将满足某一标准的老人特护中心和

专用居所改造为附带多种功能服务的护理住所。

（二）构建自助、公助、互帮、共帮相结合的社区综合护理体系

建立社区综合护理系统，需要结合自助、公助、互帮和共帮，并能反映居民需求，体现社区的特点。自助是自费部分的医疗保险和护理保险服务，以及在市场自费购买的相关服务。公助与自助相对，是医疗保险和护理保险中公费的部分，由地方政府提供。互帮一方面是志愿者提供的服务，另一方面是社区居民互相帮忙。共帮是由医疗保险和护理保险提供的一种给付服务。社区综合护理系统还需要在多层面支持下发挥作用。东京都保健局把具有互助作用的支持网络划分成三个类别，第一种是自治会及近邻网络，此网络比较松散，但能够及时发现老人的异常表现及状况；第二种网络由民选委员会、志愿者组织、NPO法人等有一定护理背景的人组成；三是医生、护士、律师、社区综合支持中心等专业人士组成的网络，由于具有专业性，可以为更多的人提供更有用和更有效的专业服务。只有不同的网络层次之间实现交织，才能建立起社区的综合性护理系统。如果把提供护理的医院、社会福利协定委员会，以及福利护理事业都看作是"点"，那么对居家老人的服务就属于"线"，用线接点，将社区的各种资源连成"面"，会使社区的综合护理体系发挥作用。只有如此，老年人待在熟悉的地方，才可能有尊严地受到保护，直到有尊严地离世。

（三）强化社区综合支持中心的功能

日本于2006年4月，在老龄化不断深化的压力之下，再次修订《护理保险法》，作为应对措施成立社区综合支持中心。此举的宗旨是让老人在自己熟悉的社区里自立安排生活的同时，还能得到一定程度的综合支持。该中心除了提供相关保险条例的服务之外，还提供了立足社区性的综合活动，如保健、医疗福利、近邻照顾、志愿者团体的义务活动等。市町村还可根据社区规模，建立多个综合性社区支持中

心，同时委托相关医疗组织、社会福利组织等进行经营。

社区综合支持中心的主要业务包括：一是针对护理和福利方面，为老年人和社区居民提供综合咨询服务。二是在预防性护理方面提供专业的计划，即帮助有护理需求的老年人制订个性化的预防性护理方案。三是为老年人权益方面提供保护，防止其受虐待并协助老年人有效借力成人监护制度。四是加大社区老人支持网络的铺设。社区综合支持中心一般而言要配备三种职业人员，分别是保健师、社会福利咨询师和护理管理员。由保健师负责护理和防治，社会福利咨询师则负责权利权益的保障和咨询，护理管理员提供可持续的、综合性的护理经营。为使社区综合支持中心有效运转，由护理人员和社区居民、部分志愿人员联合组成中心运营委员会，协助中心正常工作。为解决社区难题，社区综合支持中心会召开社区护理大会，就个案进行讨论，商讨对策。社区综合支持中心是建设综合护理系统的中枢机构。至2012 年 4 月底，这样的机构在全国有 4328 家之多。

（四）加强社区居家医疗

日本政府于 2014 年出台了《医疗护理综合确保推进法》，此法的大致内容如下：

一是强化居家医疗与护理的合作、强化应对痴呆症举措，逐步完善和提升生活支持服务。二是提高具有一定经济基础的老年人的护理收费比例（由 10％提高至 20％），修改了护理机构受益人员享受食宿福利的条件，减轻了低收入群体的医护保险费负担。对低收入老年人资产状况进行严格评审，根据评审结果对入住机构的人员给予对应性的食宿和居住津贴。依据《医疗护理综合确保推进法》，都道府县制定社区医疗蓝图，其内容包括：为有效迎接 2025 年的老龄化挑战，亟需对医疗护理供应体系进行改革，促进职能机关功能的分化，进而建立居家医疗护理制度。执行病床功能报告制，医疗部门需要对其拥有的床位进行功能分化，同时向都道府县报告床位数量及用途。根据疾病的情况，病床区分为危重急性、急性、康复和慢性四个时期。例如，

a 病区治疗急性期病人，康复期病人要在 b 区治疗，慢性疾病患者则在 c 区医治。都道府县依照当地医疗总需求（住院人数、门诊人员、疾病分类病患数）和医疗机构负荷，统筹安排社区医疗功能，进而规划 2025 年的医疗供应体系。

三是改革原有的医疗供给体制。一方面，医疗机构依据社区医疗构想，调整已有的医疗设备，如都道府县对于不配合病床功能的分化与合作的医疗机构，直接取消对该机构的医疗资助与特殊扶持政策，并将其纳入黑名单。同时，该机构原有的保健设施、福利设备等直接面向社区老年人提供护理服务使用。另一方面，医疗机构依据社区医疗的构想，对医疗护理人员的进修体制也进行了修正。如相关政策规定，自 2016 年起，4 年制的护理福利士专业毕业后的群体若从事医疗护理工作也需要重新参加护理福利士专业的资格考试，取得相关的从业资格证书。据日本国内的《医疗护理综合确保法》和《护理保险法》规定，居家医疗护理协同事业被列为社区支援事业，其主要参与主体为市町村。因此，市町村须主动加强与社区医师会的合作，同社区内相关机构建立密切联系，如市町村要积极调解社区居民在医疗护理过程中产生的各种矛盾，与医疗护理工作人员共享信息；市町村要为医疗护理从业人员组织并实施专业的培训；市町村要通过沟通、宣传等方式加强与社区居民的沟通，为社区居民普及医疗保健知识等。

第三节　老年医疗服务保障体系

老年医疗服务保障体系是指老年医疗服务体系与老年医疗保障体系的融合，旨在建立老年医疗保障与医疗服务机构之间的有效衔接。其中，医疗保障体系是建立医疗服务体系的物质支撑，医疗服务体系则是医疗保障体系的设施保障。

一、美国老年医疗服务保障体系内容

(一) 美国的老年医疗保险体系

美国的老年医疗保险制度中政府占主导地位，但同时也允许企业参与合作，共同为 65 岁以上老人提供医疗和保健服务。主要由医疗照顾制度、医疗补助制度、补充医疗保险制度及长期护理保险组成。国际上许多发达国家都实施全民医疗保险计划，但美国除外，该国以私人的商业医疗保险模式为主，但政府依然实施了部分公共的医疗保障计划，涵盖如老人、儿童、贫困人群等弱势群体，尤其是老年人医疗照顾制度和长期护理保险有效提升了老年人的医疗保障程度。

1. 老年医疗照顾计划

该计划是美国于 1968 年开始实施，由政府出资运作，针对年满 65 周岁的老年人的强制性实施的医疗保险制度，属于社会医疗保障制度的一部分，覆盖了美国绝大部分 65 岁以上的老年人。[1]医疗保险税是老年医疗照顾计划的主要资金来源，该保险由 A 类住院保险和 B 类门诊保险两部分组成。其中住院保险是强制性的，门诊保险则要在付低廉费用的前提下自愿参加，如果参保者无法支付费用则可以申请医疗援助辅助计划。总而言之，该计划尽量让全部 65 岁以上老人都能享受到此项服务。

2. 医疗照顾制度与长期护理保险

人口的老龄化致使老人对长期护理的医疗需求不断提升。医疗照顾制度仅提供短期的老人专业护理保障，医疗补助制度又仅为贫困老人补偿部分长期护理费用，因此老人长期护理产生的大量医疗费用仍得不到有效保障。20 世纪 80 年代，美国长期护理保险在致力于解决此

---

〔1〕 龚维斌等：《中外社会保障体制比较》，国家行政学院出版社 2007 年版，第 86 页。

类问题的背景下初步形成，由投保人自愿通过购买护理保险合同的方式参加，承保被保险人的个人护理服务费。其属于商业性老年保险，主要为专业护理、中级护理及日常护理等费用提供保费。目前，更多的患者倾向于在家中接受护理服务，不仅方便还可以降低护理成本，使家庭护理在美国长期护理保险中所占比例加重。

（二）美国老年医疗服务体系

美国的老年医疗服务体系与其自由化的市场经济体制相对应，由多种老年医院、家庭护理机构、康复医疗诊所及家居护理企业等共同构成，这些机构之间形成相互竞争的局面。其中，老年医院是整个服务体系的中心机构。

美国政府通过建立和改建一些公共设施，如老人院、老人收容所、老人护理之家等各类老人公共机构，从而更方便为老人提供生活、疾病预防、康复和护理服务。此外，老年居家照顾模式（老年公寓型模式）也得到美国政府的大力提倡和支持，因此其老人医疗保健工作是以社区医疗服务为主，在许多义务健康教育者的支持下为老年人提供健康保健和生活服务。

二、英国老年医疗服务保障体系内容

（一）英国的医疗保障体系

英国是国际上首个福利制度国家，由政府包揽实施国家医疗保障制度业务，保障人人享有医疗保障的权利，因此英国建立专门的老年人医疗保障制度，英国的老年医疗保障制度是其全面而丰富的国家医疗服务体系的重要制度之一。英国的医疗保健服务体系主要由全民医疗保险、社会医疗救助制度和商业健康保险三部分构成。其中，全民医疗保险在其医疗保健服务体系中占绝对主导地位。[1]

1. 全民医疗保险

全民医疗保险是英国医疗保健服务体系的主体，主要由政府财政预算统一筹集医疗基金为国民支付医疗费，其基金总费用达到全国卫生医疗总费用的90%以上。全民医疗保险几乎惠及英国全体公民，患者可以基本免费享受其提供的多种医疗服务。但全民医疗保险的服务种类和服务效率只能使其中一部分老年人满意，另一部分老年人仍需参加私人医疗保险来降低医疗成本。全民医疗保险基金主要来源于税收，含一般税和社会保险税。

2. 社会医疗救助制度

社会医疗救助制度是针对部分特殊人群实施的，带有社会救助性质的一种公共卫生计划。如针对老人、残障人士等提供的家庭护理和上门保健服务，针对儿童和精神病人提供的优先服务，等等。

3. 商业健康保险

商业健康保险作为医疗保健服务体系的一种有益补充，专门针对有较高医疗服务需求及较高经济收入水平的人群，满足其特定的、高质量的医疗服务需求。商业健康保险主要分为三种：一是以工作为依托的公司保险；二是自己承担的个人保险；三是参加工会或职工自愿组织投保的医疗保险。缴费标准是商业保险公司根据风险定价原则而制定的，英国参加私人医疗保险的居民约占其总人口的1/10。

（二）英国的老年人医疗服务体系

英国的公共卫生健康服务体系由初级卫生保健、二级与三级医疗服务三层构成，居民患病时只能先由初级卫生保健诊断，再由其转为二级医疗服务，然后有需要时才能获取三级医疗服务的治疗。其中，初级卫生保健服务是指社区全科医生提供的诊断与治疗服务。政府卫

---

[1]　赵琳："国外典型国家老年医疗保障制度比较以及对我国的启示"，2012年河北大学硕士学位论文。

生部门通过合同雇佣全科医生为国民购买初级保健服务，并对其提供的医疗服务进行监督管理。二级医疗服务提供者是医院，医院的医生根据全科医师的转诊单了解患者的病史，出院时再将康复、复诊等信息传递给患者的全科医生。三级医疗服务是指由从事某种类别疾病的专家（专科医院）来提供服务。因此，英国医疗服务体系中较多的居民健康问题在初级服务中可得到解决，还通过健康教育等预防手段加以控制，使老年人获得较完善的医疗服务项目。

如英国建立专门的老年人医疗服务体系，其专门设置的"老年人医院"就是社区老人医疗服务体系的重要组成部分。老年人医院因考虑到人多，一般对长期患者实行"住院轮换"制，例如老年患者住院治疗期确定为6周，那6周后只能出院住家庭病床，若情况特殊需要继续治疗的也要在间隔一段时间后才能再次入院。"住院轮换"制不仅可以提高病床的周转率，给更多的老年患者提供住院机会，而且可以减轻患者因长期住院而产生的身体和经济压力，有助于其尽快康复，这在实践中已得到证明。英国部分社区还设立专门的"周日医院"和"日诊医院"，其目的是减轻患者家属在时间与经济上的困难。如周日医院是指老年患者住院时间仅限定在周一至周五，周末则由家庭成员护理。日诊医院是指医院每天使用救护车送老年患者到医院治疗，晚上再送患者回家。这种服务是根据患者的实际需要设计的，体现了对老年人的特别关怀和人性化照顾。

此外，英国的医疗机构能真正做到密切联系社区。主要归功于配备的老年健康访问员，其对各个住宅区的老年人，尤其是独居、残疾或出院不久的老年患者负责健康状况访问。[1]

---

〔1〕　朱吉鸽、刘晓强："国外老年医疗保障体系进展与启示"，载《国外医学（卫生经济分册）》，2008年第3期。

三、澳大利亚老年医疗服务保障体系内容

(一) 澳大利亚的医疗保障体系

澳大利亚全民卫生保险体系规定，所有国民皆能享受医疗保障和服务，在公立医院可免费。其中，无论是公立还是私立医疗机构，对于年龄在 65 岁以上的男性和 60 岁以上的女性，都提供全额免费的医疗服务。

澳大利亚老年医疗保障服务系统以 1997 年《老年医疗保健法》及其修订版为基础，主要包括医院护理、社区保健和家庭看护三个部分。该系统以区域为基础，设立了地方医院、老年保健机构和老年看护服务网，使得医院、社区及家庭三者相互关联，共同提供老年医疗服务。

(二) 澳大利亚的老年人医疗服务体系

澳大利亚老年医疗保障服务系统具体包括四种项目：

一是护理评价项目，对年过 60 岁的老人及 50 岁以上原住民的生理及心理健康、医学和文化等五个维度的需求进行评估；二是社区保健服务，政府出台了"家庭看护和基本生活照看"条例，包括国内救助、个人照看、交通、上门护理服务及专业的医疗；三是衔接性看护服务，针对住院后的老年人提供低强度的医护和照看，以提供家庭式的居住环境及社区看护为主；四是停歇式看护服务，即看护人员或家人可在服务的过程中提出停歇一定时间，从而为其他有需求又无人护理的老人提供临时服务。

四、新加坡老年医疗服务保障体系内容

新加坡提供老年医疗保障服务的机构种类比较多，主要包括居民医院、慢性病医院、看护院及居民保健服务中心等，各自承担着不同的功能。新加坡政府针对老年医疗保障提供的支持主要体现在资金以

及预留土地方面；新加坡政府从管理上推动各种老年医疗保障机构进行合作，以建立完整的保障服务供给系统，确保向老年人提供高质量、高品质的相关服务。

新加坡医疗保险分为三个部分：强制性医疗储蓄、社会医疗保险和社会救助，由政府部门负责实施。新加坡的基本医疗保险制度由保健储蓄计划、健保双全计划和保健基金计划三部分构成。除此之外还有专门的老年人保障保险，为严重残疾的老人提供保障。

第一部分是保健储蓄计划，它是中央强制性的公积金体系的一部分。该计划涵盖新加坡所有的在职人口，雇主和员工分别按照一定的系数（工资的 6% 至 8%）提供保健储蓄基金，用于投保者及其家人的住院和部分门诊费用。

第二部分是健保双全项目，即所谓的大病保险项目，是一种低保费的医药险项目，旨在帮助公积金储户支付因重大疾病而产生的相关医疗费用。年缴保费因性别、年龄及身体状态不同而有所区别，大约在 12 - 249 新元之间，最高保障年龄为 75 岁，看病治疗时及时享受相关报销。此外，还设立了增值健保双全计划，该计划是为希望获得更多报销支付的存户设立，每年费用在 36 - 1200 新元之间。

第三部分是保健基金项目，基金由政府出资，是为无力承担医疗费用的穷人提供医疗补偿，使其也能得到看病的机会。新加坡的医疗收费由国家定价，除 a 级外，其余 b1、b2 和 c 三个等级都可对应享受 20%、65% 和 80% 的政府津贴。例如当住院费超过 500 新元（c 级）至 1000 新元（b2 级）时，就能享受医疗报销。此项政策的实施体现了社会公平，却也是一种"劫富济贫"的做法。

新加坡居民或者拥有永久居住权的外国人如果因疾病入院，住院时凭相关身份证明及医疗储蓄卡，就能顺利办妥相关手续住进病房，且一般无需家人陪护，全部医疗及护理均交由院方完成，家属仅需要偶尔探望或签订相关医疗文件即可。

医疗储蓄卡有很多优点，能够享受较高的报销比例。以骨科里最常见的"全髋关节置换术"为例，在中央医院平均需要 10 天的住院时

间。各项费用会因参保人级别不同有所差异，b2 病人的费用大约在
4000 - 6000 新元之间，医保储蓄卡的报销比例高达 65%，个人支付约
1400 - 2100 新元。个人享受的优惠还是比较大的。

五、日本老年医疗服务保障体系内容

（一）日本的医疗保障体系

日本有针对老人的专项医疗保障体系。该系统主要涵盖高龄（70
岁以上）医疗保障、退休医疗保障和老年看护保障三项内容。高龄医
疗保障的服务群体是 65 岁以上的瘫痪老人和 70 岁以上老人；退休医
疗保障面向那些已经退休，但未达到 70 岁的老年群体；老年看护保障
的对象分为两个部分，一是 65 岁以上老年人，二是已经加入医疗保障
体系的 40 - 64 岁老年人。

（二）日本的老年人医疗服务体系

日本老年医疗保障服务以院所和家庭医疗服务为主，前者主要包
括老年医院、老年病房和老年护理之家等。首要重视的是老年人的护
理和康复，其次院所还提供功能培训、日常护理和相关医疗服务等其
他老年福利服务；在家庭医疗服务看护方面，日本政府强调了家庭和
专业康复医院的联系与合作，可提供的服务包括家庭介绍式护理、家
庭探访护理、日间护理、入住式保健看护、痴呆专项生活护理等。

六、老年医疗服务保障体系的特色

虽然各国老年医疗服务保障体系各有千秋，但经过对比分析后还
是能够寻找到其共同特色以供我国借鉴。

（一）老年医疗服务保障体系具有专门性和独立性

世界上大部分国家均建立了专业的老年医疗保险制度以保障老年

人的权益，且为满足老年人差异化的医疗需求，完善了丰富的医疗服务系统。

首先，国外基本都根据老年人的特点，专门设立相对独立的医疗保障制度和医疗机构，或者给予老年人的医疗费用特别优惠，其体系设计还具备适应不同层次的医疗服务需求的特点，明显减轻了老年人的医疗负担，保障了老年人的健康权。如美国开展的长期护理保险是为老年人量身定做，英国的老年人医疗机构非常注重为老年人提供居家和在护理机构服务的便利，也注意避免老年人因"小病"在医院久治，控制了医疗费用的增长。再如日本等国家开展护理保险，为老年人提供量身定制服务，有效释放了老年人的医疗护理需求。因此，我国医疗保障制度的改革要从释放老年人独特医疗需求出发，建立与之适应的多层次医疗保障制度。[1]

其次，针对老年人建立专门的健康护理制度。澳大利亚的护理服务体系比较完整，主要由院所护理、社区护理以及家庭护理三部分组成，足以应对老年人多层次化的护理需求。而美国的医疗补助保险专为产生长期护理需求的老年人设计，日本的老年人护理保险制度则为符合条件的老年人提供专业护理与家庭护理。当前，我国的老年护理保障程度还较弱，可以借鉴上述国家的医疗改革实践去建立与完善老年健康护理制度。

（二）政府在老年人医疗保健中扮演着重要角色

国外一般提供的社区卫生资源较国内都更丰富，老年保健服务的类型能够从老年人的日常照顾涵盖到医疗护理服务。国外的老年保健设施也比较齐全，与老年保健服务类型保持一致，逐渐向康复和家庭护理服务倾斜。同时，注重充分发挥政府在老年医疗保障体系建设中与医疗服务供给中的主导性。如日本的高龄医疗保险，美国的基本医疗保险与医疗补助以及澳大利亚的老年医疗保健系统，等等，政府在

---

〔1〕　申曙光、文曼："老年医疗保障的国际经验与中国道路"，载《中国社会保障》2014 年 03 期。

这些服务供给中均扮演着主要组织人和筹资者的角色。因此,我国政府要积极担负财政支持和医疗服务供给的责任,成为老年人有效实现医疗服务需求的支撑者。

(三) 老年制度设计的双重保障性

制度设计在保障老人基本医疗和护理服务的同时,也能起到控制医疗费用增长、合理配置医疗资源的作用。如美国实施的长期护理保险制度,其设计可从不同层面控制费用以达到合理利用卫生资源的目的。英国呈金字塔的三级医疗服务卫生体制,坚持小病就近社区解决,大病再找医疗诊断,逐步引导患者就医分流,其制度设计也节约了医疗卫生资源。

(四) 重视社区和家庭对老年服务保障体系的积极影响

目前,世界各国社区资源繁多,医疗服务种类丰富,保健设施完善,几乎覆盖了老年群体的日常生活与所有医疗服务需求。立足于社区开展的康复护理和家庭护理等服务受到了各国老年群体的青睐,尤其是家庭护理服务。我国老年医疗服务体系的建设也应予以重视,建设以社区为主体、以家庭为基础的服务体系。

(五) 重视培育社会专业机构,鼓励非政府组织参与老年医疗服务保障体系的建设

在美国、澳大利亚等国家,非政府组织对老年医疗服务体系的供给也承担了部分职责,既能提供专业的服务,还能制订专业化的个性服务方案,使老年医疗服务的质量得到了极大的提升。建议我国政府也应加强对社会机构的培育,将非政府组织等市场力量纳入到老年医疗服务保障体系的建设之中。

（六）注重服务供给的专业分工与多样性特征，以满足不同群体的差异化需求

各国老年医疗保障服务体系为满足老年人预防、保健、医疗和护理等多样化的需求，非常注重提供种类多样的服务。此外，各国政府在服务供给中也作出了专业分工，使政府、社会和家庭能够各司其职，如政府主要为老年人的医疗保险提供经济支撑，社会机构则主要负责满足老年人预防、健康和护理等多样化的需求，家庭成员主要发挥生活照顾和情感护理的作用。各国老年医疗服务系统都致力于降低家庭负担，我国应借鉴此经验，鼓励并支持不同的主体承担相应的服务责任，注重服务供给的多样性和专业性。

第四节　政策借鉴与启示

各国的经济发展水平、文化风俗、社会理念及医疗卫生条件不同，但均面临人口老龄化趋势加重、医疗服务供求结构矛盾凸显等挑战，在满足老年人医疗服务需求的方式上却是各具特色。通过对美国、英国、澳大利亚、新加坡、日本等国家医疗相关制度政策的研究，发现这些国家在医疗体系改革、医院创新管理、科技应用等领域所积累的理论与实践经验，既对我国新医改"保基本"，尤其是"强基层""建机制"的目标提供了宝贵的借鉴，也对我国老年医疗服务需求水平的提升与老年医疗保障制度的建立和完善有很大启示，同时在我国医疗体系改革、老年医疗服务建设以及健康中国建设方面均体现了重要的指引意义。

一、以服务质量为核心的医疗支付方式

从美国、英国的医疗卫生服务体制改革可知，两国都通过设定严

格的质量及其他绩效标准，探索各种形式灵活的打包付费方式，激励医生和医疗组织提供优质服务。如美国将根据医生和医院提供的服务数量付费转为根据治疗的质量确定付费。英国的初级卫生保健市场采用按人头付费的方式，但人头费是随着"注册病人"走，能有效促进家庭医生服务质量的提升。

因老人身体机能衰退，相比年轻人而言需要更多的护理服务和时间来康复。漫长的康复和护理也会带来较高的康复与护理费用支出。而医疗保险的支付体制缺乏对服务供给者的制约，不仅造成了大量医疗卫生资源的浪费，同时也增加了老人（家庭）的医疗负担。因此，也应尽早改变传统的医保支付方法，探索新的医疗支付制度，其改革方式要把握以下两点：

第一，促进医保经办机构和医疗机构转变管理运行方式，建立健全医保经办机构与医院的谈判机制，以谈判的方式确定服务范围、支付方式、支付标准和服务质量要求，引导医院主动提高服务质量，合理控制医疗成本。美国的医疗保险条款也都是采用谈判的方式，通过多次博弈、反复修改而最终确定的。

第二，探索复合支付方式和扩大病种。一方面探索按人头付费、按服务单元付费、按病种付费、总额预付等多种付费方式相结合的复合式支付办法，既可以有效降低医药费用，又可以避免单一支付方式可能造成的不顾病情需要、人为限制处方金额或用药剂量、推诿疑难重症患者、不执行出入院标准、诱导重复治疗、分解收费和住院等各种弊端。另一方面扩大试点病种范围，满足临床医疗的需要。如美国对750个病种的治疗方案、住院时间、治疗手段及路径、费用控制等作了明确具体的规定，而我国目前仍在试点起步阶段，试点病种一般在六七十种甚至更少，如果病种达到美国的一半即三四百种，医疗费用支出将会大幅降低。

总体来说，支付制度的改革不仅仅是控制、降低医疗费用总额的一个手段，它改革的目的在于增强供方的质量管理和成本管理意识，鼓励其合理分工协作，整合资源，以更低的成本提供更优的服务。同时，加强医保对服务组织支付改革与组织内医务人员薪酬改革的协同性，以保护供方积极性。

二、社区医疗卫生服务体系至关重要

我国新医改"保基本"目标已大部分实现，更待努力的目标之一是"强基层"，亦即强化城乡社区卫生服务机构的服务能力，普遍形成居民"小病进社区"的局面，因此社区卫生服务是我国医疗卫生服务发展的基本方向，发展空间相当广阔，其最大的特点是植根于民众、服务于民众。人们保健意识的加强和对医疗卫生需求的增加，使社区卫生的服务目标和服务方式面临巨大挑战，并引导医学呈现出全科学和社会化的趋势，给医学技术和手段也带来巨大转变。[1]

从美国在新医改中对社区医疗卫生服务的重视，以及日本、新加坡、澳大利亚成熟的社区卫生服务经验可知，我国未来的社区卫生服务应朝着以下几方面努力推进：

第一，全科医疗是发展方向。社区医疗卫生服务是以全科医学为核心，以低成本、高效率整合现有的医疗资源，从而提供方便快捷、综合性的连续服务。如美国、英国的社区卫生服务中，全科家庭医生是最主要的医护人员。而我国社区卫生服务站基本上也都有对应的定点医院，但缺乏国外的社区全科医生，也缺乏种类丰富的医疗设施与保健服务，因此其提供的医疗卫生服务种类和服务质量还未能获得居民信任，当社区居民产生医疗服务需求时一般倾向于去正规的医院。面对这种现状，我国要改变社区医疗卫生服务发展的方向，从政策上培养并引进全科医生，同时要给予其政策支持与财政支助，并加以规范和引导。此外，考虑到医疗资源分配的不合理状态无法快速改变，应该加强社区医疗机构与公办医院之间的互动和互助，鼓励这两个层次的医务人员"双向流动"，指导与学习并存，这样不仅可以提升社区

---

〔1〕 顾昕："全民免费医疗的市场化之路：英国经验对中国医改的启示"，载《东岳论丛》2011 年第 10 期。

卫生服务的水平和质量，也能起到节约医疗成本的作用。如社区的医护人员可以学习公办医院的技术水平，了解服务体系，在处理急诊患者服务上也能积累一定经验。

第二，社区卫生服务应与基本医疗保险相结合。社区医疗服务体系的成功要经历漫长的改革过程，要真正形成"小病找社区，大病上医院"的医药卫生体制改革目标，需要多方面的配合与协调，比如改善现有人员结构、提升人员素质、培育社区服务市场、丰富基层医疗设施、公平分配医疗资源，等等，但这些问题都是短时期内很难改变的，而且单靠政府也无力解决。因此，基于我国的基本医疗保险制度已全面覆盖城乡，可以考虑将基本医疗保险与社区卫生服务相融合，通过医疗保险支付与结算手段，逐步引导患者向社区医疗机构转移，如对在社区基层医疗机构就医的医疗费用给予一定的优惠或提升报销比例，下拨更多的医疗保障基金给社区卫生机构，使其具有提升基层医疗服务机构效益的动力等。美国也正是通过医疗保险调节医院收费标准，使医疗保险在社区卫生服务中的作用举足轻重。

第三，从制度上保证"首诊制""双向转诊制"的可行性。在美国和英国，非急诊患者就医必须先找全科医生就诊，只有全科医生认为有转诊必要才能进医院接受治疗。而我国居民在患病就诊时，对医疗机构的选择有充分的自由和权利，可以选择直接去医院就诊，也可以选择先去社区医疗卫生机构就诊，但也可以随时转去医院就诊，这种现状导致目前我国很多大型医院（三甲医疗）的医疗服务处于供给不足的状态，因此我国首先要从制度上保障"首诊制"和"双向转诊制"的实施可行性，消除其推行的客观限制，再从医疗卫生体制、财政制度等方面作相对应调整。

三、医疗保障与医疗服务机构有效衔接

由美英两国的老年医疗服务保障体系可知，其为应对未来老年人巨大的医疗服务需求，都专门根据老年人的需求特点（如慢性病患病

率较高、长期护理需求量大）与需求层次，建立了独立的老年医疗保险制度，且通过财政直接补贴或给予老年服务投资税收优惠。例如，美国实施的老年医疗照顾计划，英国的老人医疗服务体系等。此外，美英两国的老年医疗保障制度与医疗服务机构之间联系非常密切，其医疗服务体系与医疗保障体系是有效衔接而形成的整体系统，如老年人在专业的老年人医院、诊所、康复医院、临终关怀医院、家庭护理公司等享受与之对应的各种老年医疗保险及福利政策，且这些老年医疗机构会帮助老年人申请及获取相关的保险福利信息。

因此，我国可考虑建立单独的老年医疗保障制度（或给予老年人医疗保障特殊优惠等）和老年医疗服务机构，并要实现医疗保障与医疗服务机构之间的有效衔接，形成有效的老年医疗服务保障体系。这也是对我国新医改发展目标"建机制"、保障老年人医疗服务需求的重要启示。

四、加快医养融合，促进信息化发展

我国老龄化率呈现逐年增长态势，预计在 2025 年升至 14%，届时将迎来老龄化的高峰期，亦是老年医疗服务需求的高峰期。建议借鉴日本的地区医疗构想，未雨绸缪以积极应对老龄化问题。第一，促进基层医疗资源的合理配置，如通过控制医院床位规模的扩大，加强对长期护理、康复以及慢性疾病等医疗机构的建设，以适应老龄人口数量的变化。第二，将老年慢性病治疗、长期护理服务逐步延伸至家庭与社区养老机构之中，推动安宁疗护一体化的医疗康复与健康养老服务建设，促进居家老年护理服务的发展。此外，在促进融合发展的同时，也要构建数字健康战略。我国医疗系统的信息化建设经过多年积累，已从最初的艰难起步进入快速发展时期，初步形成了以全民健康信息化建设为基础、大数据应用和"互联网＋"医疗健康发展为引领的"一体两翼"格局。信息化发展、医疗技术应用将是引领医院发展的时代浪潮，我们必须紧跟信息化建设的浪潮，促进医院的信息化建设。

五、健全筹资机制，控制不合理的费用增长

第一，保障建立健全政府的投入机制，加大对医疗保健领域的投入力度，调整完善财政开支结构，优化经济支出进而保障基本健康医疗服务需求。第二，加快动态结构调整，如深化基本医保基金支付管理方式的改革，完善参保制度，提升基本医疗保险筹资的稳定性与可持续性，执行动态的医保待遇动态调整机制。第三，积极防范开源节流可能产生的风险，对健康投入的效率展开监测和评估，建立以结果为导向的健康投入机制。[1]

本章小结

本章主要包括国外医疗保障与医疗服务制度的政策及其对我国的借鉴与启示。

首先从医疗卫生服务体制改革、社区医疗卫生服务及老年医疗服务保障体系三方面，对美国、英国、澳大利亚、新加坡、日本在这三方面的改革实践与特色进行了阐述；其次总结了以服务质量为核心的医疗支付方式、社区医疗卫生服务体系至关重要、医疗保障与医疗服务机构有效衔接三点可供我国借鉴的经验与启示。

本章主要是为下一章的政策建议提供国际经验借鉴，也为解决老人医疗保障与医疗服务需求问题提供方法理论基础。

---

〔1〕　刘文先：“日本医疗改革和医院管理情况考察研究与启示”，载《中国卫生信息管理杂志》2019 年第 1 期。

第八章 研究结论与政策建议

　　本研究以"医疗保障"作为关键变量展开，通过详细的理论研究和实证分析，对医疗保障制度能否降低家庭医疗负担需求、提升及时就医需求及是否产生过度医疗需求三大核心问题进行了详细论证。接下来将对本文的相关研究过程进行提炼，形成本研究的基本结论与相关思考，最后提出相关政策建议。

第一节 基本结论

　　在数据整理、统计分析、计量实证、国际经验借鉴和政策建议设计等环节的有效衔接之后，本研究主要有三大模块的基本结论。具体表现为：制度效应层面（整体影响、群体、城乡及地区差异影响、过度需求倾向）、家庭保障层面、经济制约层面。制度效应层面是医疗保障对老人医疗服务需求影响的直接体现，而家庭保障层面和经济制约层面是医疗保障对老人医疗服务需求影响的间接反映，其中，家庭保障是医疗保障效应实现的精神支撑，经济效应是医疗保障效应实现的物质支撑。

一、制度效应层面

本研究主要分析不同的医疗保障制度对老人医疗服务需求的影响

效应,制度层面的效应主要从家庭医疗负担与及时就医、过度医疗服务需求两方面总结:

(一) 医疗保障对家庭医疗负担、及时就医的整体效应

第一,医疗保障制度整体上对老人家庭医疗负担与及时就医需求具有显著影响效应。公费医疗、合作医疗、职工医疗和居民医疗使老人家庭医疗负担显著降低,及时就医率得到显著提升,这是对我国现行医疗保障事业的肯定。其中公费医疗发挥的效果最好,合作医疗发挥的效果最差,居民医疗的显著性不及其他三种保险形式显著程度深。当然这与我国公共财政在各项医疗保障政策上的投入力度以及各项医疗保障制度的保障水平是相一致的。

第二,不同的医疗保障制度对老人家庭医疗负担的促进效果具有显著的非均衡性,但对及时就医需求的促进效果基本是均匀的。其中,在降低医疗负担需求上,公费医疗发挥的效果最好,合作医疗与居民医疗的效果次之,且两者差距较小,职工医疗发挥的效果最差;在提升及时就医需求上,四种医疗保障制度的效果差距不明显,公费医疗发挥的效果最好,合作医疗发挥的效果稍差。

第三,医疗保障制度对老人家庭医疗负担与及时就医需求的影响效应具有显著的群体性差异。医疗保障制度对不同家庭收入和城乡老人的家庭医疗负担分别具有挤入和挤出效应,增加了中高收入老人的家庭医疗负担,但减轻了低收入老人的家庭医疗负担;增加了城镇老人的家庭医疗负担,但减轻了农村老人的家庭医疗负担。即从中高收入到低收入、从城镇到农村,医疗保障制度对其产生的挤入效应逐渐减小,挤出效应逐渐增大。其中,公费医疗和居民医疗在降低城镇老人的家庭医疗负担的需求上均发挥作用,而公费医疗和合作医疗则在降低农村老人家庭医疗负担的需求上起主要作用。此外,医疗保障制度同时提升了不同家庭收入和城乡老人的及时就医需求,但对中高收入家庭老人和城镇老人的提升效果更好。其中,公费医疗、职工医疗和居民医疗主要在提升城镇老人的及时就医需求上发挥作用,而公费

医疗和合作医疗则在提升农村老人的及时就医需求上发挥作用。

以上结论表明医疗保障制度对老人医疗卫生服务需求的释放效应主要体现在中高收入家庭和城镇老人中，低收入家庭和农村老人的医疗卫生服务需求依然在一定程度上受到抑制。

（二）医疗保障对过度医疗服务需求的制度效应

第一，医疗保障制度整体上引起的医疗服务需求的增加是合理的、有效的，即不存在过度医疗需求，且对老人的医疗服务需求和健康状况的影响效应体现出显著的群体性差异和非均衡性。

一方面，医疗保障制度使低收入和低健康老人的医疗服务需求均得到提升，且对低健康老人的提升效果更好，仅对中高收入老人的部分医疗服务需求有显著影响，但对中高健康老人的医疗服务需求无显著影响。即医疗保障制度主要增加了弱势群体的医疗服务需求，没有明显增加非弱势群体的医疗服务需求。因此由其引起的医疗服务需求的增加是一种合理的医疗资源的释放。另一方面，医疗保障制度基本上稳定地提升了除中高健康老人以外其他分组老人的主观健康水平和客观健康水平。但其对低健康和中高收入老人的健康水平提升效果更好。即医疗保障制度主要促进了不同收入和低健康老人的健康状况的改善，因此由其引起的老人医疗服务需求的增加是有效的。

第二，城镇职工基本医疗保险制度引致中高健康老人的过度需求倾向。

城镇职工基本医疗保险制度对低收入、低健康老人的医疗需求有显著的正向影响，但仅对中高收入、中高健康老人的部分医疗需求有影响；此外，职工医疗虽对低收入、中高收入、低健康老人的健康都有显著促进作用，但对中高健康老人的健康无显著影响，且其对低健康老人的促进效应最大。因此，城镇老人中大部分群体（低收入、中高收入和低健康）的医疗服务需求既是合理的，也是有效的，不存在过度需求。但是城镇老人中小部分群体（中高健康）的医疗服务需求是不合理的、无效的，存在过度需求的倾向。

第三，合作医疗保险制度尚未引起农村老人的过度医疗服务需求。

合作医疗保险制度主要显著增加了农村低收入和低健康者即弱势群体的医疗服务需求及农村中高收入者的部分医疗服务需求，但未显著增加农村中高健康群体的医疗服务需求。同时显著促进了农村除中高健康者外其他分组老人的主观健康水平和客观健康水平。因此，合作医疗保险制度引起的农村老人对医疗服务的需求既是合理的，也是有效的，即农村老人的医疗服务不存在过度需求。

总体而言，我国的各种医疗保障制度确实在提升老人医疗服务需求方面发挥了良好的积极作用，为正在完善发展中的医疗保障制度提供了宝贵的实证依据。

二、家庭保障层面

居住方式、子女供养费两个变量直接反映了老人的家庭保障情况，其在模型检验中对老人医疗服务需求有显著影响，因此，家庭保障是老人医疗保障效应得以实现的精神支撑。

家庭和谐、有配偶支持，特别是子女给予供养、与老人同居等，对于增进老人心理健康、身体健康及提升对医疗服务需求的满意度都有积极的作用。由上文调查统计可知，64.8%的老人在经济来源上主要依赖家庭成员提供，80.7%的老人的生活主要依靠家庭成员照顾，97.4%和76.5%的老人分别在生病照顾和聊天对象即精神慰藉上倾向于依赖家庭成员并与其进行交流和沟通，居住方式能使老人及时就医率提升4.7%，且与家人同居的老人的及时就医率最高，因此家庭成员（配偶、子女及其他亲属）给予老人的经济支持、生活照料和精神慰藉对老人的健康起着很重要的作用。首先，这些老人获得的经济供养水平和照料程度往往直接决定了他们的身体状况和对医疗服务需求量及需求水平的选择；其次，家庭成员在生病照顾和聊天倾诉上给予老人的或多或少的帮助，又在很大程度上使老人消除了孤独感，进而间接对其心理健康产生了积极影响。因此家庭功能在老人医疗服务需求中的影响不容忽视。

三、经济制约层面

家庭年收入和子女供养费两个变量直接反映了老人就医的经济支持情况，其在实证模型中也一直对老人医疗服务需求有显著影响。因此，经济效应是老人医疗保障效应得以实现的物质支撑。

（一）经济状况显著影响老人是否产生医疗服务需求

经济状况对老人的医疗服务需求与利用行为产生较大制约作用。老人整体上因经济困难而选择不就医的比例高达42.5%，其中城镇老人因经济困难而选择不就医的比例又比农村老人高出6%，男性老人因经济困难而选择不就医的比例比女性老人高出3.5%。由此可见，经济困难是老人不主动就医的主要原因，其中相对强势人群（城镇和男性老人）中都有高达42.5%和44.7%的老人因经济困难而放弃治疗。因此从是否产生医疗服务需求来看，老人产生医疗服务需求的概率随着老人家庭经济水平的下降而呈减少趋势。

（二）经济状况显著影响老人医疗服务需求提升度及需求水平

由模型结果可知，经济状况对老人医疗服务需求的提升度一直呈显著影响，如中高收入家庭和城镇老人的医疗服务需求提升度比低收入家庭和农村老人的医疗服务需求的提升度更大。东部地区老人的家庭医疗负担明显低于中部和西部地区老人的家庭医疗负担，东部地区老人的及时就医率明显高于中部和西部地区。此外，经济状况对老人医疗服务需求水平的选择也有着较为显著的影响，如城镇老人的医疗服务在高需求水平所占比例明显高于农村老人，且东部地区老人的医疗服务在高需求水平所占比例明显高于中部和西部地区。

第二节 引申结论

一、医疗保障对部分老人存在隐性排斥

隐性社会排斥是指在某些公平的政策规定下,受政策执行者个人偏见、文化程度等方面的因素制约而导致政策规定在实施过程中呈现出不公平的状态。[1]文中此处的隐性排斥是指医疗保障制度因形式、地域、经济、职业等因素而使居民在医疗保障的参与与保障程度上产生的一种不公平的社会现象。

由基本结论中医疗保障制度对老人医疗服务需求的制度效应可知,医疗保障制度对老人家庭医疗负担与及时就医需求的影响效应具有显著的群体性差异,不同的医疗保障制度对老人家庭医疗负担的促进效果具有显著的非均衡性,此处的"群体差异性"和"非均衡性"正是医疗保障制度在城乡老年群体、不同家庭收入水平老年群体中产生的不公平,就是对部分老人存在某种程度的隐性排斥。具体体现在以下两点:

首先,公费医疗制度设计提供的免费医疗权利是对其他自费医疗群体(尤其是老人)的一种隐性排斥。公费医疗保险制度发挥的效果最好,且主要在提升城镇老人就医需求上发挥作用,而公费医疗群体本身占总人口比重就较小,老人中享受公费医疗的比重更小。

其次,合作医疗制度在覆盖对象和医疗支付方式上的设计上是对农民工、五保户和贫困家庭老人的一种隐性排斥。合作医疗虽是提升农村老人医疗服务需求的主要形式,但新型农村合作医疗在覆盖对象上主要针对农村常住人口,对于流动性极大的农民工存在政策上的排

---

[1] 杨冬民:《城市贫困:基于社会排斥视角的分析》,陕西人民出版社2008年版,第93页。

斥。此外，新型农村合作医疗的参保者在就诊结算上是先自己垫支医疗费，再凭医疗机构的发票，需要经过繁琐的登记和审核程序才能报销。这种制度上的复杂性，尤其给五保户和贫困家庭的老年患者无形中增加了额外的经济负担和精神麻烦，因此新型农村合作医疗的相关规定明显存在对农民工、五保户及贫困家庭老人的排斥。这也足以解释为什么合作医疗保险制度的参与率是最高的，但与其他几种医疗制度相比在提升老人医疗服务需求上产生的整体效果却最差。

二、老人对家庭照顾需求的日益增长

由基本结论可知，除医疗保障制度外，家庭因素也是老人医疗服务需求的重要保障之一。医疗保障对中高收入家庭中老人的医疗服务需求的促进效应更加显著，且明显高于医疗保障对低收入家庭老人医疗服务需求的促进效果。家庭在老人医疗服务需求中产生的作用日益增长。

家庭年收入是老人医疗服务需求的经济基础，子女供养费和居住方式是老人医疗服务需求的精神滋养，这一点尤其体现在老人的及时就医需求上，家庭帮助是老人获得及时就医的重要条件。由调查统计可知，老人患病不就医的原因中，因未获得家庭帮助而无法及时就医的占总样本比例的27.7%（行动不便占20.1%，无人陪伴占7.6%）。此外，在居住方式的选择上，50.8%的老人希望与子女同居，27.5%的老人虽喜欢独居但也希望子女最好能住在他们附近。以上两方面都表明老人需要家庭照顾服务。

三、老人医疗服务需求选择呈两极分化

由基本结论可知，除医疗保障制度外，经济水平也是影响老人医疗服务需求的重要因素，且经济水平的差异导致老年群体的医疗服务需求选择呈现出两极分化的趋势。具体体现在两方面：一是医疗保障

制度原本是为降低医疗服务成本，提升医疗服务需求而产生和设计的。但医疗保障制度在减轻低收入家庭的医疗负担的同时，却最终增加了中高收入家庭的医疗负担；且医疗保障制度在减轻农村老人的家庭医疗负担的同时，却又增加了城镇老人的家庭负担。医疗保障制度对中高与低家庭收入、城镇与农村老人的医疗负担产生的这种经济效应，直接反映出中高收入家庭与城镇地区老人对医疗服务需求选择的程度远远高于低收入家庭与农村地区老人对医疗服务需求的选择程度。二是城镇职工基本医疗保险制度引致了中高健康老人的过度需求倾向，而合作医疗保险制度尚未引起农村老人的过度医疗服务需求。城乡老人由于城乡经济发展及城乡医疗资源差异，在医疗服务需求的选择上表现出"度"的差异，也直接反映出城镇地区老人对医疗服务需求选择的程度远远高于农村地区老人对医疗服务需求的选择程度。

老人的医疗服务需求在以上两方面的分化与实际调查统计分析的结果也是一致的。调查统计显示，在是否产生医疗服务需求上，中高收入家庭老人比低收入家庭老人产生医疗服务需求的比例要高3.9%；有医疗保障老人比无医疗保障老人产生医疗服务需求的比例要高4.0%；在医疗服务需求水平上，城镇老人在低需求水平所占比例比农村老人低9.5%，但在高需求水平所占比例比农村老人高4.9%；有医疗保障老人在低需求水平所占比例比无医疗保障老人低12.1%，但在高需求水平所占比例又比无医疗保障老人高6%。总体来说，弱势老人（低收入、农村、无医保）的医疗服务需求产生及医疗需求水平相对强势老人（中高收入、城镇、有医保）更低，即老人医疗服务需求的选择因家庭收入水平、城乡地区、医疗保障等因素而呈现两极分化的状态。

第三节　政策建议

　　上述研究结论已经初步显示，不同的医疗保障制度、家庭及经济因素对老人医疗服务需求的影响程度不同，医疗保障制度在实践运行和推广过程中需要动态地考量老年群体对于多种医疗服务不同程度的需求。为了能够将具体的需求满足与提升因素和实践相匹配，本文在此节进行政策建议研究，从老年医疗服务保障制度设计、家庭—社区护理服务联动发展、过度医疗服务需求风险规避三方面提炼出具体的行动举措，以期为未来老人医疗保障制度与医疗服务体系的试点和全面推广提供参考支持，也是为更好地满足老人的医疗服务需求、过度需求风险分担和提供切实保障提供支撑。

一、老年医疗服务保障制度设计

　　从第二章的医疗保障与医疗服务需求特征、第四章中的实证研究及第六章的国际经验可知，我国医疗保障制度对老人家庭医疗负担、及时就医需求和过度医疗需求都具有显著的影响效应，医疗保障制度对老人医疗服务需求的满足有现实保障性意义。社会化和现代化程度的提高正在逐渐影响老人对就医需求的观念，其医疗服务需求水平和需求质量也需要正规制度性措施的保障，更需要专业医疗服务机构的配套支持，因此需要从医疗保障制度与医疗服务体系两个角度来实现其有效的医疗需求。

（一）赋予老年医疗保障体系相对独立性

　　我国的医疗保障制度是针对不同群体而分别建立的，有针对农村的合作医疗保险制度，有针对城镇的居民医疗保险制度和职工医疗保险制度，还有针对大学生的医疗保险制度，虽然老人也被纳入了以上医疗保险制度的参保范围，但我国还没有专门针对老年群体的医疗保险制度。因老年群体的疾病特点、经济条件、心理状态等方面的特殊性，可以考虑将其从原有的社会医疗保障制度中分离，并提升其医疗补偿水平，赋予老年医疗保障制度相对的独立性，但其依然是社会医疗保障制度的组成部分。

首先，建立老年人医疗救助制度。无固定收入、无基本医疗保障、无任何依靠的三无老人应是老年医疗救助制度的主要救助对象。老年医疗救助制度能够起到老年健康安全网的作用，其老年医疗救助资金来源除政府财政外，还应该广泛吸收慈善基金和社会捐款，才能保证其救助水平和救助质量的不断提升。此外，在享受医疗救助的资格上，应注意以下几点：一是需要本人亲自提出救助申请，二是需要经过规范的申请者收入情况调查。经过核准后，就可通过并为被救助老人办理"免费医疗卫生服务救助证"，让被救助老人凭此证到指定的社区诊所或医疗机构享受免费的医疗卫生服务，从而保护被救助老人的基本医疗需要。

其次，建立长期护理保险。长期护理保险是一种专门为需要长期照顾的老人承担的专业与家居康复护理、康复训练等相关医疗服务费用成本支出的健康保险。[1]因受我国家庭结构精简化及人口老龄化的双重趋势，老年群体（尤其是无生活自理能力）对长期护理保险的需求不断上升。患病老人的家庭医疗负担和照料成本能够因发展长期护理保险而得到大幅度降低，随之也能提高老年人的生活质量。受经济发展程度的制约，我国的长期护理保险只能以低水平为基础，再逐渐提升至中高水平的长期护理服务。同时还要考虑其灵活性和自由度，允许各省市根据省情自行确定长期护理保险的服务价格、险种费率等。此外，考虑到中高收入水平老年群体的护理要求更高，可补充商业康复护理保险来满足其保险需求。从国外经验来看，当前我国应该跟上护理需求发展的速度，加快培养专业的护理人员，建设老年专业护理

〔1〕　魏华林、林宝清主编：《保险学》，高等教育出版社 2006 年版，第 192 – 193 页。

服务机构。其资金来源可由政府、雇主、个人共同承担，同时可以在全国范围内统筹长期护理，从而分摊护理成本。因政府有责任也有义务帮助低收入老人应对疾病风险，应建立基金和专门的管理机构筹备、应对老龄化高峰的风险，搭建好护理服务基础设施，帮助社区提供长期护理服务，满足多层次的老年护理需求，逐步创立与我国经济发展水平、老人特点相适应的护理保险方式。

（二）促进老年医疗服务体系的专业及多元化

政府部门应努力探索建立和完善财政医疗支持机制以适应老人医疗保障体系，在建立多层次医疗保障制度的同时，也要构建长期护理站、老年医院、老年综合门诊等专业化、多元化的老年医疗服务体系，与老年医疗保障制度配套实施，加强保障制度与服务体系之间的有效衔接，以满足老人日益增长、差异化的健康需求。

首先，政府给予政策支持。可将部分老年护理中心、康复院及社区卫生服务机构等改造成为合适的定点医疗机构，再尽可能将老人需求较多的医疗和护理服务项目纳入医疗保障支付范围内。对于此类的老年医疗服务项目和机构给予政策支持。其次，真正落实社区卫生服务中心的老年服务功能。社区卫生服务中心可将老年护理及康复服务作为主要服务种类，提供老年医疗保健与医疗康复方面的知识，逐步建立老年社区医疗服务体系。最后，建立与老年医疗服务体系配套的专业医疗机构。如可要求每省辖市建立一所老年病医院，这些老年病医院可由符合条件的医院进行改造和重组。此外，为方便老人就医，解决老人"等不起"的问题，鼓励综合医疗中心开设老年病专科，还要大力发展老年康复院、护理院及关怀医院等，根据不同区域内老年人数量规划好此类老年医疗服务设置，尽量满足更多老人的医疗服务需求。[1]

---

〔1〕 朱吉鸽、刘晓强："老年医疗保障体系研究与构建"，载《国外医学（卫生经济分册）》，2009 年第 4 期。

二、家庭—社区护理服务联动发展

制度层面的体系建设是整个老年医疗保障制度与医疗服务体系全面推广的基础性支撑，在本文第二章的需求支撑分析及第四、五章实证研究之后，发现家庭层面的因素如家庭年收入、子女供养费及居住方式都对老人的医疗服务需求有显著影响，且家庭因素的差异也会间接影响医疗保障制度对老人医疗服务需求的影响效应。为了更好地发挥家庭保障的积极作用，进而促进医疗保障效应的最佳发挥，为老人就医创造更好的条件和环境，我们通过理论与实践层面给出了相关的政策建议，其核心观点是老人家庭保障层面的支撑能力是老人医疗服务需求持续性获得更大满足的最佳途径。

家庭是构成社会的细胞，每个家庭成员的生存需要、享受需要和发展需要等最基本的需要主要都是在家庭内部实现的，尤其是老人对其家庭的依赖性更强。由于年老，其身体的生活自理及反应能力都逐渐减弱，且伴随着慢性病的发病率逐步提升，在心理方面也因年龄增长面临一系列问题，如收入水平下降、老年歧视、孤独等，但家庭能够促进老人健康的作用通常容易被家人忽略。实际上家庭护理费用与社会护理成本相比更凸显出它的经济优势与人性特征。

因此，建立以家庭照顾为基础，社区为载体，并依托社会化医疗服务，形成家庭—社区互动式联动发展的老年医疗体系，让老人能在家庭内部享受到专业、完善的社会化医疗照顾服务是合理的。发展家庭、社区护理服务应从以下两方面着手：一是以社区医疗资源为载体，大力开展针对老人的社区保健计划及家庭护理服务，其方式可采用家庭健康档案、定期健康体检、健康保健咨询、康复训练及家庭关怀等。二是政府应为承担赡养老人责任的劳动者提供一定的政策支持，如建设居家养老服务机构、老年照顾休假制度、组建社会居家照顾组织等，缓解家庭成员在就业的前提下面临的工作与照顾双重压力。此外，目前我国一些经济较发达地区在居家养老建设中也进行了一定的探索与实践，如建立了政府购买服务制度，即由老年服务组织提供服务，老人（以低收入、优抚伤残老人为主）可享受服务，服务费用由财政资金买单的制度，其积累的经验可适当推广和深入研究。

三、过度医疗服务需求风险规避

由第五章的实证结果可知，我国城镇职工基本医疗保险制度引致中高健康老人的过度需求倾向，新型农村合作医疗保险制度尚未引起农村老人的过度医疗需求，但这种制度是否会因为缺乏第三方机构的有效监督和管理而导致将来医疗费用上涨、提供过度治疗等问题，目前还缺乏有效的研究和解决方案。因此，我国老人的过度医疗服务需求现状很不乐观。为了有效规避部分老人产生过度医疗而引发医疗资源浪费、医疗服务效率低下等社会风险，我们从偿付政策、供方监管及提升利用能力三方面提出对策。

（一）适度调整老年偿付政策

医疗保险管理组织应根据实际状况，如医疗服务提供的成本、医疗机构管理的成本、老年参保者的支付能力，运用保险精算手段对老年群体的医疗行为与医疗保险之间的关系进行分析，从而规定最佳的老年医疗费用报销比例、报销方式，并对这些偿付政策适度给予一定的调整。

（二）强化监管医疗供方行为

因医疗市场中供需双方所拥有的医疗信息不一致，患者对医疗服务的过度需求和医疗机构（医生）的道德风险都是导致老人看不起病的重要原因。因此医疗保险管理组织还应设置动态的监管机制去引导制约相关机构的医疗供给方式，遏制过度医疗服务行为，为老年群体的医疗需求节省资源。

（三）提升低收入老年参保人群的医疗服务利用能力

我国一直面临着经济贫困者对医疗服务资源的利用率低与经济富裕者对医疗服务资源的过度利用并存的矛盾状况，不公平的卫生资源配置引发了医疗费用的快速上涨。社会医疗保险管理部门可根据参保人群的经济水平实行差别待遇，尽量减轻其缴费额度。同时对于高费用、高水平的医疗服务应鼓励私人医疗机构和商业保险公司合办，而中低费用、中低水平的公共卫生服务则可指定政府机构承包办理，从而满足各种参保群体的医疗服务需求，这样也能更有效遏制部分强势群体的过度医疗资源利用情况，以期实现均等化、合理化的医疗资源配置。

上述三方面的政策建议，是层层递进的关系，而非并列的关系。因此以上政策建议需要整体推进和协同发展，如此才能有效提升老人的医疗服务水平和服务质量。

四、医疗资源的整合

可以通过实施基本医疗资源的整合逐步消除现行体制中存在的大部分问题，如各类保险关系的转移、基本医疗关系的迁移、异地就医等已陆续得到改善，乡村振兴战略的实施也已逐步缩小城乡之间的差距，统筹了城乡之间的协调发展。近年来我国政府对基本医疗保险（城镇职工、城镇居民）以及新型农村合作医疗保险制度（农村居民）共三类医疗保险之间进行了协调与整合，建立了更加科学合理的城乡医疗保障体系。健全的城乡医疗保障体系对于弱化城乡差距、促进社会和谐起到了重要作用。

我国初级医疗保险之间差距的形成经历了一段漫长的历程，因此，不同地区之间医疗资源差距的弱化并非短时间内可以消除，短期内也无法建立全国统一的资金筹集规模、费用征缴比例和费用报销比例。医疗卫生资源的整合实施可细分为四个目标：第一是破除城乡之间户籍与身份的制约；第二是着重解决异地医疗问题、异地费用报销问题；第三是着重实现各类保险之间的有效转移；第四是整合形成统一的医疗资源。

（一）基本医疗保险制度衔接平台

在经济快速增长的情况下，广大人民群众的医疗需求日益增长，且医疗需求也越发突显差异性，其追求形式多样化、内容多层次等差异化的医疗需求，为满足人民的这些基本医疗保险需求，建议从以下几点着手：

1. 扩大医疗参保者的覆盖范围

扩大城乡居民基本医疗保险覆盖面，首先，需将全体居民纳入一体化的医保体系，将之前被排除在体系之外的全体学生与 0 至 18 岁之间的儿童全部纳入医保体系，并形成 2 至 3 个种类供城乡居民选择，从而保障城乡居民基本医疗卫生政策的实施。其次，职工要求参加城镇职工医疗保险，由个人和企业共同缴费。而混合所有制以及非公有制企业等一同并入城镇职工医疗保障，再让有困难的企业（如破产企业职工、退休职工）享受政府财政的资助。再次，农民工建议参加城镇职工基本医疗保险，若不愿意的也可参加新型农村合作医疗保险。最后，各地根据经济社会发展的实际情况，制定与地方医疗保障基金水平相一致的补充医疗保险制度，使城乡居民和城市职工能够根据其经济条件和医疗需求灵活参保。

2. 医疗基金应该进行统一调配

城乡居民医疗保险基金管理设置了两种方式。一是根据不同的缴费档次设置不同的财政账户，分开管理、独立核算。二是城乡居民，无论缴费水平高低，都设立统一的财政账户，统一管理并统一核算。前者有利于及时把握不同支付水平资金的动态变化，合理确定支付标准与医疗保险待遇的对应关系，但不利于医疗保险资金的整体使用，也不利于合理分散严重疾病的医疗支付风险。因此，建议职工医疗、城镇居民医疗、新型农村合作医疗保险发展应将不同类别金融专项账户的资金打通使用，以协调各种保险的发展。具体方式是通过账外调剂，统一监管，对基金进行专业管理，分别设立一级、二级基金会计，省级卫生部门实行一级基金核算；二级基金业务会计备案，劳动保障大厅实行二级基金核算。但是，在以下几方面还存在一些问题：一是要确保城乡居民保险人数的准确，与地方统计年鉴中城乡居民的人数保持一致。二是根据城镇和农村居民投保人数，各地区分别按比例向上级部门报备。上级部门按人头向下拨款后，该基金只能统一调配，以确保基金收支的总体平衡。三是明确详细核算，对各类费用的使用情况，分别进行统计分析，为未来的政策调整提供数据基础。

可借鉴新型农村合作医疗保险管理模式，对城乡居民基本医疗保险相关资金收支管理模式也进行统一调配。一是，统一基金筹集主体，市政府作为城乡居民参保资金的责任主体，各部门均要配合市政府做好城乡居民参保基金的募集工作，充分发挥筹资主体的作用。二是统一资金缴费时间，原统筹时间实施市政统筹和年度一次性征收费用，征收时间统一确定为每年的某个时间段，过期后无法补办。新生婴儿落户后 30 天内办理入户缴费手续，即可享受医保待遇。三是统一经费补助标准，按每人 2 元的标准给予教育部门资金补助；按每人 1 元的标准给予社区部门资金补助；按每人 0.5 元的标准给予城乡居民资金补助。四是对特殊群体统一补贴，如城乡重度残疾人、贫困家庭则可享受政府全额补贴，低收入家庭老人则统一按政府标准发放补贴，并享受相应的待遇。[1]

3. 医疗参保者的缴费档次可自主选择，灵活变更

第一，政府应该逐步取消参保范围的限制。现行的城镇职工基本医疗保障制度和新型农村合作医疗保险制度之间的参保限制是阻碍城乡一体化的重要因素。在消除这一障碍的前提下，允许城乡参保者根据自己的经济能力选择不同的参保档次和类型，实现不同险种之间的

---

〔1〕《关于低保人员和重度残疾人员参加城镇居民医疗保险实行全额政府补贴的说明》，http：//www.chengdu.gov.cn/GovInfoOpens2/detail_allpurpose.jsp？id＝YWNIwfdg6x-VKuDVW9T3X，最后访问日期：2014 年 8 月 6 日。

自由对接，且他们的缴费年限可以累积计算。第二，不同类型的医疗保险之间可以正向或逆向转换，即缴费低档与缴费中档、高档之间的自由过渡。但是，也允许地方政府根据当地的经济实力和人民的需求来决定是否允许这种逆向转变。第三，适度监管，要求城乡居民及其家庭成员必须选择相同的缴费档次，且所选择的缴费标准必须保持 2 至 3 年不变。

4. 在试点推广中制定门诊服务联营政策

第一，根据当地统筹的城乡居民医疗资金的实际情况，规定用于门诊统筹部分的比例不得低于缴费基金总额的 15% 至 30% 之间。第二，各地区允许根据当地经济社会发展的实际情况自行制定门诊综合规划，也可以先独立选择部分地区开展试点。第三，可以采取多种方法与系列规范，通过一系列的方法确保医疗行为过程的规范，科学配置药品。如将门诊设置不同的类型，每个类型的起付线以下和封顶线以上部分的医疗费用则由个人全部承担。第四，根据缴费管理方式、不同的资金数额，确定门诊费用的承担比例。原则上，根据医疗机构的等级不同，个人自行承担的比例不得低于 20%。此外，通过建立城乡居民医疗保险参与的激励约束机制，严格规范医疗保险单位与城乡居民的参保过程和参保行为，一切用人单位必须依法参加医疗保险，按时履行代员工缴纳保险费用的义务；积极实行有利于参保人的政策，如参保者参保行为越早、参保期限越长，则享受的医疗待遇越优厚；通过设置等待期，对中断缴费的参保者收取一定的等待费，以此防止一些投机参保行为的产生。

(二) 协调统一的管理职能

第一，明确各职能部门职责。明确城乡卫生安全有关行政管理部门的工作职能，如：以市健康保险局为主要管理机构，其他部门负责提出政策和监督管理问题。市医疗保险局具体承担医疗保险的主要职责；劳动、卫生、民政、财政、药品监督等部门负责本部门的工作。劳动和社会保障行政部门具体负责城乡居民基本医疗保险管理以及本市医疗保险政策的调整，依据经济和社会发展基金的收支、医疗费用、门诊定额补贴等因素及时进行不同程度的调整；财政部门负责保险补贴资金的筹集和监督管理；民政部门负责城市贫困人口、农村五保家庭、农村贫困人口、城乡最低生活保障对象的认定，组织参保和对其进行资助；教育部门负责高中、小学、中等职业学校、特殊教育学校和幼儿园的学生等的参保与报销工作；卫生部门负责管理指定医疗机构提供的医疗服务供给，并为政策调整提供建议。

　　第二，科学合理的分工和协作也很重要。财政部、卫生部、劳动部等均是医疗保险政策的决策者，因为这些机构能够获取其日常业务中的医疗问题和差距等相关信息，保证信息的及时有效上报，各部门之间也要做好沟通，可以联合发布一些重要的意见，以引起上级单位的警惕。同时上级单位也要对下级单位进行全面协调，避免出现某个机构权力过于膨胀的情况。及时披露医疗机构用药、检查、费用、补偿、扣减等具体开支情况，同时也对资金运作和资产收益进行跟踪。为监督该制度的实施，相关部门需要对资金使用情况进行定期和不定期检查。

　　第三，为使群众获得最大的便利，要建立联合监督与联合管理的系统。合理布局、便于管理、透明公平是该系统建立的原则。针对指定的医疗机构和药房，劳动和卫生部门需要定期进行联合审查并公布结果。有必要将这些基本医疗保险关系的医疗机构名称统一改为"基本医疗保险定点医疗机构"或"基本医疗保险定点零售药店"。劳动、卫生部门与这些医疗机构统一签订服务协议，统一结算医疗费用，统一基本医疗保险业务评估。劳动卫生部门在监督过程中，行政机关采取在线监测与现场突击检查相结合的方式。同时，充分发挥群众监督和舆论监督的作用，共同约束定点医疗机构和定点零售药店的服务行为。

　　同时，除了需要科学合理的基本医疗保险政策内容外，关系医疗保障体系能否在和谐的环境中运行的相关配套措施也很关键。因此，对医疗服务机构的严格监督、公众对医疗服务机构的公平评价和保证充足的药品供应是健全的医疗保障运行机制不可缺少的三个方面。

（三）统一的资源网络平台

随着经济的不断发展，需要在各种保险网络之间搭建桥梁，通过建立紧密的联系满足城乡居民日益增长的医疗需求。

第一，必须依靠网络系统来统一数据库、药品信息、诊疗代码、相关操作软件。该网络系统下设涵盖各类保险的子系统，且不同子系统中及时拓展相关业务的功能模块。第二，建立覆盖城乡的大网络体系，实现城乡信息的互联互通和共享，如定点医院、定点药房数据模块，实现多个数据模块中心的联动。通过统一的医院、药房缴费端软件，不仅可以满足保险人员的日常医疗消费，还可以对医疗费用实施严格的监督和结算；若该网络体系能成功运营，则可为医疗保险关系异地费用的结算提供基础。远程管理与监控、异地医疗费用结算或报销在该大型网络可降低风险、规避问题。第三，我们需要设计和统一使用社会保障信息卡。社会保障信息卡可以实现查询、缴费、信息交换等功能，方便了人们的消费，也减少了工作流程，该卡可作为一卡通实现参保人员在各类定点医疗机构之间的自由结算。第四，软件性能方面，要求服务大厅各项业务操作时系统数据显现时间约为 2 秒，这样才能满足即时查询、及时更新数据的需求。

优质的网络开发公司将通过招标的方式，整合城市职工、城乡居民的基本医疗保险关系、新型农业合作等不同模块进行软件开发。建立统一的城乡定点医疗机构和药房医保计算机网络服务平台以及统一的数据库，建立比较完善的信息管理系统。确定等级、发放赔偿金等一系列业务流程。

（四）科学确定医疗服务机构的水平和等级

一般而言，等级高的医院往往拥有较多的医疗资源，医疗技术、医疗水平也更先进，基本参保者更倾向去这类医院就诊，因此，医疗保险机构的级别审定显得尤为重要。该等级的确定不同于原有的医院分类管理制度。应首先在一定时间内由有关部门对医院的运行状况进行审查，并要公平公开，将审核结果面向社会公布。此外，与医疗机构等级相关的因素有很多，如医院的医疗支出是否合理（包括医疗设备、药品购买价格是否与市场价格一致）；医疗管理人员是否合理，如是否有过度检查，是否使用非必需的药物或过度使用该药物，收费标准是否合理，单项检查是否收费过高等都会影响参保者对医院的评价。同时，也要对各医院进行满意度调查，看医疗管理人员的服务质量水平是否达到预期，患者的平均医疗总支出是否趋于合理水平。

另外，应根据各医院基本医疗保险等级制定和调整报销政策。不同等级的医院按一定比例给予参保者的优待或补贴的治疗费用不同，等级较高，该医院就诊的参保者医疗费用也比较优惠。如此，受经济因素制约的参保者会主动去等级高的医疗保险机构就诊，而在经济的推动下，医疗保险机构也会主动提高服务水平和服务质量以吸引更多的患者前来就诊。这种良性竞争方式可以不断提高指定医疗机构的能力和医疗水平，最终使被保险人获得实实在在的利益。

（五）监督医药服务机构

严格监督医疗服务机构是非常必要的。一是对定点医疗机构和定点药房进行监管，严格执行医疗保障制度的法律、法规与相关制度。为保证能为患者提供安全、快捷、优质、廉价的医疗卫生服务，使被保险人得到实惠，必须保证上述法律、法规与相关制度的有效实施。二是指定的医疗机构和定点药店面向城乡居民提供服务保险的同时，也必须严格执行国家设置的医疗服务费用标准，并按标准合理结算服务项目，遏制医疗费用的不合理增长，降低病人非必需的医疗开支。三是定点医疗机构和定点药房要有规定的程序规范城乡居民医保的就诊过程，但在特殊情况下也可灵活应对。如医生开药的处方行为必须受到药房的监督。特别昂贵的药品不允许随意发放，在每张处方单上都应严格限制药品规格和开药数量，避免医患勾结，产生不合理用药的行为。因此，应细化和完善定点医疗机构和药房的相关法律法规。

四是限制医疗服务，强化服务功能，改善服务态度，优化服务环境。在满足城乡居民的基本医疗需求的前提下，还需逐步提高服务质量。五是监管机构和医疗机构每月公布基本药物清单，包括各医疗单位出具的药品总量和品种的详细清单。特殊情况应在政策许可范围内执行收费标准、费用优惠补偿等，药品目录和优惠措施的具体情况不得任意变更。

此外，新的定点医疗机构和定点药房数量不允许随意增加。医疗保障制度实施过程中，获得患者广泛认可的医疗机构、定点药店和管理人员，应适时提供业内认可的奖励和表彰，不被认可的医疗机构、定点药店和管理人员应及时取消其相关资格。

（六）规范稳定的药品供应

稳定的药品供应是医疗机构正常运行的一个基本条件，因此，药品供应的保障机制是必不可少的。医院药品目录以国家基本药物为主，但需要对国家基本药物的供应厂家制定一个规范、合理的供应保障体系。为此，行政机关要提升行政监督管理的力度，推进药品供应保障制度和药品生产流通管理，使人民群众能获取安全、合理、优质、价廉的基本药物。国家基本药物一般是在某个地区以低价保证质量的药物，值得大力推广和扩大使用范围。建议村卫生室、乡镇卫生院以及社区卫生服务中心等尽量选择基本药物。其他类型的医疗机构也要将基本药物作为首选药物，适当提升基本药物的报销比例。激励参保者优先使用基本药物，这是避免医疗费用过度增长的有效对策。相关部门也应该配合协调，限制高价格药品的流通。可从以下几点着手：一是建立集中招标采购制度为城乡居民提供质优价廉的服务；二是总结成功经验，逐步完善药房托管工作，并在城市促进推广，努力建立一个集中的药品保管机制；三是实行统一配送社区卫生服务机构采购的药品，减少药品采购环节，做到社区卫生服务机构药品价格与药品质量相统一。推动建立覆盖范围广、制度完善、农民受益的农村药品供应网络和监管网络；四是与卫生部门合作，规范药品采购流程，坚决打击药品购销中的商业贿赂行为。向卫生部门报告药品不良反应，建立药品安全预警应急机制。

（七）加强医药卫生人员的队伍建设

当前技术熟练的医护人员基本上都是在等级高的医院就职，他们在那里享有很好的待遇，同时也可以借助先进的设备治疗诊断。然而，农村地区因资金、资源缺乏等原因，医疗人才往往得不到保留，医疗队伍相当薄弱。为了保障农民也能享受优质服务，必须要建立一支精干高效的医疗卫生队伍。具体可从以下七点实施：第一，需要政府部门提供规划，重点加强对城市社区、基层卫生等技术人员和护理人员的培训。第二，通过人才引进政策，吸引和鼓励优秀卫生人才到农村和社区服务。在职称晋升、业务培训、待遇政策等方面面向长期在城乡基层工作的卫生人员倾斜。第三，公立医院在职称评定、科研、经营管理等方面一视同仁，加强行业监管。第四，完善全科医生资格制度，改善农村和社区人员的在职培训制度，鼓励学历教育，促进农村医生的标准化实践，确保初级医疗保健机构都配置合格的全科医生。第五，培养和壮大中医药人才队伍。第六，促进医疗人员之间的交流与合理流动。第七，逐步规范医院管理人员的任职资格，逐步形成专业化、职业化的医疗机构管理团队。

五、提高医疗服务供给能力

（一）丰富社区医疗服务内容，提高医疗服务供给能力

社区居家养老日益成为老年人选择养老的主流方式。作为其重要居住场所，社区可以为老年人提供基本的医疗服务。因此社区医疗服务的完善有利于缩短就医距离，减轻医疗费用负担，起到改善老年人身心健康的作用。利用2011年中国老年人数据可知，老年人主要拥有上门看病、送药与保健知识宣传两类医疗服务，拥有上门看病送药服务比例更低，对比需求说明老年人更需要康复及健康促进的医疗服务。

而多数社区提供的医疗服务内容普遍较为单一，因此有必要加大对社区医疗服务机构的资金投入力度，完善相应的发展政策，转变老年人对社区医疗服务的认识。当前，社区亟待单一医疗模式向集医疗、疾病预防、保健、康复、健康促进和健康教育为一体的社区服务模式转变；这种整合可利用互联网或其他手段创建智能社区，为本社区内老人建立个人电子健康档案，提供定期咨询、定期体检等医疗保健服务，并为慢性病患者提供家庭病床服务；此外，社区还应注重生活自理能力薄弱的老年对象，通过设置老年支撑机制、心理干预等措施，使这部分老年人能够有效应对生活，如杭州某地通过设立"生态养老馆"社区服务站，同时配备了"智慧"诊所，提供以下服务：一是利用网络平台采集病历；二是分级诊疗，区别常见病和特见病；三是利用多种医学智能检测设备，为长者提供免费检测服务；四是设有长者专用流动医疗车，为长者提供24小时紧急医疗服务。

（二）增强老年人自身健康意识，鼓励老年人定期参加体检

随着老年人疾病种类的增加，疾病的发病率急剧上升。许多病人发现自己患病时，已错失了最佳治疗时机。因此，定期体检是确保老年人健康的重要先决条件。定期体检作为预防医疗服务的重要指标，疾病发生前的体检报告中的各项指标均可作为老年人身体状况检测的依据，医生可从饮食、心理及日常运动等方面提供建议供老人参考，帮助老人发展、培养健康的生活方式。同时，大力开展老年人健康教育和保健工作，普及老年人保健知识，宣传合理饮食、适度锻炼的观念，进行针对开展老年人的心理平衡和定期体检等活动，帮助提升老年人的健康意识，使老年人自觉形成保健行为。

（三）完善基层医疗服务设施建设，提高医疗资源的有效利用率

长期以来，我国的医疗卫生资源分布不均。农村医疗机构的数量

和质量、医生人数和医疗技术等明显低于城市。医疗服务资源供给不均致使医疗服务不公平利用问题越发凸显。2009 年，我国实施"新医改"以后，居民的就诊特点呈现出"大医院拥挤，基层医院空无一人"的现象。因此，2017 年以后的医疗改革的关键是扭转农村、基层、边远地区医疗资源相对不足的局面，解决城镇大医院、一级医院人满为患等问题。这些问题产生的主要原因是农村医疗基础设施建设不足，医务人员的专业技术水平不高。

因此，我们应抓紧建设基本的医疗设施，保障充足的床位供给，积极支持农村地区的医疗建设。同时，通过人才引进政策，加强对医务人员的专业培训，吸引专业的医务人员到基层医疗机构工作，并邀请综合医院的名医到基层医疗机构坐诊，增强基层医疗机构的资源，让农村居民放心就医，通过以上措施使基层医疗机构赢得居民的认可和信赖。

（四）落实大病医保政策，继续完善基本医疗保险制度

我国的社会医疗保险制度虽然缓解了因病致贫、因贫致病的恶性循环问题，但该制度在运行中也出现了许多问题。例如，因我国地区差异、医疗资源分布不均等许多问题，导致医疗费用结算方式无法统一，不同的地区结算方式呈现很大差异，医疗保险制度还有待完善。

另外，社会医疗保险要把重点放在保大病与保重病上，如果社会医疗保险的重点是保障普通疾病服务，那社会医疗保险无法再称作社会稳定器，而是变成了公共的社会福利。集中精力保重病，才能为面临健康风险的参保者提供更好的保障，才能充分地发挥社会保险应具有的分散风险的功能。

保大病、保重病政策建议从以下三点开展：一是要科学确定保障范围。大、重疾病保险的报销主要考虑疾病种类和收费两个因素。若根据病种报销费用，则会导致一些成本较高的严重疾病患者因疾病得不到保护而变得更加贫穷，这是不公平的。若仅按费用报销，表面公平又易于操作，但也会导致医疗资源的过度使用。本文认为，在经济

发展水平较高的地区，应按成本进行重大疾病保险，而在条件不充分的地区，则应将成本与疾病相结合。二是严重疾病保险不应追求起点低、上限高，而应科学确定保护水平，注意保护弱势群体与医疗资源浪费之间的平衡。三是与商业保险机构建立一种长期合作机制，借鉴商业保险公司办理重大疾病保险时建立的完善的资格审查制度。

（五）增加农民收入，弱化城乡差距

经济基础一直以来是影响农村居民重大疾病是否及时就医的重要因素。我国城乡二元结构的长期存在，致使城乡居民的收入水平存在较大差距，农村居民经济收入水平远低于城市居民。缩小城乡收入差距，可在不同程度上改善农村居民对医疗服务的利用率。我国农村经济发展水平落后于城市，地区间经济发展严重失衡。统筹城乡经济的协调发展，是"三农"问题中非常重要的一环。

因此，为增加农民收入，政府要增加对农村的经济投资，政府的经济和金融政策要适当地倾向于农村地区，以科学发展观指导农村经济发展生态农业和绿色农业。在适当的地区发展农村旅游经济，可以吸引更多的城市人口来养老。医疗与养老相结合，不仅可以促进农村经济的发展，而且可以提升农村医疗服务水平，以及带动农村养老产业的发展。在对农民展开培训的过程中，帮助提升他们的技能，增加他们的非农收入。收入水平提高可以使农村居民摆脱繁重的体力劳动，也会间接提升农民的健康投入，从而保证他们健康状态的改善，确保不会再次陷入因病致贫、因贫致病的恶性循环之中。

六、相关思考

（一）如何提供均等化的老年医疗服务

如何提供均等化的老年医疗服务，即如何消除其群体性和非均衡性差异，让各种医疗保障制度最大限度地合理释放并满足所有老人的有效医疗需求，从而改善老人的健康，实现"健康老龄化"目标，同

时，又不至于导致老人出现过度医疗需求等问题。这需要在对各种医疗保障制度进行科学的预估，并建立动态的监测制度等方面予以改进和完善。

（二）如何从医疗保障角度遏制过度医疗需求

目前国内外学者已对过度医疗需求问题提出了很多解决途径，但是许多措施无法配合实施而未能达到最优效果。目前还没有能够从根源上解决过度医疗的对策，已有建议只能解决某一层面的问题。在医疗市场的特殊环境下，研究的对策不仅要有利于过度医疗需求问题的解决，同时还要有利于医疗保障事业的健康发展。可从以下两方面努力：一方面加强对医疗保障基金的监控力度，防止出现盗用、挪用基金等不法行为，还要保证在竞争的基础上监督和管理医疗保险领域。另一方面增强对医疗服务供给者的制约，实行医药分离，切断医疗服务供给者与医疗机构之间的联系。

（三）如何测量过度医疗需求中的合理需求释放

随着社会经济的发展以及医疗保障事业的完善，居民对健康的需求有了很大的提升，尤其是享受医疗保险的居民在就医时承担的医疗费用减少，使患者对自身的健康问题越发关注，从而导致医疗费用的高涨及过度医疗现象的产生。但是过度医疗需求中，仍有部分是合理医疗需求的释放。在目前的研究中，过度医疗需求中的合理医疗需求难以用定量的方法测量。

结 束 语

1999 年联合国秘书长曾在国际老人年启动仪式上指出"21 世纪是长寿时代",这表明健康是历史的必然,健康也代表着社会的进步,任何人都无法阻挡。而 2000 年世界卫生组织又曾指出,卫生系统的主要责任在于提高人们的健康水平,减少患者的经费开支,而且保障他们患病时尊严不受侵犯。2007 年我国十七大报告也把"人人享有健康与基本医疗卫生服务"确立为全面建设小康社会的新要求之一。因此,优良的健康状况和基本的医疗服务是人类应当享有的一项基本权利,也是衡量一国社会保障发展水平和质量的一项重要指标。健康的获得途径主要是医疗服务,健康权旨在强调倡导健康的公平性问题,而健康公平性的实现又有赖于医疗服务需求及利用的公平性。

我国是在经济发展水平一般的情况下提前过渡到了老龄化社会,老人对医疗服务的巨大需求使其健康问题成为公众关注的焦点。我国近 30 年来在医疗保障及医疗服务上进行的一系列改革虽取得了十分显著的成绩,但在解决来势迅猛的老年医疗问题时依然产生了很多问题,尤其是老人健康获取的公平性问题。其获取途径的不公平性主要展现在以下两方面,一是医疗卫生经费投入的不公平性。我国当前经济发展和社会保障水平都较低,医疗资源相对不足,因此政府在医疗卫生经费的投入上向城镇倾斜,使农村老人享受的医疗资源数量和质量与城镇老人相差甚远。二是医疗服务利用的不公平性。老人本已是社会弱势群体,但农村老人和贫困老人的医疗保障与医疗服务相对更加缺乏,对医疗服务资源的利用率相对更低,多数老人都无法获得及时且足够的医疗服务。因此,老人的医疗服务供给远未能实现与其需求数量的同步发展。如何为老人提升更加有效的医疗服务，如何提升老人的健康水平以及改进老人的生活质量，是当前面临的重要课题。

本研究以"老人医疗服务需求"为研究基点，将"医疗保障"作为关键变量，在医疗保障制度差异、健康生产函数与医疗服务需求模型等相关理论的基础上，首先对老人的医疗保障与医疗服务的需求特征、需求选择及需求支撑进行了阐述，其次借助两部模型、Logistic 模型、Probit 模型对老人降低家庭医疗负担需求、及时就医需求、过度医疗服务需求等方面进行了实证分析。最后在实证分析及借鉴西方发达国家老年医疗保障及老年医疗服务体系的基础上，对改善我国老年人医疗服务需求水平和需求质量提出了政策建议。

上述全篇八个章节已经基本阐述本研究提出的三大问题，但在数据挖掘、分析模式与匹配建议等方面仍然有待进一步完善。希望在后续的学术研究中能够给出更多合理的、科学的论证与阐述。

本选题还需从以下三个方面进行补充研究：一是样本数据要更新与扩大，预期实现不同经济特征区域与不同时间段的动态比较（因为在本研究中仅简单地从东、中、西部省份考虑地区的经济差异等特征，无法代表区域经济财政特征对于医疗保障的影响，而且也没有对近几年的相关数据进行比较分析），该方法的比较可能更有效地为差异性或针对老年医疗保障及服务体系的建立与推广提供更可靠依据；二是城乡老人医疗保障融合的可行性研究，如何从缴费机制、渠道、公共财政和受益方式等方面做出可行性的阐述与论证；三是非过度（合理、有效的）医疗需求与过度（不合理、无效的）医疗需求的测量及实践问题研究，为了适应我国不断加深的人口老龄化趋势，如何在提升老人医疗服务需求水平与质量的情况下，遏制老人的过度医疗需求将成为下一阶段医疗保障工作的重点之一，也是保障所有老人医疗需求效用公平性的关键步骤之一。

参考文献

［1］杨清红："老年人健康保障的群体差异及政策启示——基于中国老年健康影响因素跟踪调查和 30 位老人的深度访谈"，载《社会保障研究》2020 年第 5 期。

［2］［美］保罗·J. 费尔德斯坦：《卫生保健经济学（第四版）》，费朝晖等译，经济科学出版社 1998 年版。

［3］"2011 年全国老人口健康状况调查研究"，载北京大学健康老龄与发展研究中心，http：//web5. pku. edu. cn/ageing/html/detail_project_1. html。

［4］陈凯、汪晓凡："市场导向理论在医疗服务领域的适用性研究"，载《当代经济管理》2007 年第 3 期。

［5］陈心广、魏晟、饶克勤："中国城市基本医疗服务需求弹性经济学模型研究"，载《中国卫生经济》1996 年第 2 期。

［6］陈瑶、熊先军、刘国恩等："我国医疗保险对城镇居民直接疾病经济负担影响研究"，载《中国卫生经济》2009 年第 2 期。

［7］陈英耀、王立基、王华："卫生服务可及性评价"，载《中国卫生资源》2000 年第 6 期。

［8］邓大松、杨红燕："人口老龄化与农村老年医疗保障制度"，载《公共管理学报》2005 年第 2 期。

［9］杜治政："过度医疗、适度医疗与诊疗最优化"，载《医学与哲学》2005 年第 7 期。

［10］樊明：《健康经济学——健康对劳动市场表现的影响》，社会科学文献出版社 2002 年版。

［11］方黎明、乔东平："城镇医疗保障制度对城镇贫困居民就医经济负担的影响——基于霸州、赤壁和合川城镇贫困家庭调查数据的分析"，载《财经研究》2012 年第 11 期。

［12］封进、秦蓓："中国农村医疗消费行为变化及其政策含义"，载《世界经济文汇》2006 年第 1 期。

［13］冯学山、王德耀："中国老年人医疗服务需求量分析"，载《中国卫生统计》1999 年第 5 期。

［14］高建民、周忠良："互助医疗改善卫生服务公平性的效果评价"，载《中国卫生经济》2007 年第 10 期。

［15］高建民、周忠良、闫菊娥等："我国基本医疗保障制度卫生服务可及性实证研究"，载《中国卫生经济》2010 年第 7 期。

［16］高利平："山东省老年人口健康状况及影响因素研究"，山东大学 2011 年博士学位论文。

［17］高梦滔、姚洋："性别、生命周期与家庭内部健康投资——中国农户就诊的经验证据"，载《经济研究》2004 年第 7 期。

［18］高梦滔："下岗与失业对健康的影响分析"，载《中国初级卫生保健》2004 年第 9 期。

［19］高梦滔："新型农村合作医疗与农户卫生服务利用"，载《世界经济》2010 年第 10 期。

［20］龚维斌等：《中外社会保障体制比较》，国家行政学院出版社 2007 年版。

［21］顾大男："中国高龄老人就医及时性状况研究"，载《人口学刊》2002 年第 3 期。

［22］顾昕："全民免费医疗的市场化之路：英国经验对中国医改的启示"，载《东岳论丛》2011 年第 10 期。

［23］顾昕："世界医改启示录（二）英国医改：走向内部市场制"，载《中国医院院长》2011 年第 11 期。

［24］郭婷婷："城市贫困人口卫生服务状况及医疗保障研究"，山西医科大学 2006 年硕士学位论文。

［25］ "2010 年第六次全国人口普查主要数据公报（第一号）"，载国家统计局，http：//www. stats. gov. cn。

［26］ 胡宏伟、高敏、赵英丽等："过度医疗行为研究述评"，载《社会保障研究》2013 年第 1 期。

［27］ 胡宏伟、栾文敬、杨睿等："挤入还是挤出：社会保障对子女经济供养老人的影响——关于医疗保障与家庭经济供养行为"，载《人口研究》2012 年第 2 期。

［28］ 胡宏伟："城镇居民医疗保险对卫生服务利用的影响——政策效应与稳健性检验"，载《中南财经政法大学学报》2012 年第 5 期。

［29］ 胡琳琳、胡鞍钢："中国如何构建老年健康保障体系"，载《南京大学学报（哲学·人文科学·社会科学版)》2008 年第 6 期。

［30］ 胡善联："疾病负担的研究（上）"，载《卫生经济研究》2005 年第 5 期。

［31］ 黄枫、甘犁："过度需求还是有效需求？——城镇老人健康与医疗保险的实证分析"，载《经济研究》2010 年第 6 期。

［32］ 黄枫："中国城镇健康需求和医疗保险改革研究"，西南财经大学 2010 年博士学位论文。

［33］ 金炫青："老龄化趋势下我国老年人医疗保障制度的研究"，东北师范大学 2013 年硕士学位论文。

［34］ 景晓芬：" '社会排斥' 理论研究综述"，载《甘肃理论学刊》2004 年第 2 期。

［35］ 匡莉："美国医疗卫生系统介绍"，载《中国医院管理》2000 年第 2 期。

［36］ 赖国毅："医疗保障与老年医疗消费的实证分析"，载《社会保障研究》2012 年第 6 期。

［37］ 雷振之："过度医疗之我见"，载《医学与哲学》2003 年第 9 期。

［38］ 李娟、于保荣："疾病经济负担研究综述"，载《中国卫生经济》2007 年第 11 期。

[39] 李明强、李志徽："中国社会医疗保险的推广对医疗资源使用和医疗花费的影响——应用 Propensity Score Matching 的方法"，载北京大学中国保险与社会保障研究中心（CCISSR）编：《保险、金融与经济周期——北大赛瑟（CCISSR）论坛文集·2010》。

[40] 李晓敏、丁士军、陈玉萍等："贫困地区农户医疗服务需求影响因素分析——来自湖北省红安县的农户调查数据"，载《农业技术经济》2009 年第 2 期。

[41] 李晓敏："贫困地区农户医疗服务需求与利用研究——以湖北省红安县为例"，华中农业大学 2009 年博士学位论文。

[42] 练乐尧、毛正中："我国城市贫困家庭的灾难性卫生支出研究"，载《西北人口》2008 年第 5 期。

[43] 梁宏："北京市老年人健康与医疗状况分析"，载《市场与人口分析》2003 年第 1 期。

[44] 林相森、艾春荣："我国居民医疗需求影响因素的实证分析——有序 probit 模型的半参数估计"，载《统计研究》2008 年第 11 期。

[45] 林相森、舒元："我国居民医疗支出影响因素的实证分析"，载《南方经济》2007 年第 6 期。

[46] 刘国恩、蔡春光、李林："中国老人医疗保障与医疗服务需求的实证分析"，载《经济研究》2011 年第 3 期。

[47] 刘国恩等："中国城市医疗改革经济分析：镇江医改试点评估报告之一"，载徐滇庆、尹尊声、郑玉歆主编：《中国社会保障体制改革》，经济科学出版社 1999 年版。

[48] 刘丽娜、徐凌中、王兴州等："我国城乡门诊医疗服务需求弹性研究"，载《中国卫生经济》2006 年第 7 期。

[49] 刘清华："老年病医院护理过程质量评价指标体系构建研究"，华中科技大学 2012 年硕士学位论文。

[50] 刘岁丰、蹇在金、贺达仁："我国老龄化与老年医疗保障"，载《医学与哲学（人文社会医学版)》2006 年第 1 期。

[51] 刘卫斌、李长远："新型农村合作医疗中医疗服务供方道德

风险的防控"，载《卫生经济研究》2008 年第 3 期。

［52］刘雪："人口老龄化背景下城镇老年人医疗需求研究"，吉林大学 2007 年硕士学位论文。

［53］卢祖洵、姚岚、金建强："英国社区卫生服务的特点与启迪"，载《中华医院管理杂志》2001 年第 8 期。

［54］吕美晔、王翌秋："基于四部模型法的中国农村居民医疗服务需求分析"，载《中国农村经济》2012 年第 6 期。

［55］罗楚亮："城镇居民健康差异与医疗支出行为"，载《财经研究》2008 年第 10 期。

［56］齐良书："收入、收入不均与健康：城乡差异和职业地位的影响"，载《经济研究》2006 年第 11 期。

［57］任艳峰、王汝芬、刘洪庆等："城市贫困人群获得医疗救助对医疗费用负担的影响研究"，载《中国初级卫生保健》2008 年第 7 期。

［58］孙东雅："美国新医改法案解析"，载《中国医疗保险》2010 年第 4 期。

［59］E. O. 泰斯伯格等编：《医疗保健业》，王旭东、马慧勤等译，中国人民大学出版社 2003 年版。

［60］唐立健、沈其君、邹鸣飞等："农村合作医疗的需求价格弹性分析"，载《中国卫生经济》2007 年第 4 期。

［61］王红玲："中国城镇职工健康及医疗服务需求的模型分析"，载《统计研究》2001 年第 5 期。

［62］王鸿勇、尹爱田、李伟等："医疗保健制度对卫生服务需求行为影响的比较研究"，载《卫生经济研究》2001 年第 10 期。

［63］王锦锦、李珍："社会医疗保险中的道德风险及其制度消解"，载《河南社会科学》2007 年第 1 期。

［64］王莉莉："女性丧偶老年人的养老保障状况分析"，载《南方人口》2011 年第 2 期。

［65］王龙兴主编：《卫生经济学的理论与实践》，上海交通大学

出版社 1998 年版。

　　[66] 王平、林晓林、张黎明等："不同医疗保障形式人群的就医行为调查"，载《卫生软科学》1997 年第 5 期。

　　[67] 王卫忠："实施新型农村合作医疗前后农村居民收入与医疗服务需求及其弹性的比较研究"，载《中国初级卫生保健》2008 年第 1 期。

　　[68] 王锡金："我国现行医疗保障制度的差异及成因分析"，载《浙江纺织服装职业技术学院学报》2010 年第 3 期。

　　[69] 王小万、刘丽杭："Becker 与 Grossman 健康需求模型的理论分析"，载《中国卫生经济》2006 年第 5 期。

　　[70] 王小万："居民健康与医疗服务需求及利用的理论与实证研究"，中南大学 2005 年博士学位论文。

　　[71] 王翌秋："中国农村居民医疗服务需求研究"，南京农业大学 2008 年博士学位论文。

　　[72] 王云屏、周晓爽："美国医改实施的进展、前景与启示"，载《中国卫生政策研究》2013 年第 3 期。

　　[73] 卫生部、国家发展计划委员会、教育部等："关于发展城市社区卫生服务的若干意见"（1999 年），载中华人民共和国国家卫生健康委员会网，http：//www. nhc. gov. cn/wjw/gfxwj/201304/198b4a75380-c45dd9dd4ad486e206be5. shtml。

　　[74] 卫生部："2004 年中国卫生统计提要"，载中华人民共和国国家卫生健康委员会网，http：//www. nhc. gov. cn/mohwsbwstjxxzx/s7967/200805/35311. shtml。

　　[75] 魏华林、林宝清主编：《保险学》，高等教育出版社 2006 年版。

　　[76] 魏众："健康对非农就业及其工资决定的影响"，载《经济研究》2004 年第 2 期。

　　[77] ［美］文森特·帕里罗等：《当代社会问题》，周兵等译，华夏出版社 2002 年版。

[78] 吴传俭："英国卡梅伦政府医疗服务体系改革评述"，载《中国卫生经济》2012年第12期。

[79] "北京：公费医疗改革将全面施行公务员年内全纳入医保"，载腾讯网，https://news.qq.com/a/20100115/002054.htm。

[80] 熊先军、孟伟、严霄等："探析城乡医保的二元成因——统筹城乡基本医疗保险制度与管理系列之二"，载《中国社会保障》2011年第7期。

[81] 徐宁："统筹城乡医疗保障研究——以镇江、昆山为例"，武汉大学2010年博士学位论文。

[82] 徐伟："从需求弹性实证的角度谈我国医疗卫生改革"，载《中国卫生经济》2006年第11期。

[83] 薛琴枝："我国农村居民医疗消费的实证研究"，南京农业大学2009年硕士学位论文。

[84] "美国社区医疗服务带给中国的影响"，载学术杂志网，http://www.zhazhi.com。

[85] 杨冬民：《城市贫困：基于社会排斥视角的分析》，陕西人民出版社2008年版。

[86] 杨清红、刘俊霞："医疗保障与老年人医疗服务需求的实证分析"，载《上海经济研究》2013年第10期。

[87] 杨清红："农村医疗卫生服务的可及性研究——基于CHNS数据的实证分析"，载《暨南学报（哲学社会科学版）》2012年第8期。

[88] 杨清红："医疗保障对老年人家庭医疗负担的经济效应"，载《人口与经济》2013年第6期。

[89] 姚兆余、张娜："农村居民就医行为及其影响因素的分析——基于苏北地区X镇的调查"，载《南京农业大学学报（社会科学版）》2007年第3期。

[90] 叶金国："医疗保险的特性与管理——基于美国医改案例的分析"，载《河北学刊》2012年第5期。

［91］"国外如何健全社区医疗服务体系"，载医疗商务网，ht-tp：//www. ylsw. net。

［92］尹冬梅、王庆民、胡善联等："论有效医疗服务需求"，载《中国卫生事业管理》1999 年第 2 期。

［93］臧文斌、赵绍阳、刘国恩："城镇基本医疗保险中逆向选择的检验"，载《经济学（季刊)》2013 年第 1 期。

［94］曾毅："中国老年健康影响因素跟踪调查（1998－2012）及相关政策研究综述（上）"，载《老龄科学研究》2013 年第 1 期。

［95］张兵、王翌秋、许景婷："江苏省农村老年人医疗消费行为研究——以苏北农村地区为例"，载《南京工业大学学报（社会科学版)》2008 年第 4 期。

［96］张鲁忠："过度医疗：一个紧迫的需要综合治理的医学问题"，载《医学与哲学》2003 年第 9 期。

［97］张明新、方鹏骞、张佳慧等："湖北省农村 65 岁以上老年人口健康状况及卫生服务需求调查"，载《医学与社会》2006 年第 6 期。

［98］赵琳："国外典型国家老年医疗保障制度比较以及对我国的启示"，河北大学 2012 年硕士学位论文。

［99］赵绍阳："我国城镇医疗保险制度改革的实证研究"，西南财经大学 2011 年博士学位论文。

［100］赵忠、侯振刚："我国城镇居民的健康需求与 Grossman 模型——来自截面数据的证据"，载《经济研究》2005 年第 10 期。

［101］赵忠："我国农村人口的健康状况及影响因素"，载《管理世界》2006 年第 3 期。

［102］"中共中央国务院关于深化医药卫生体制改革的意见"（2009 年），载中国政府网，http：//www. gov. cn/test/2009－04/08/content_1280069. htm。

［103］"卫生部公布第三次国家卫生服务调查结果"，载中华人民共和国国家卫生健康委员会网，http：//www. nhc. gov. cn/wjw/zcjd/201304/31cd1e421dcf4b6fa18a5a901a283981. shtml。

[104] "卫生部 27 日公布第四次国家卫生服务调查主要结果"，载中国政府网，http：//www. gov. cn/gzdt/2009 - 02/27/content_1245006. htm。

[105] 周坚、申署光："社会医疗保险政策对医疗服务需求影响效应的实证研究——基于广东省云浮市参保群体的分析"，载《保险研究》2010 年第 3 期。

[106] 周曾同、邹峥嵘："影响患者就医行为的部分因素调查"，载《中国医院管理》1994 年第 2 期。

[107] 朱吉鸽、刘晓强："国外老年医疗保障体系进展与启示"，载《国外医学（卫生经济分册)》2008 年第 3 期。

[108] 刘晓强、朱吉鸽："老年医疗保障体系研究与构建"，载《国外医学（卫生经济分册)》2009 年第 4 期。

[109] 朱莉华、曹乾、王健："居民健康与卫生保健及医疗服务的可及性关系——基于 CHNS 2006 年数据的实证研究"，载《经济研究导刊》2009 年第 13 期。

[110] Ferris J. Ritchey、张琳："美国医师的职责"，载《医学与哲学》2002 年第 11 期。

[111] 《当代中国》丛书编辑部编辑：《当代中国的卫生事业（上)》，中国社会科学出版社 1986 年版。

[112] "专家解读逾千万人重复参保现象"，载《北京商报》2012 年 8 月 6 日，第 02 版。

[113] Guy Carrin、Philip Davies、江芹："中国农村合作医疗最佳实践分析框架——卫生系统的功能与筹资组织（一）"，载《中国卫生经济》2002 年第 2 期。

[114] Guy Carrin、Philip Davies："中国农村合作医疗最佳实践分析框架——服务提供、资源产生与管理（二）"，载《中国卫生经济》2002 年第 3 期。

[115] Guy Carrin、Philip Davies："中国农村合作医疗最佳实践分析框架——绩效评价（三）"，载《中国卫生经济》2002 年第 4 期。

[116] 于长永、刘康、何剑："改革前后三十年新型农村合作医疗

的制度变迁",载《西北人口》2011 年第 4 期。

[117]于长永:"农民对新型农村合作医疗的福利认同及其影响因素",载《中国农村经济》2012 年第 4 期。

[118]于长永:"人口老龄化背景下农民的养老风险及其制度需求——基于全国十个省份千户农民的调查数据",载《农业经济问题》2011 年第 10 期。

[119]于长永:"新型农村合作医疗:政府的财政投入及绩效",载《财政研究》2012 年第 6 期。

[120]于长永:"新型农村合作医疗制度建设绩效评价",载《统计研究》2012 年第 4 期。

[121]于卉兰、张乐柱:"新农合:实施绩效、发展制约与制度改进路径",载《华南农业大学学报(社会科学版)》2009 年第 3 期。

[122]于倩倩、尹文强、黄冬梅等:"整合视角下新农合制度对参合农民的影响评估研究——以山东省为例",载《医学与哲学》2012 年第 6 期。

[123]余楚风:"走政府主导的、有效率的'新农合'之路——以广州市番禺区为例",载《中国社会保障》2006 年第 10 期。

[124]俞彤、张曙光:"参合农民对新型农村合作医疗制度满意度及其相关影响因素实证研究",载《软科学》2010 年第 2 期。

[125]袁兆康、郑建刚、章美娟等:"农民对新农合认知状况变化的四年连续追踪调查",载《中国农村卫生事业管理》2008 年第 2 期。

[126]袁兆康、周小军、方丽霖等:"新型农村合作医疗实施后农民对其认知的调查",载《中国农村卫生事业管理》2005 年第 5 期。

[127]曾晓琼、肖代兴、杨兆华等:"绵竹市新型农村合作医疗农村居民参与意愿调查",载《临床和实验医学杂志》2008 年第 11 期。

[128]张大庆:《中国近代疾病社会史(1912－1937)》,山东教育出版社 2006 年版。

[129]张道然:"用创新解决新农合之忧",载《中国社会保障》2007 年第 2 期。

［130］张广科："新农合对农户疾病风险共担效果跟踪研究"，载《中南财经政法大学学报》2012年第3期。

［131］张广科："新型农村合作医疗的疾病风险分担能力研究——基于9省调研的实证分析"，载《统计研究》2009年第9期。

［132］张广科："新型农村合作医疗制度保障能力及其建设建议"，载《财政研究》2008年第10期。

［133］张广科："新型农村合作医疗制度支撑能力及其评价"，载《中国人口科学》2008年第1期。

［134］张佳佳、陶田："新型农村合作医疗满意度影响因素的实证分析——基于河南省某市农村新型合作医疗的调查"，载《商业经济》2011年第9期。

［135］向运华、曾飘："城乡居民医保制度整合后的成效、问题及对策"，载《决策与信息》2020年第4期。

［136］钟雪生："中国农村传统合作医疗制度研究"，中共中央党校2008年博士学位论文。

［137］朱俊生："对我国农村合作医疗变迁的制度经济学解释——制度的均衡、非均衡、变革与制度供给"，载《人口与经济》2009年第5期。

［138］朱俊生："新农合农民支付意愿分析——从国家、社区、个人及家庭角度"，载《中国社会保障》2006年第11期。

［139］朱玲："政府与农村基本医疗保健保障制度选择"，载《中国社会科学》2000年第4期。

［140］朱信凯、彭廷军："新型农村合作医疗中的'逆向选择'问题：理论研究与实证分析"，载《管理世界》2009年第1期。

［141］张五常：《给中国医改的一些建议》，载微信公众号"五常谈经济"，2009年4月30日。

［142］张拥军、蔡刚、孙富民："医保花红艳惠民吐芬芳——扬中市医疗保险改革发展纪实"，载《镇江日报》2008年11月28日。

［143］赵曼、吕国营："关于中国医疗保障制度改革的基本建议"，

载《中国行政管理》2007 年第 7 期。

[144] 赵曼："'药价虚高'与卫生体制改革"，载湖北省社会保障财务研究会主编：《社保财务理论与实践（2005.1)》，中国财政经济出版社 2005 年版。

[145] 赵仁春："浅析当前农村现状与城乡一体化建设"，载《南方农业》2008 年第 2 期。

[146] 王诚："论社会保障的生命周期及中国的周期阶段"，载《经济研究》，2004 年第 3 期。

[147] 王翠玲、吴健明、张文杰："安溪县实施新型农村合作医疗的运行绩效分析"，载《中国初级卫生保健》2007 年第 5 期。

[148] 王东、石宏亮："中国新型农村合作医疗制度特征探析"，载《中州学刊》2009 年第 3 期。

[149] 王红漫、陈江："'看病难、看病贵'与新型农村合作医疗参与率及其影响因素实证研究：北京地区 2007 年调查数据分析"，载《医药高职教育与现代护理》，2009 年第 2 期。

[150] 陈英耀、王立基、王华："卫生服务可及性评价"，载《中国卫生资源》2000 年第 6 期。

[151] 朱莉华、曹乾、王健："居民健康与卫生保健及医疗服务的可及性关系——基于 CHNS 2006 年数据的实证研究"，载《经济研究导刊》2009 年第 13 期。

[152] 漆光紫、黄高明、郭宇莎："广西农村居民卫生服务可及性及就诊行为调查分析"，载《中国卫生资源》2008 年第 3 期。

[153] 梁万年、王亚东、李航："全国社区卫生服务现状调查——医院服务与社区卫生服务的可及性比较"，载《中国全科医学》2006 年第 11 期。

[154] 高建民、闫菊娥等："我国基本医疗保障制度卫生服务可及性实证研究"，载《中国卫生经济》2010 年第 7 期。

[155] 高建民、周忠良："互助医疗改善卫生服务公平性的效果评价"，载《中国卫生经济》2007 年第 10 期。

［156］申曙光、文曼："老年医疗保障的国际经验与中国道路"，载《中国社会保障》2014 年第 3 期。

［157］田香兰："日本社区综合护理体系研究"，载《社会保障研究》2016 年第 6 期。

［158］田香兰："日本医疗护理制度改革与社区综合护理体系建设"，载《南开日本研究》2016 年第 0 期。

［159］田香兰："日本构建社区综合护理体系"，载《中国社会科学报》2016 年 9 月 5 日，第 007 版。

［160］田香兰："日本医疗护理供给制度改革与医疗护理一体化"，载《日本问题研究》2017 年第 4 期。

［161］"国立社会保障统计资料（2017 年版）"，载日本厚生劳动省官网，https：//www. mhlw. go. jp/wp/hakusyo/kousei/17 - 2。

［162］日本国会：《癌症对策基本法》。

［163］"老龄社会白皮书（2018 年版）"，载日本内阁府官网，https：//www8. cao. go. jp/kourei/whitepaper/index - w. html。

［164］"中共中央国务院印发〈健康中国 2030 规划纲要〉"，载中国政府网，http：//www. gov. cn/xinwen/2016 - 10/25/content_5124174. htm。

［165］"'十三五'深化医药卫生体制改革规划"，载中国政府网，http：//www. gov. cn/zhengce/content/2017 - 01/09/content_5158053. htm。

［166］周恭伟："基于大数据的互联网医疗监管应用研究"，载《中国卫生信息管理杂志》2018 年第 6 期。

［167］"国务院办公厅关于促进和规范健康医疗大数据应用发展的指导意见"，载中国政府网，http：//www. gov. cn/zhengce/content/2016 - 06/24/content_5085091. htm。

［168］黄淑琼："农村社区卫生服务体系和模式研究"，武汉大学 2005 年硕士学位论文。

［169］"新加坡医改：应对人口老龄化的策略"，载《健康必读（医保天地）》2014 年第 1 期。

［170］廖新波："澳洲医改路难行"，载廖新波的专栏，http：//liaoxinbo. blogchina. com/1342348. html。

［171］"人工智能即将冲击与改变现有的医疗方式"，载 CSDN，https：//blog. csdn. net/cf2suds8x8f0v/article/details/79846992。

［172］刘文先："信息化创新助解日本医养难题"，载健康报，http：//szb. jkb. com. cn/jkbpaper/html/2019 - 01/19/content_237715. htm。

［173］刘文先："日本医疗改革和医院管理情况考察研究与启示"，载《中国卫生信息健康管理》2019 年第 1 期。

［174］"澳大利亚：新医改耗资 500 亿澳元"，载《法制日报》2011 年 01 月 11 日，第 10 版。

［175］"澳大利亚社区卫生服务现状与问题"，载百度文库，https：//wenku. baidu. com/view/abf48884a98271fe900ef9ee. html。

［176］日本为防治癌症立法 全面普及"癌知识教育"，载搜狐网，https：//health. sohu. com/20130713/n381525584. shtml。

［177］Alex Bagby, Julie L. Clopper - smith, Health Insurance Nuts and Bolts—An Introduction To Health Insurance Operations, pp. 1 - 6.

［178］Arrow. K. J. , "Uncertainy and the Welfare Economics of Medical Care", American Economy Review, 53 (1963), 941 - 967.

［179］Baker D. W. , Joseph J. S. , Jeffrey M. A. , Elaine A. B. , Avi D. , "Lack of Health Insurance and Decline in Overall Health in Late Middle Age", New England Journal of Medicine, 345 (2001), 1106 - 1112.

［180］Becker, G. S. , "Human Capital", National Bureau of Economic Research, 1964.

［181］Bitran R. A. and McInnes D. K. , "The Demand for Health Care in Latin America", The International Bank for Reconstruction and Development/The World Bank, 1993.

［182］Bunker J. P. , "Medicine Matters After All", Journal of the Royal College of Physicians of London, 29 (1995), 105 - 112.

［183］Card D. , Dobkin C. and Maestas N. , "The Impact of Nearly Universal Insurance Coverage on Health Care Utilization：Evidence from Medicare", American Economic Review, 98 (2008), 2242 – 2258.

[184] Carrol, L. C. D. , "The Buffer – Stock Theory of Savings: Some Macroeconomic Evidence", Economic Activity, 2 (1992), 61 – 156.

[185] Cauley S. D. , "The Time Price of Medical Care", Review of Economics and Statistics, 69 (1987), 59 – 60.

[186] Cheng, S. H. and T. L. Chiang, "The Effect of Universal Health Insurance on Health Care Utilization in Taiwan, Results from a Natural Experiment", Journal ofthe American Medical Association, 278 (1997), 89 – 93.

[187] Cretin S. , Duan Naihua, et al. , "Modeling the Effect of Insurance on Health Expenditures in the People' s Republic of China", Health Services Research, 25 (1990), 667 – 685.

[188] David Car, "The Impact of Nearly Universal Insurance Coverage on Health Care Utilization: Evidence from Medicare", American Economic Review, 5 (2008), 2242 – 2258.

[189] David Hemenway, "Demand Inducement and The Physician – Patient Relationship", Economic Inquiry, 2 (1998), 281 – 298.

[190] Dercon S, P Krishnan, "In Sickness and in Health: Risk – sharing within Households in Rural Ethiopia" , Journal of Political Economics, 108 (2000), 688 – 727.

[191] Duan Naihua, Willard G. Manning, Jr. , Carl N. Morris and Joseph P. Newhouse, "Choosing Between the Sample – selection Model and the Multipart Model ", Journal of Business & Economic Statistics, 3 (1984), 283 – 289.

[192] Duan Naihua, Wilard Manning, Jr. , Carl Morris and Joseph P. Newhouse, "A Comparison of Alternative Models for the Demand for Medical Care", Journal of Business and Economic Statistics, 1 (1983), 115 – 126.

[193] Duan Naihua, W. Manning, et al. , "A Comparison of Alternative Models of the Demand for Medical Care", Journal of Business and Eco-

nomic Statistics, 1 (1983), 115 – 125.

[194] Erbsland M. , R ied, W. and Ulrich V, "Health Health Care and the Environment, Econometric Evidence from German Micro Data", Health Economics, 4 (1995), 169 – 182.

[195] Evans Robert, "Supplier – induced Demand: Some Empirical Evidence and Implications", The Economics of Health and Medical Care, 4 (1974).

[196] Farley P. J. , "Theories of the Price and Quantity of Physician Services", Journal of Health Economics, 5 (1986), 315 – 333.

[197] Feldman, R. and Dowd B. , "A New Estimation of the Welfare Loss of Excess Health Insurance", American Economic Review, 81 (1991), 297 – 301.

[198] Feldstein M. , "Welfare Loss of Excess Health Insurance", Journal of Political Economy, 81 (1973), 25 – 80.

[199] Folland S. , The Economics of Health and Health Care. Upper Saddle River: NJ. Printice – Hall Inc, 1997.

[200] Folland S. , Goodman, A C. and Stano M. , The Economics of Health and Health Care, Prentice Hall, 2004.

[201] Fuchs V. R. , "The Supply of Surgeons and the Demand for Operations", The Journal of Human Resource, 13 (1978), 35 – 36.

[202] Gakidou E. , Lozano R. , Gonzalez – Pier E, et al, "Assessing The Effect of the 2001 – 06 Mexican Health Reform: An Interim Report Card", Lancet, 368 (2006), 1920 – 1935.

[203] Gerler P. , R. Sturm, "Private Health Insurance and Public Expenditure in Jamaica", Journal of Econometric, 77 (1997), 237 – 257.

[204] Goldman U. , S. Andersson, F. & J6nsson B, "An Econometric Anafysis of Health Care Expenditure: A Cross Seeetion Study of the OECD Countries", Joumal of Heaith Economics, 11 (2006), 63 – 54.

[205] Gregory C. , "Chow. An Economic Analysis of Health Care in

China", CEPS Working Paper, NO. 132 (2006).

［206］Grossman M., The Demand for Health: A Theoretical and Empirical Investigation, New York: Columbia University Press, 1972.

［207］Grossman M., "The Human Capital Model of the Demand for Health", in J. P. Newhouse, A. J. Culyer ed., Handbook of Health Economics, Amsterdam: Elsevier Science, 2000.

［208］Grossman M., "On the Concept of Health Capital and the Demand for Health", The Journal of Political Economy, 80 (1972), 223 – 255.

［209］Hadley J., Waidmann T., "Health Insurance and Health at Age 65: Implications for Medical Care Spending on New Medicare Beneficiaries", Health Services Research, 41 (2006), 429 – 451.

［210］Hurley J., "An Overview of the Normative Economics of the Health Sector", Handbook of Health Economics, 1 (2000), 55 – 118.

［211］J. P. Newhouse, "Toward A Theory Nonprofit Institution: An Economic Model of A Hospital", The American Economic Review, 3 (1970), 604 – 713.

［212］Jan Panl Aeton, Dernand for Health Care Among the Urban Poor – with Speciall Emphasis on the Role of Time, New York: The New York City Rand Institute, 1973.

［213］Kaija D. and Okwi P. O., "Quality and Demand for Health Care in Rural Uganda: Evidence from 2002/03 Household Survey", a paper prepared for the UNU – WIDER Conference on Advancing Health Equity, Helsinki, September 29th – 30th, 2006.

［214］Kenkel D., "Consumer Health Information and the Demand for Medieal Care", The Review of Economies and Statistics, 72 (1990), 587 – 595.

［215］Levy H and Meltzer D. O., "The Impact of Health Insurance on Health", Annual Review of Public Health, 29 (2008).

［216］Lucian L. Leape, "A study of Medical Injury and Medical Malpractice – An Overview", New English journal of medicine, 7 (1989), 480 – 484.

[217] Mackay B. , "Furor over Proposed Offshore Teleradiology", The Canadian Medical Association Journal, 176 (2007).

[218] Manning Willard G. , Joseph P. Newhouse, Naihua Duan, Emmett B. Keeler, Arleen Leibowitz and M. Susan Marquis, "Health, Insurance and Demand for Medical Care: Evidence from A Randomized Experiment", American Economic Review, 77 (1987), 251 – 277.

[219] Masahide Kondo, Shu – ling Hoshi, Ichiro Okubo, "Does Subsidy Work? Price Elasticity of Demand for Influ – enza Vaccination Among the Elderly in Japan", Health Policy, 91 (2009), 269 – 276.

[220] Masako li, "The Demand for Medical Care: Evidence from Urban Areas in Bolivia", LSMS Working Paper, NO. 123 (1996).

[221] Masako li, Yasushi Ohkusa, "Should the Coinsurance Rate be Increased in the Case of the Common Cold? An Analysis Based on An Original Survey", Journal of the Japanese and International Economics, (2002), 353 – 371.

[222] Mc Guire, Physician Agency, J. P. Newhouse, A. J. Culyer, Handbook of Health Economies, Amsterdamm: North Holland, 2000.

[223] Milne R. and Molana H. , "On the Effect of Income and Relative Price on Demand for Health Care: EC Evidence", Applied Economics, 23 (1991), 1221 – 1226.

[224] Mocan H. N. , Tekin E. and Zax J. S. , "The Demand for Medical Care in Urban China", World Development, 32 (2004), 289 – 304.

[225] Mooney G. and Ryan M. , "Agency in Health Care: Getting Beyond First Principles", Journal of Health Economics, 1993, 125 – 135.

[226] Moy E, BBC Clancy and L Comelius, "Changes in Usual Sources of Medical Care Between 1987 and 1992", Journal of Health Care for the Poor and Underserved, 9 (1998), 126 – 138.

［227］ J. P. Newhouse, L. J. Friedlander, "The Relationship Between Medical Resources and Measure of Health: Some Additional Evidence", Journal of Human Resources, 15 (1980), 411 –436.

［228］ Phelps C. E. , Health Economics, New York: Addison – Wesley Educational Publishers Inc, 1997.

［229］ Polsky, Daniel, Doshi, Jalpa, Escarce, Jose, Manning, Willard G. , Paddock, Susan M. , Cen Liyi, Rogowski and Jeannette A. , "The Health Effects of Medicare for the Near – Elderly Uninsured", NBER Working Paper, No. W12511 (2006).

［230］ Rosenberg, M. M. Clemens, "Revisiting the Behavioral Model and Access to Medical Care: Does it Matter?", Journal of Health and Social Behavior, 36 (1996), 1 –10.

［231］ Sahn D. E. , Younger S. D. and Genicot G. , "The Demand for Health Care Services in Rural Tanzania", Oxford Bulletion of Economics and Statistics, 65 (2003), 241 –260.

［232］ Susan W. Parker and Rebeca Wong, "Household Income and Health Care Expenditures in Mexico", Health Policy, 40 (1997), 237 –255.

［233］ Van Doorslaer E. , O' Donnell O, Rannan – Eliya R. P. , et al. , "Catastrophic Payments for Health Care in Asia", Health economics, 16 (2007), 1159 –1184.

［234］ Van – Doorslaer, E. K. A. , Health, Knowledge and the Demand for Medical Care, Unpublished Manuscript, 1987.

［235］ Vork A. , "An Empirical Estimation of the Grossman Health Demand Model Using Estonian Survey Data", term paper in doctoral course in Health Economics, Department of Economics, University of Bergen, 2000.

［236］ Wagstaff A, Lindelow M. , "Can Insurance IncreaseFinancial Risk: The Curious Case of Health Insurance in China", Journal of Health Economics, 27 (2008), 990 –1005.

［237］ Wagstaff A. , "The Demand for Health: An Empirical Reformulation of the Grossman Model ", Health Economics, 12 （1986）, 189 – 198.

　　［238］ Wagstaff Adam, Magnus Lindelow, "Can Insurance Increase Financial Risk? The Curious Case of Health Insurance in China", World Bank Policy Research Working Paper, （2005）, 37 – 41.

　　［239］ Wagstaff A. , M. Lindelow, J. Gao, L. Xu and J. Qian, "Extending Health Insurance to the Rural Population: An Impact Evaluation of China's New Cooperative Medical Scheme", Journal of Health Economics, 28 （2009）, 1 – 19.

　　［240］ WHO, "World Health Report 2000 —Health Systems: Measuring Performance", Geneva: WHO, 2000.